Tai Chi Hiking Staff Illustrated

Bastón de Senderismo de Tai Chi

太極打狗棒法

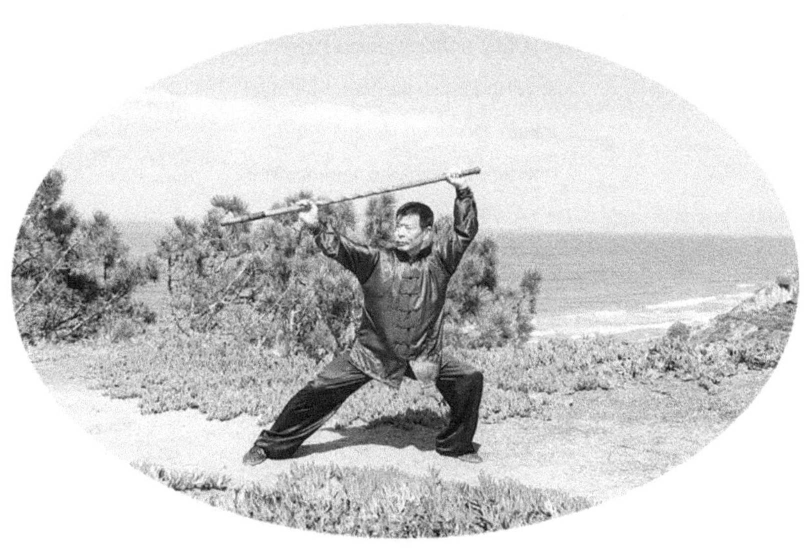

Jesse Tsao 曹鳳山博士, PhD

Tai Chi Healthways
Autumn 2024

www.taichihealthways.com

ISBN: 978-1-7361961-7-5 (Paperback)

Printed in the U.S.A

Chief Editor: Valneva Puiger

Spanish Translator: Valneva Puiger

Book Designer: Heidi Sutherlin

Interior Photographs: Jennifer Tsao

Cover photo: Penglai Temple in Dr. Jesse Tsao's hometown, Penglai, China 中國蓬萊閣 courtesy of Dr. Xu Tai-yong 摄影家徐太勇

Disclaimer: Please consult your physician before engaging in Qigong or Tai Chi practice. The author of this material is not responsible in any manner whatsoever for injury that may occur through following the instructions in this book. The activities described may be strenuous for some individuals. It is important to exercise at your own level without strain.

Contents

En español

Foreword

By Master Víctor Fernández

I remember being a 10-year-old boy when I came across a magazine that featured a mysterious martial art called "Tai Chi," alongside a photograph of a master performing the well-known posture "Grasp the Bird's Tail." Little did I imagine that over the years, Tai Chi would become an integral part of my life, a practice to which I would devote myself entirely. Along this path, I had the good fortune to learn from various teachers and some masters, allowing me to study both the Yang and Chen styles. However, it wasn't until many years later that I had the honor of meeting my current Great Master, Jesse Tsao PhD., a 12th Generation representative of the Chen Tai Chi Chuan lineage. In the ninth month of 2011, he accepted me as his direct disciple through the Bai Shi ceremony, bringing me into the 13th Chen Tai Chi generation, which carries a deep commitment with all that it entails.

Despite my many years of practice and teaching, Master Tsao profoundly impressed me with his remarkable skill in Tai Chi. Witnessing his movements and "feeling" the energy crackling through the air as his actions flowed with grace and harmony—sometimes calm, sometimes explosive—was a lesson in itself. Just being in his presence leaves a lasting impression on students, resonating not only in their memory but also in their soul. Receiving his teachings and advancing under his patient, methodical, and direct guidance is a great blessing. His simplicity, humility, and human quality make you realize that you are in the presence of a great being, someone truly special. For all this and much more, I want to express my most sincere and unconditional gratitude to the Master for all the good he has brought into my life since the day we met.

With Master Tsao, I discovered a way of learning and practicing Tai Chi that I had never known before. He has a gift for transmitting teachings in a way that is simple, kind, and highly effective. Concepts that may seem difficult to explain are made clear for everyone. He has developed a revolutionary teaching method that allows one to learn at a pace suited to the careful, calm practice required, yet progress rapidly by establishing a solid foundation upon which the rest of the teachings can build.

One thing that caught my attention is how Master Tsao. is proficient in various Tai Chi and Qigong styles, despite being a member of the Chen family. This is unusual, as most masters I had encountered only practiced a single style. With Master Jesse Tsao's PhD research, there are no such limits. Following his teachings, I learned that once you build a strong foundation and grasp the principles of practice, Tai Chi becomes a transformative process. It transcends the boundaries of any single style. Each form, regardless of its style, becomes a manifestation of both movement and stillness, reflecting the universe itself through the practitioner, who is a microcosm. When practiced correctly, everything flows without being confined by imposed rules, allowing Tai Chi to transcend duality and become limitless.

This realization was incredibly liberating for me, as it reminded me of a phrase from the first chapter of the Tao Te Ching: "The name is the origin of all particular things." Names limit us, but when we love the practice and follow the guidance of a realized master like Master Tsao, we free ourselves from the restrictions imposed by the names differentiating one style from another. Tai Chi then reveals itself in its entirety, without limits—except for those we place on ourselves as we progress through our experience.

In this precious book, Dr. Jesse Tsao. shares invaluable knowledge gained from his vast experience, particularly on the importance of weapons in Tai Chi Chuan and how they can enhance one's practice. As he explains, using weapons helps integrate Tai Chi principles more easily, improving coordination, rooting, balance, and intent. Weapons training also adds significant value to a practitioner's experience, offering a new dimension of enjoyment in the art of Tai Chi.

In this book, the reader will discover the primary traditional weapons, such as the Jian sword, the Spring and Autumn saber (Guan Dao halberd), the Chinese Health Staff, the Shaolin Staff, the spear, and more. The book explains their characteristics, history, and use. But the most innovative aspect—the true gift of this book—is the detailed explanation of a new form: the Tai Chi Hiking Staff. Without a doubt, this is a wonderful contribution that enriches the options we have today. It embodies all the traditional principles of practice but is adapted to modern times, where carrying swords, sabers, or spears to practice in parks is impractical. However, a hiking staff is discreet, legal, and allows for Tai Chi practice while providing a highly effective system for health maintenance, self-defense, and combat, which boosts our sense of security in everyday life.

Personally, I am eager to learn, integrate, and share this form with my students in Spain. I hope you enjoy this book and its teachings and join the large community of Tai Chi practitioners that Master Jesse Tsao has created worldwide through his books, classes, and courses.

Víctor Fernández
www.shenren.es – www.reikiprofesional.com
Autumn, 2024

Prólogo

By Master Víctor Fernández

Recuerdo que siendo un niño de 10 años, cayó en mis manos una revista en la que se hablaba de un misterioso arte marcial llamado "Taichi", junto a la fotografía de un maestro haciendo una postura muy popular conocida como "sujetar el faldón"... poco imaginaba yo que con el paso de los años, la práctica del Taichi formaría parte de mi vida y me entregaría a ella para siempre. Al recorrer este camino, tuve la suerte de formarme con diversos profesores y algunos maestros con los que pude aprender el estilo Yang y el estilo Chen, pero no fue hasta pasados muchos años que tuve la fortuna de conocer al que hoy es mi Gran Maestro Jesse Tsao Ph.D, representante de la XII Generación del linaje del estilo Chen del Taichi Chuan, quién en el noveno mes del año 2011 me aceptó como Discípulo Directo mediante la ceremonia de Bai Shi, entrando a formar parte de la XIII Generación Chen, lo cual implica un gran compromiso por mi parte con todo lo que ello representa.

A pesar de mis muchos años anteriores practicando y enseñando, el Maestro Jesse Tsao Ph.D me impresionó profundamente con su gran destreza en la práctica del Taichi. Presenciar a Jesse Tsao Ph.D practicando y "sentir" en mi cuerpo la energía restallar en el aire, mientras sus movimientos son tan gráciles y armoniosos como el agua que discurre por los ríos, a veces en calma, a veces explosiva, es toda una lección de la que los estudiantes se impregnan solo con estar presentes y queda grabada en sus memorias e incluso en el alma. Recibir sus enseñanzas y avanzar bajo su guía, agradable, paciente, metódica y directa, es una gran bendición. Eso unido a su sencillez, humildad y calidad humana te hace saber que te encuentras en la presencia de uno de esos Grandes Seres que se manifiestan y que es una suerte llegar a conocer. Por todo ello y mucho más, aprovecho estas líneas para transmitir al Maestro mi agradecimiento incondicional más sincero, por todo lo bueno que me aporta desde el mismo día que nos conocimos.

Con el Maestro Jesse Tsao Ph.D descubrí una forma de aprender y practicar Taichi que jamás había conocido, pues el Maestro tiene el don de transmitir las enseñanzas de forma sencilla, amable y eficaz, de tal manera que conceptos aparentemente inexplicables son entendibles para todos y ha creado un método de enseñanza revolucionario, que permite aprender con la calma y el cuidado que requiere la práctica, pero avanzando rápidamente al crear unos buenos cimientos de base sobre los que sostener y edificar el resto de enseñanzas.

Una de las cuestiones que me llamó mucho la atención, es el hecho de que el Maestro Jesse Tsao Ph.D conoce y domina muchos estilos diferentes tanto de Taichi como de Qigong, a pesar de ser miembro de la Familia Chen. Esto no es habitual pues todos los maestros que había conocido hasta el momento solo practicaban un estilo sin más, sin embargo, con el Maestro Jesse Tsao Ph.D no hay límites. Siguiendo sus enseñanzas, aprendí que cuando desarrollas unos buenos cimientos, comprendes los principios de la práctica y los integras en tus rutinas de entrenamiento, Taichi se convierte en un proceso de transformación integral del Ser que no se limita a un solo estilo, sino que cada Forma, independientemente del estilo al que pertenezca, constituye una manifestación tanto del movimiento como de la quietud del mismo Universo a través de la expresión y evolución del practicante que a su vez representa en sí un microcosmos, por lo que sí practica correctamente todo fluye y no se encuentra sometido a los límites impuestos por las normas, sino que trasciende la dualidad y se convierte en una manifestación del Taichi sin límites.

Esto me resultó muy liberador pues tal como está escrito en una de las frases del primer capítulo del Tao te King, "el nombre es el origen de todas las cosas particulares" y por tanto, el "nombre" nos limita, sin embargo cuando amamos la práctica y la realizamos siguiendo la guía y la formación de la mano de un maestro realizado que ya ha recorrido el camino como el Maestro Jesse Tsao Ph.D, nos liberamos de los límites impuestos por el nombre que diferencia un estilo de otro y entonces el Taichi se muestra tal cual es y te revela todos sus misterios sin más límites que los que cada practicante de Taichi quiera, a medida que avanza en su experiencia.

En este precioso libro, Jesse Tsao Ph.D comparte una valiosa información recabada a través de su vasta experiencia y conocimiento sobre la importancia de las armas en el Taichi Chuan y sus beneficios para integrar la práctica, pues tal como explica en el libro, el uso de las armas nos ayuda a integrar con facilidad los principios de la práctica, mejora la coordinación, el enraizamiento, el equilibrio, la intención...además de que supone un valor añadido y enriquecedor para el bagaje del practicante de Taichi, que encontrará en las formas de Armas un aliciente más para disfrutar del arte del Taichi.

En este libro el lector descubrirá cuales son las principales armas tradicionales como la Espada Jian, el Sable de Primavera y Otoño, la alabarda o Guan dao, el Bastón chino para la Salud, el Bastón de Shaolín, la Lanza y otras armas, sus características, historia y uso, pero lo más innovador y el verdadero regalo de este libro, es la explicación al detalle de una nueva forma de Bastón de Senderismo de Taichi. Sin duda esta es una maravillosa aportación que engrandece el menú de opciones que tenemos para poder disponer de esta nueva Forma, que reúne todos los principios tradicionales de la práctica pero está adaptada a los tiempos actuales, en los que no es aconsejable acudir a un parque a practicar portando espadas, sables, lanzas o armas cortantes...pero sí que es totalmente factible portar un bastón de senderismo, algo que es discreto y legal, que además nos permite disfrutar de la práctica del Taichi y disponer de un eficaz sistema de entrenamiento, mantenimiento de la salud, defensa personal y combate que aumenta nuestra seguridad en las calles.

Personalmente, estoy deseando aprender, integrarse y compartirla con mis alumnos en España. Espero que disfruten de este libro, de sus enseñanzas y se unan a la gran familia de practicantes de Taichi que ha creado el Maestro Jesse Tsao Ph.D en todo el mundo, a través de sus libros, clases y cursos.

Víctor Fernández
www.shenren.es – www.reikiprofesional.com
Otoño 2024

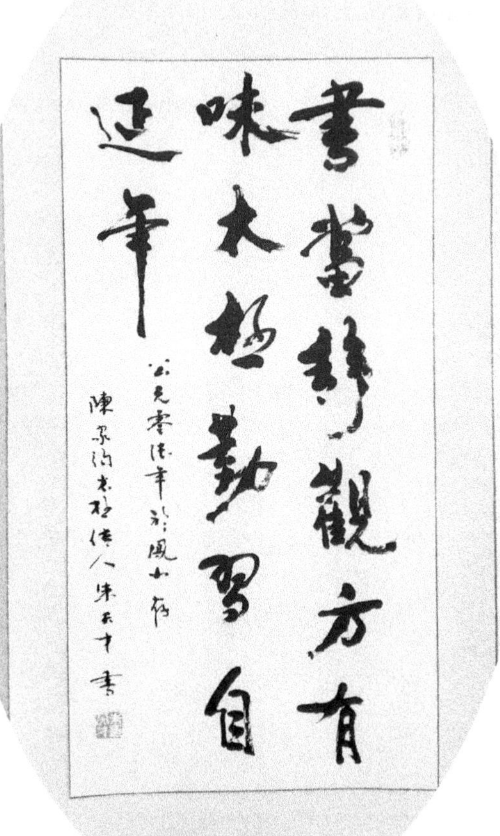

朱天才大師贈送曹鳳山博士的書法

Grand Master Zhu Tiancai presented calligraphy to Dr. Jesse Tsao

A book's essence emerges through calm contemplation;
practicing Tai Chi diligently extends one's longevity.

Acknowledgements

It has been an incredible blessing to have had first-hand experiences studying with so many extraordinary Tai Chi masters throughout my journey. Over the past few decades, I have absorbed their profound knowledge and energy, and with that comes a deep sense of obligation to carry forward the rich Tai Chi tradition.

I extend my heartfelt thanks to Tyde Richards, who generously shared his expertise in using Inkscape to draw lines and arrows on posture photos, indicating the direction of the next movement. His skill has been an invaluable help in enhancing my book, as these illustrations clearly guide readers on where to step and how to move the staff for the next sequence. This has undoubtedly improved the clarity and accessibility of my teachings.

Words fall short in expressing my gratitude to my Shifu, Grandmaster Chen Zhenglei (陳正雷), one of China's Top Ten Contemporary Martial Arts Masters, the 19th-generation Chen family member, and the 11th-generation successor of Chen Family Tai Chi. Under his tutelage, I proudly became a 12th-generation lineage holder, entrusted with preserving and transmitting the traditional methods of Tai Chi.

I also owe special thanks to Professor Li Deyin (李德印) of Beijing Renmin University, an iconic figure in the training of Chinese national Tai Chi coaches. From 1978 to 1987, I had the privilege of learning extensively from him, shaping the foundation of my Tai Chi knowledge.

It was a tremendous honor to have Professor Yu Dinghai (虞定海) as my PhD advisor at Shanghai University of Sport. Professor Yu, a highly respected expert, holds the distinguished rank of nine-duan in both Tai Chi and Qigong. His guidance has been pivotal in my academic and martial arts journey.

In addition to these luminaries, this book is enriched by the knowledge I have gathered from other remarkable masters and grandmasters, including Chen Xiaowang (陳小旺), Zhu Tiancai (朱天才), Wu Bin (吴斌), Abraham Liu, Dan Lee, Zang Hongxian (臧洪先), Liu Jishun (劉積順), Su Zifang (蘇自芳), Chen Sitan (陳斯坦), Xie Yelei (謝業雷), and Kong Xiangdong (孔祥東).

I am deeply committed to honoring and advancing their Tai Chi traditions. Any imperfections in my interpretations of their teachings are solely my own.

La esencia de un libro surge a través
de la contemplación tranquila;
practicar Tai Chi con diligencia
extiende la longevidad.

Agradecimientos

Ha sido una bendición increíble haber tenido la experiencia directa de estudiar con tantos extraordinarios maestros de Tai Chi a lo largo de mi camino. Durante las últimas décadas, he absorbido su profundo conocimiento y energía, lo que me genera un profundo sentido de responsabilidad para llevar adelante la rica tradición del Tai Chi.

Extiendo mi más sincero agradecimiento a Tyde Richards, quien generosamente compartió su experiencia en el uso de Inkscape para dibujar líneas y flechas sobre las fotos de las posturas, indicando la dirección del siguiente movimiento. Su habilidad ha sido una ayuda invaluable para mejorar mi libro, ya que estas ilustraciones guían claramente a los lectores sobre dónde pisar y cómo mover el bastón para la siguiente secuencia. Esto, sin duda, ha mejorado la claridad y accesibilidad de mis enseñanzas.

Las palabras no son suficientes para expresar mi gratitud a mi Shifu, el Gran Maestro Chen Zhenglei (陳正雷), uno de los Diez Mejores Maestros de Artes Marciales Contemporáneas de China, miembro de la 19ª generación de la familia Chen y sucesor de la 11ª generación del Tai Chi de la Familia Chen. Bajo su tutela, me convertí orgullosamente en un portador de linaje de la 12ª generación, encargado de preservar y transmitir los métodos tradicionales del Tai Chi.

También debo un agradecimiento especial al Profesor Li Deyin (李德印) de la Universidad Renmin de Beijing, una figura icónica en la formación de entrenadores nacionales de Tai Chi en China. Desde 1978 hasta 1987, tuve el privilegio de aprender extensamente de él, lo que cimentó la base de mi conocimiento de Tai Chi.

Fue un honor tremendo tener al Profesor Yu Dinghai (虞定海) como mi asesor de doctorado en la Universidad de Deportes de Shanghái. El Profesor Yu, un experto muy respetado, ostenta el distinguido rango de nueve-duan tanto en Tai Chi como en Qigong. Su orientación ha sido fundamental en mi trayectoria académica y en las artes marciales.

Además de estos grandes maestros, este libro está enriquecido por el conocimiento que he recopilado de otros maestros y grandes maestros notables, incluidos Chen Xiaowang (陳小旺), Zhu Tiancai (朱天才), Wu Bin (吳斌), Abraham Liu, Dan Lee, Zang Hongxian (臧洪先), Liu Jishun (劉積順), Su Zifang (蘇自芳), Chen Sitan (陳斯坦), Xie Yelei (謝業雷), y Kong Xiangdong (孔祥東).

Estoy profundamente comprometido a honrar y avanzar las tradiciones del Tai Chi que ellos me han transmitido. Cualquier imperfección en mis interpretaciones de sus enseñanzas es únicamente mía.

Introduction

Weapon training is a valuable and integral part of a tai chi practitioner's development. Training with weapons helps practitioners refine their techniques, improve balance, and develop precision and control. Weapons introduce unique movements and forms, expanding a practitioner's repertoire and understanding of tai chi principles. It builds strength, coordination, and focus, benefiting both physical and mental aspects of tai chi practice. Tai chi has a rich history of weapon forms, and practicing with weapons connects practitioners to the art's traditional roots and cultural heritage.

So far, the most popular and widely practiced tai chi weapon is the sword. But, sword practice has limitations in our modern life, it is not practical to carry a sword or waving a metal sword in a community park or beach in front of the public.

However, Tai Chi Hiking Staff, a new and emerging form of tai chi weapon practice, combines a common and accessible tool that can be used in everyday life with the graceful and fluid movements of tai chi. The hiking staff fusion with tai chi creates a unique and practical form of exercise and self-defense with its portability. It is an exciting and promising development in martial arts, offering practitioners a fresh and practical approach to weapon practice and physical well-being.Traditional tai chi principles meets a hiking staff bridges the gap between ancient martial arts and contemporary fitness practices.

The hiking staff length, average 56 inches (1.4 meter), has the versatility to be adapted to various two-handed long handle weapons' routine training, such as the spear or Guan-dao. It is inconvenient to take a long weapon for outdoor practice, but a hiking staff is good enough in the length held in both hands to go through a spear routine. This is one of the major reasons I integrated some spear and Guan-dao postures in this hiking staff routine to engage the entire body strength training for cardiovascular health.

Carrying a hiking staff can enhance your experience in outdoor adventure in all seasons. A hiking staff helps maintain your balance, especially on uneven or slippery terrain, reducing the risk of falls and injuries. It provides support and helps distribute weight more evenly, reducing strain on your knees, hips, and back, particularly during long hikes. It offers extra leverage and support when climbing uphill and helps control your descent and reduce impact on your joints when going downhill. The staff can be used to probe for obstacles, such as hidden rocks or holes, and to clear the path of brush or cobwebs. These are only the ordinary practical purpose, in remote or wild areas, a hiking staff can be handy to serve as a defensive tool against wildlife or other potential threats.

Hiking staff for self-defense is a significant point of this book. I had a student tell me she encountered coyotes many times while dog walking in her community trail. Sometimes, the coyote stares at her small dog with greedy eyes. So she has to stomp her feet and yell loudly. Her story intrigued me to choreograph the posture "Crouching Tiger" to scare off a coyote right after the opening move. Hiking in the spring season is a pleasure, but it is also a season when snakes are active. The hiking staff can be used to beat the grass to scare off snakes. This reminder me to incorporate a posture into this routine from a Chinese spear technique called "Parting the Grass to Seek the Snake" (拨草寻蛇), which uses the spear to clear the way, mimicking the action of moving grass aside to reveal hidden dangers, such as a snake, and be mindful of the surroundings and ready to respond to hidden dangers. This posture emphasizes the importance of being alert and aware of potential threats that may be hidden.

I want to present this practical routine for all skill levels of tai chi practitioners, old or young, to carry forward traditional Chinese martial arts weapons as much as I can. Through my over fifty years of training experience in many martial arts weapons, especially those research projects from my PhD study at Shanghai University of Sport, I am confident that this Tai Chi Hiking Staff will be the most versatile routine in tai chi weapon training. Hiking staff can be switched to handle position swiftly between single and double-handed grips because it is bladeless. It is a unique style that combines various traditional martial arts methods from both long and short weapons. Hiking staff can be utilized on both tail end and head end, making it more agile and easier to handle in close-quarters combat. Techniques include thrusting, chopping, lifting, hooking, bouncing, flicking, sweeping, hacking, blocking, intercepting, parrying, bracing, pushing, slashing, twisting, pressing, and spinning. The key to its use lies in leveraging the opponent's force, with movements that are both expansive and controlled, combining hardness and softness, and employing deceptive tactics. It emphasizes quick, decisive strikes and flowing movements, and is an ideal practical weapon for self-defense and combat, valued for its balance of reach and maneuverability. Practitioners can develop strong wrist and forearm strength to control the staff effectively. Movements are designed incorporating left and right actions, with body movements extending, retracting, and smoothly transitioning between forceful and gentle methods of tai chi principle with energy flowing to the tip of the staff. In addition to physical techniques, the instruction will also teach you situational awareness and tactical thinking. These skills are essential for adapting to the unpredictable nature of real-world encounters to respond swiftly to sudden attacks. This training routine is designed to simulate various scenarios, ensuring that practitioners are prepared for both animal and human threats.

Tai Chi Hiking Staff contains the essence of various martial arts techniques of traditional Chinese weapons and Qigong practice: Whip Stick (山西鞭杆), Shaolin Stick (少林棍), Broadsword (单刀), Taoist's Tiger Tail Staff (道家虎尾鞭), Two-handed Longsword (苗刀), Chen Tai Chi Guandao (陈氏太极關刀), Chen Style Tai Chi Pear Blossom Spear and White Ape Staff (陈氏太极梨花枪夹白猿棍), Beggar Sect Rabid-dog Beating Staff (丐帮打狗棒法). To warm up and introduce some basic fundamental moves in a martial arts self-defense context, I created a short, introductory section designed for people of all ages and fitness levels: Tai Chi Qigong Hiking Staff for Beginners. This segment serves as an "appetizer" to the main routine, offering a gentle introduction to the practice. While it is similar to the Chinese Health Qigong Taiji Staff (健身气功·太极养生杖), it approaches the exercises from a different perspective, without the requirements of stage performance or dance elements, allowing for more freedom and casual movements. Each posture is associated with basic martial arts techniques and integrates elements of Tai Chi postures and the Five Animal Frolics (五禽戏). This unique combination provides a holistic practice that not only prepares the body for more advanced routines but also enriches the experience with foundational martial arts principles. This introductory section is suitable for people of all ages and body conditions and can be practiced as a standalone Qigong set.

To enhance your learning and deepen your understanding, it is essential to provide a brief introduction to these traditional weapons and the fundamental characteristics of Five Animal Frolics Qigong practice.

En español

El entrenamiento con armas es una parte valiosa e integral del desarrollo de un practicante de Tai Chi. Practicar con armas ayuda a los practicantes a refinar sus técnicas, mejorar el equilibrio y desarrollar precisión y control. Las armas introducen movimientos y formas únicas, ampliando el repertorio y la comprensión de los principios del Tai Chi. Este entrenamiento desarrolla fuerza, coordinación y enfoque, beneficiando tanto los aspectos físicos como mentales de la práctica de Tai Chi. El Tai Chi tiene una rica historia de formas con armas, y practicar con ellas conecta a los practicantes con las raíces tradicionales y el patrimonio cultural del arte.

Hasta ahora, el arma de Tai Chi más popular y ampliamente practicada es la espada. Sin embargo, la práctica con espada tiene limitaciones en nuestra vida moderna; no es práctico llevar una espada o agitar una espada metálica en un parque comunitario o en la playa frente al público.

Sin embargo, el Bastón de Senderismo de Tai Chi, una forma nueva y emergente de práctica de armas de Tai Chi, combina una herramienta común y accesible que puede usarse en la vida diaria con los movimientos fluidos y gráciles del Tai Chi. La fusión del bastón de senderismo con el Tai Chi crea una forma única y práctica de ejercicio y defensa personal gracias a su portabilidad. Es un desarrollo emocionante y prometedor en las artes marciales, que ofrece a los practicantes un enfoque novedoso y práctico para el entrenamiento con armas y el bienestar físico. Los principios tradicionales del Tai Chi se encuentran con el bastón de senderismo, cerrando la brecha entre las artes marciales antiguas y las prácticas contemporáneas de fitness.

El bastón de senderismo, con una longitud promedio de 56 pulgadas (1,4 metros), tiene la versatilidad para adaptarse a diversas rutinas de entrenamiento de armas de mango largo de dos manos, como la lanza o el Guan-dao. No es conveniente llevar un arma larga para la práctica al aire libre, pero un bastón de senderismo es lo suficientemente largo cuando se sostiene con ambas manos para realizar una rutina de lanza. Esta es una de las razones principales por las que integré algunas posturas de lanza y Guan-dao en esta rutina con bastón de senderismo, para comprometer la fuerza de todo el cuerpo en un entrenamiento que favorece la salud cardiovascular.

Llevar un bastón de senderismo puede mejorar tu experiencia en aventuras al aire libre en todas las estaciones. Un bastón de senderismo ayuda a mantener el equilibrio, especialmente en terrenos irregulares o resbaladizos, reduciendo el riesgo de caídas y lesiones. Proporciona apoyo y ayuda a distribuir el peso de manera más uniforme, reduciendo la tensión en las rodillas, caderas y espalda, especialmente durante caminatas largas. Ofrece palanca adicional y apoyo al subir cuestas, y ayuda a controlar el descenso, reduciendo el impacto en las articulaciones al bajar. El bastón puede usarse para detectar obstáculos, como rocas o agujeros ocultos, y para despejar el camino de ramas o telarañas. Estos son solo los propósitos prácticos ordinarios; en áreas remotas o salvajes, un bastón de senderismo puede ser útil como herramienta defensiva contra la fauna o posibles amenazas.

La autodefensa con el bastón de senderismo es un punto importante de este libro. Una vez, una alumna me contó que se encontró con coyotes muchas veces mientras paseaba a su perro por un sendero comunitario. A veces, el coyote miraba a su pequeño perro con ojos codiciosos. Entonces, tenía que pisotear fuerte y gritar en voz alta. Su historia me inspiró a coreografiar la postura "Tigre Agazapado" para ahuyentar a un coyote justo después del movimiento de apertura. El senderismo en primavera es un placer, pero también es una estación en la que las serpientes están activas. El bastón de senderismo puede usarse para golpear la hierba y ahuyentar a las serpientes. Esto me recordó incorporar una postura en esta rutina proveniente de una técnica de lanza china llamada "Apartar la Hierba para Buscar la Serpiente" (拨草寻蛇), que usa la lanza para despejar el camino, imitando la acción de mover la hierba a un lado para revelar peligros ocultos, como una serpiente, y estar atento a los alrededores y listo para responder a peligros ocultos. Esta postura enfatiza la importancia de estar alerta y consciente de las posibles amenazas que pueden estar ocultas.

Quiero presentar esta rutina práctica para todos los niveles de habilidad de los practicantes de Tai Chi, jóvenes o mayores, para continuar llevando adelante las armas tradicionales de las artes marciales chinas tanto como me sea posible. A través de mis más de cincuenta años de experiencia en entrenamiento con muchas armas marciales, especialmente esos proyectos de investigación de mi doctorado en la Universidad de Deportes de Shanghái, estoy seguro de que este Bastón de Senderismo de Tai Chi será la rutina más versátil en el entrenamiento de armas de Tai Chi. El bastón de senderismo puede cambiar rápidamente de posición de agarre entre empuñaduras de una y dos manos porque no tiene hoja. Es un estilo único que combina varios métodos tradicionales de artes marciales tanto de armas largas como cortas. El bastón de senderismo puede utilizarse en ambos extremos, lo que lo hace más ágil y más fácil de manejar en combate a corta distancia. Las técnicas incluyen empuje, corte, levantamiento, enganche, rebote, golpeó, barrido, bloqueo, interceptación, desvío, sujeción, presión, y giros. La clave de su uso radica en aprovechar la fuerza del oponente, con movimientos que son tanto expansivos como controlados, combinando dureza y suavidad, y empleando tácticas engañosas. Se enfatizan los golpes rápidos y decisivos junto con movimientos fluidos, siendo un arma práctica ideal para la defensa personal y el combate, valorada por su equilibrio entre alcance y maniobrabilidad. Los practicantes pueden desarrollar una gran fuerza en muñecas y antebrazos para controlar el bastón de manera efectiva. Los movimientos están diseñados incorporando acciones de izquierda y derecha, con movimientos corporales que se extienden, retraen y se transaccionan suavemente entre métodos de fuerza y suavidad del principio del Tai Chi, con la energía fluyendo hacia la punta del bastón. Además de las técnicas físicas, la instrucción también te enseñará conciencia situacional y pensamiento táctico. Estas habilidades son esenciales para adaptarse a la naturaleza impredecible de los encuentros reales y responder rápidamente a ataques repentinos. Esta rutina de entrenamiento está diseñada para simular varios escenarios, asegurando que los practicantes estén preparados tanto para amenazas de animales como de humanos.

El bastón de senderismo de Tai Chi contiene la esencia de varias técnicas de artes marciales de armas tradicionales chinas y la práctica de Qigong: Bastón de Látigo (山西鞭杆), Bastón de Shaolin (少林棍), Sable (单刀), Bastón de Cola de Tigre Taoísta (道家虎尾鞭), Espada Larga de Dos Manos (苗刀), Guan-dao del Tai Chi Chen (陈氏太极關刀), Lanza de Flor de Pera del Tai Chi Chen y Bastón del Simio Blanco (陈氏太极梨花枪夹白猿棍), Bastón para Golpear Perros de la Secta de los Mendigos (丐帮打狗棒法). Para calentar e introducir algunos movimientos fundamentales básicos en un contexto de autodefensa de artes marciales, he creado una sección introductoria corta diseñada para personas de todas las edades y niveles de condición física: Bastón de Senderismo Qigong de Tai Chi para Principiantes. Este segmento sirve como un "aperitivo" para la rutina principal, ofreciendo una suave introducción a la práctica. Aunque es similar al Bastón de Tai Chi para la Salud Qigong (健身气功·太极养生杖), aborda los ejercicios desde una perspectiva diferente, sin los requisitos de actuaciones escénicas o elementos de danza, lo que permite más libertad y movimientos casuales. Cada postura está asociada con técnicas básicas de artes marciales e integra elementos de las posturas del Tai Chi y los Juegos de los Cinco Animales (五禽戏). Esta combinación única ofrece una práctica holística que no solo prepara el cuerpo para rutinas más avanzadas, sino que también enriquece la experiencia con principios fundamentales de artes marciales. Esta sección introductoria es adecuada para personas de todas las edades y condiciones físicas, y puede practicarse como un conjunto independiente de Qigong."

Para mejorar tu aprendizaje y profundizar tu comprensión, es esencial ofrecer una breve introducción a estas armas tradicionales y a las características fundamentales de la práctica de Qigong de los Juegos de los Cinco Animales.

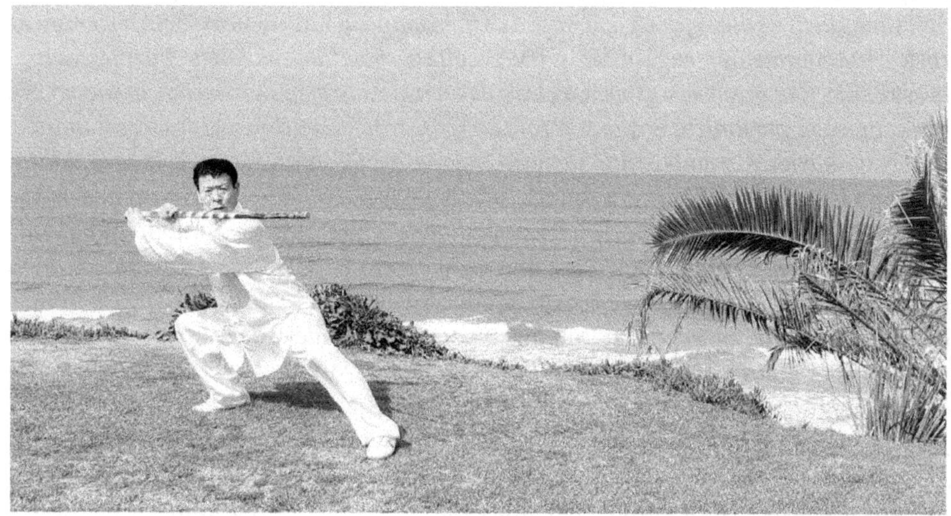

Whip Stick 山西鞭杆

The whip stick is popular in the northwest region of China, provinces like Shanxi, Gansu, and Ningxia. It is generally around four feet (approximately 1.2 meters) in length, making it shorter than a traditional staff but longer than a typical baton. It is usually made from hard and sturdy wood, allowing for powerful strikes and blocks. The whip stick, renowned for its portability, has a storied history that traces back to its practical use by shepherds. Originally employed as a tool to drive away and fend off wild wolves from their flocks, the whip stick has gradually evolved into a sophisticated martial arts practice. This transformation from a simple implementation of rural life to a refined self-defense technique underscores its enduring utility and adaptability. In the wild landscapes where a whip stick was an indispensable companion for a shepherd to guard his sheep. Its ease of carrying allowed shepherds to traverse the rugged terrain without burden. When wolves threatened the flock, the shepherd could quickly wield the stick, striking at the predators with precision and force. The short stick's length provided just the right balance, offering sufficient reach to keep wolves at bay while being manageable enough for rapid, controlled movements. This utilitarian tool was not merely for defense against animals, it also served as a deterrent against human threats. Bandits and thieves, aware of the valuable livestock, would often target shepherds. The short stick thus became a versatile weapon, enabling the shepherd to defend against both animal and human adversaries. Its effectiveness in these scenarios laid the groundwork for its incorporation into martial arts. As communities observed the effectiveness of the short stick in protecting shepherds and their flocks, its techniques began to be formalized and integrated into martial arts. The practical experience gained from countless confrontations with wild animals and bandits translated into a structured system of combat moves. This evolution was marked by the codification of various strikes, blocks, and maneuvers that emphasized the short stick's strengths. Martial arts routines developed from these practical origins are characterized by their focus on defense and agility. Techniques involve swift, precise strikes aimed at neutralizing threats quickly and efficiently. The routines also incorporate movements designed to disarm and incapacitate attackers, reflecting the dual necessity of protecting oneself and one's charges, which is in line with tai chi's principle. Practitioners learn to handle the stick with both single and double-handed grips, allowing for a diverse range of techniques. Striking, blocking, parrying, and sweeping motions are integral parts of the training, each move honed to maximize the stick's effectiveness.

En español

Whip Stick 山西鞭杆

El bastón látigo es popular en la región noroeste de China, en provincias como Shanxi, Gansu y Ningxia. Generalmente mide alrededor de cuatro pies (aproximadamente 1.2 metros) de longitud, lo que lo hace más corto que un bastón tradicional pero más largo que una porra típica. Suele estar hecho de madera dura y resistente, lo que permite golpes y bloqueos poderosos. El bastón látigo, conocido por su portabilidad, tiene una historia que se remonta a su uso práctico por los pastores. Originalmente empleado como una herramienta para ahuyentar y defenderse de los lobos salvajes que amenazaban a sus rebaños, el bastón látigo ha evolucionado gradualmente hacia una práctica sofisticada de artes marciales. Esta transformación de un implemento simple de la vida rural a una técnica refinada de autodefensa subraya su utilidad y adaptabilidad duraderas.

En los paisajes salvajes, donde el bastón látigo era un compañero indispensable para el pastor que protegía sus ovejas, su facilidad de transporte permitía a los pastores recorrer terrenos accidentados sin carga. Cuando los lobos amenazaban al rebaño, el pastor podía empuñar rápidamente el bastón, golpeando a los depredadores con precisión y fuerza. La longitud del bastón proporcionaba el equilibrio justo, ofreciendo suficiente alcance para mantener a raya a los lobos, mientras que era lo suficientemente manejable para realizar movimientos rápidos y controlados. Esta herramienta utilitaria no solo se usaba para defenderse de los animales, sino que también servía como disuasión contra amenazas humanas. Los bandidos y ladrones, conscientes del valor del ganado, a menudo atacaban a los pastores. Así, el bastón corto se convirtió en un arma versátil, permitiendo al pastor defenderse tanto de adversarios animales como humanos.

Su efectividad en estos escenarios sentó las bases para su incorporación en las artes marciales. A medida que las comunidades observaban la eficacia del bastón corto en la protección de los pastores y sus rebaños, sus técnicas comenzaron a formalizarse e integrarse en las artes marciales. La experiencia práctica adquirida en innumerables confrontaciones con animales salvajes y bandidos se tradujo en un sistema estructurado de movimientos de combate. Esta evolución se caracterizó por la codificación de diversos golpes, bloqueos y maniobras que enfatizaban las fortalezas del bastón corto.

Las rutinas de artes marciales desarrolladas a partir de estos orígenes prácticos se caracterizan por su enfoque en la defensa y la agilidad. Las técnicas incluyen golpes rápidos y precisos destinados a neutralizar amenazas de manera rápida y eficiente. Las rutinas también incorporan movimientos diseñados para desarmar e incapacitar a los atacantes, lo que refleja la doble necesidad de protegerse a uno mismo y a sus cargas, lo que está en línea con el principio del tai chi. Los practicantes aprenden a manejar el bastón con agarres de una o dos manos, lo que permite una amplia gama de técnicas. Los movimientos de golpeo, bloqueo, desvío y barrido son partes integrales del entrenamiento, y cada movimiento se perfecciona para maximizar la efectividad del bastón.

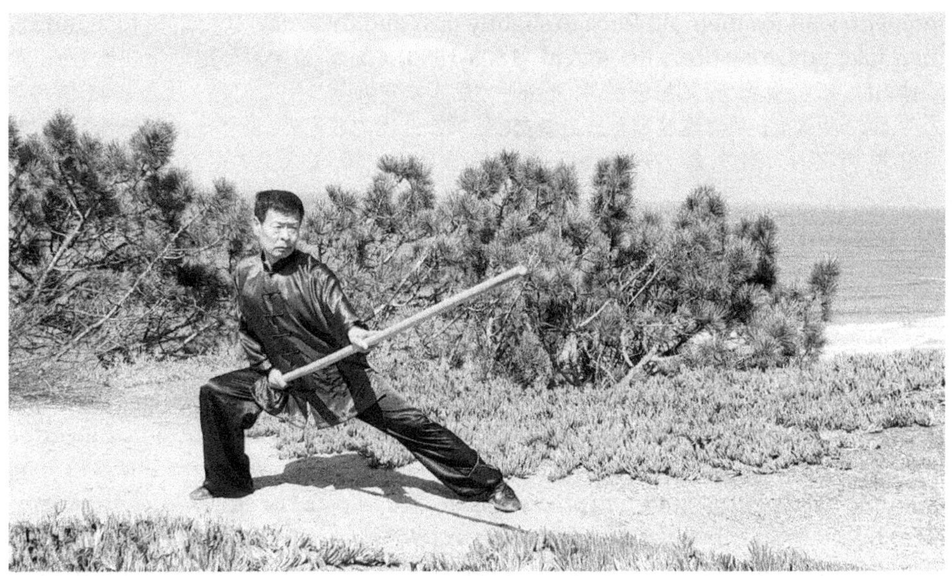

Shaolin Staff 少林棍

The Shaolin staff, or cudgel, is the quintessential defensive weapon for Shaolin monks, deeply rooted in their Buddhist principle of non-violence, which prohibits them from killing or causing severe harm to living beings. Choosing the staff over more lethal weapons like swords and knives reflects their commitment to this principle while achieving effective protection. Despite their dedication to peace, monks sometimes face threats from bandits and thieves seeking to disrupt the monastery. In such situations, the Shaolin staff becomes invaluable. Its versatility and effectiveness in self-defense allow monks to protect themselves and their property without violating their principles. Monks are trained to use the staff to block, strike, and disarm attackers, utilizing its length and flexibility to keep assailants at bay. The staff can deliver powerful blows that incapacitate or deter aggressors without causing fatal injuries. The sweeping and spinning techniques of the staff, creating a barrier against incoming strikes, are particularly useful for dealing with multiple attackers, covering a wide area and dispersing groups effectively, Using wide sweeping motions can also strike at an opponent's midsection, aiming to knock him off balance, or powerful overhead strikes to target the opponent's head or shoulders. It is worth mentioning that Yu Dayou (1503-1580) contributed greatly to Shaolin staff techniques and theory during the middle of the 1500's, which is similar to tai chi's philosophy. "Rigidness precedes the opponent's strength; flexibility follows the opponent's strength. When they are busy, I remain calm and wait; understanding how to counter their strikes at will. The latter strike arrives before the former strike. Follow the opponent's momentum and borrow his strength. Understand this thoroughly, and you will gain the most profound secret. One must know where the opponent exerts their strength; I do not contest them at this point, but endure it for a moment, wait for their old force to slightly pass and their new force yet to manifest, then take advantage of this. 俞大猷 (1503-1580)《剑经-棍术》节选: "刚在他力前, 柔乘他力后. 彼忙我静待, 知拍任君斗. 不外乎 "后人发先人至." 问如何是 "顺人之势, 借人之力"? 曰: "明破此, 则得其至妙至妙之诀矣. 盖须知他出力在何处, 我不于此处与他斗力, 姑且忍之, 待其旧力略过, 新力未发, 然后乘之, 所以顺人之势, 借人之力也."

En español

Shaolin Staff 少林棍

El bastón de Shaolin, o garrote, es el arma defensiva por excelencia de los monjes de Shaolin, profundamente arraigada en su principio budista de la no violencia, que les prohíbe matar o causar daño grave a los seres vivos. Elegir el bastón en lugar de armas más letales como espadas y cuchillos refleja su compromiso con este principio, al mismo tiempo que logran una protección efectiva. A pesar de su dedicación a la paz, los monjes a veces enfrentan amenazas de bandidos y ladrones que buscan interrumpir la vida en el monasterio. En tales situaciones, el bastón de Shaolin se vuelve invaluable. Su versatilidad y efectividad en la autodefensa permiten a los monjes protegerse a sí mismos y su propiedad sin violar sus principios.

Los monjes son entrenados para usar el bastón para bloquear, golpear y desarmar a los atacantes, utilizando su longitud y flexibilidad para mantener a los agresores a raya. El bastón puede asestar golpes poderosos que incapacitan o disuaden a los agresores sin causarles lesiones fatales. Las técnicas de barrido y giro del bastón, que crean una barrera contra los golpes entrantes, son especialmente útiles para enfrentarse a múltiples atacantes, cubriendo un área amplia y dispersando grupos de manera efectiva. Usar movimientos amplios de barrido también permite golpear la sección media del oponente, buscando desestabilizarlo, o realizar potentes golpes desde arriba hacia la cabeza o los hombros del oponente.

*Vale la pena mencionar que Yu Dayou (1503-1580) contribuyó en gran medida a las técnicas y teoría del bastón de Shaolin durante mediados de los años 1500, lo cual es similar a la filosofía del tai chi. "La rigidez precede a la fuerza del oponente; la flexibilidad sigue a la fuerza del oponente. Cuando ellos están ocupados, yo permanezco tranquilo y espero; comprendiendo cómo contrarrestar sus golpes a voluntad. El golpe posterior llega antes que el golpe anterior. Sigue el impulso del oponente y toma prestada su fuerza. Entiende esto a fondo y obtendrás el secreto más profundo. Uno debe saber dónde el oponente ejerce su fuerza; no lo confronto en ese punto, sino que lo soporto por un momento, espero a que su vieja fuerza pase ligeramente y su nueva fuerza aún no se manifieste, y luego aprovechó esto.*俞大猷 *(1503-1580)*《剑经-棍术》节选: "刚在他力前, 柔乘他力后. 彼忙我静待, 知拍任君斗. 不外乎 "后人发先人至." 问如何是 "顺人之势, 借人之力"? 曰: "明破此, 则得其至妙至妙之诀矣. 盖须知他出力在何处, 我不于此处与他斗力, 姑且忍之, 待其旧力略过, 新力未发, 然后乘之, 所以顺人之势, 借人之力也."

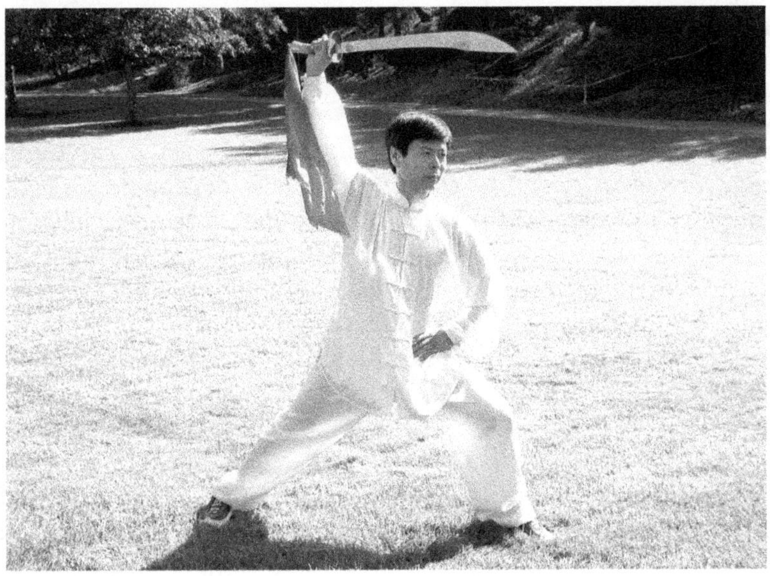

Broadsword 单刀

It is also called saber, a dynamic and powerful martial art characterized by its aggressive, fast-paced movements and commanding presence. This discipline requires practitioners to embody strength, speed, and precision, akin to a fierce tiger in combat. The essence of saber fighting lies in its ferocity and rapid execution, with techniques designed to be bold and forceful, projecting an aura of intimidation. Each movement is performed with sharp, decisive actions that aim to overwhelm the opponent, making the single-edged saber a versatile weapon in skilled hands. Agile footwork is necessary to move quickly and fluidly for position advantage to deliver swift, powerful strikes while maintaining control and balance. Key techniques include parrying, slashing, chopping, and thrusting, all executed with explosive energy and seamless transitions between offense and defense. The combination of agile footwork and powerful strikes creates a formidable combat style that is both unpredictable and relentless. Saber fighting embodies a spirit of courage and determination, training practitioners to face opponents with unwavering confidence and an unyielding attitude. Its bold, rapid techniques and commanding presence make it a powerful form of self-defense and an impressive display of martial prowess. By embracing the spirit of the saber, martial artists cultivate strong, resilient characters, reflecting the enduring principles of courage, strength, and discipline inherent in this ancient art form. One of the most used techniques is "Wrapping the Head and Covering the Face (缠头裹脑)," a circular or wrapping motion with the saber to deflect or neutralize an opponent's attack to protect the head and face while simultaneously into a counterattack, allowing the practitioner to strike while maintaining protection. Circular motions help to generate momentum and power in strikes.

En español

Broadsword 单刀

También llamado sable, es un arte marcial dinámico y poderoso, caracterizado por movimientos agresivos, rápidos y con una presencia dominante. Esta disciplina requiere que los practicantes encarnen fuerza, velocidad y precisión, similar a un tigre feroz en combate. La esencia del combate con sable radica en su ferocidad y ejecución rápida, con técnicas diseñadas para ser audaces y contundentes, proyectando un aura de intimidación. Cada movimiento se realiza con acciones precisas y decididas que buscan abrumar al oponente, convirtiendo al sable de un solo filo en un arma versátil en manos expertas.

El trabajo ágil de pies es necesario para moverse rápida y fluidamente, logrando una ventaja posicional para realizar golpes rápidos y poderosos mientras se mantiene el control y el equilibrio. Las técnicas clave incluyen desvío, tajo, corte y estocada, todas ejecutadas con energía explosiva y transiciones fluidas entre ataque y defensa. La combinación de un trabajo ágil de pies y golpes poderosos crea un estilo de combate formidable que es tanto impredecible como implacable. El combate con sable encarna un espíritu de coraje y determinación, entrenando a los practicantes para enfrentarse a los oponentes con una confianza inquebrantable y una actitud firme. Sus técnicas audaces y rápidas, junto con su presencia dominante, lo convierten en una forma poderosa de autodefensa y una impresionante demostración de destreza marcial. Al abrazar el espíritu del sable, los artistas marciales cultivan un carácter fuerte y resistente, reflejando los principios perdurables de valor, fuerza y disciplina inherentes en este antiguo arte. Una de las técnicas más utilizadas es "Envolver la Cabeza y Cubrir el Rostro (缠头裹脑)," un movimiento circular o envolvente con el sable para desviar o neutralizar el ataque de un oponente, protegiendo la cabeza y el rostro, mientras simultáneamente se realiza un contraataque, permitiendo al practicante golpear mientras mantiene la protección. Los movimientos circulares ayudan a generar impulso y potencia en los golpes.

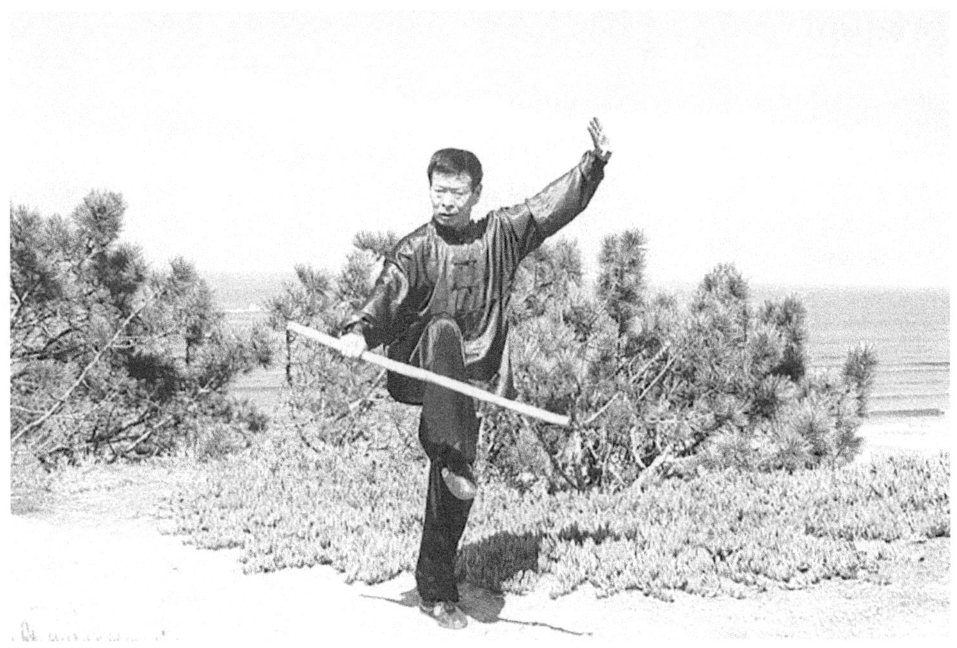

Wudang Taoist Tiger Tail Staff 武當道家虎尾鞭

The Wudang Tiger Tail Stick is a revered martial arts form within the Wudang tradition, known for its ancient and secretive internal techniques. This practice embodies movements that are both simple and unadorned, yet powerful and free-spirited, emphasizing a balance between attack and defense in every gesture. Integrating the speed and ferocity of the saber, the agility and flexibility of the staff, and the lightness and finesse of the sword, it exemplifies the principle of using stillness to counter movement and responding to attacks with calm precision. Techniques involve sticking and connecting with opponents, executing continuous strikes and thrusts, and employing tactical approaches such as "startling above while striking below" and "feinting left while attacking right." The practice demands high physical coordination and mental focus, with movements performed with a combination of brute strength and elegant grace. At its core, it emphasizes the cultivation of internal energy, or Qi, and its harmonious flow, reflecting the philosophy of "using stillness to control movement," which conserves energy and promotes a calm, centered state of mind. The Wudang Tiger Tail Stick blends simplicity and power with strategic and philosophical depth, offering a comprehensive and dynamic approach to martial arts, upheld and transmitted by practitioners who embody balance, internal strength, and strategic wisdom.

En español

Wudang Taoist Tiger Tail Staff 武當道家虎尾鞭

El Bastón de Cola de Tigre de Wudang es una forma de arte marcial venerada dentro de la tradición de Wudang, conocida por sus técnicas internas antiguas y secretas. Esta práctica encarna movimientos que son tanto simples como desprovistos de adornos, pero poderosos y llenos de libertad, enfatizando un equilibrio entre el ataque y la defensa en cada gesto. Integrando la velocidad y ferocidad del sable, la agilidad y flexibilidad del bastón, y la ligereza y sutileza de la espada, ejemplifica el principio de usar la quietud para contrarrestar el movimiento y responder a los ataques con calma y precisión. Las técnicas involucran pegarse y conectarse con los oponentes, ejecutando golpes y estocadas continuas, y empleando enfoques tácticos como "sorprender arriba mientras se golpea abajo" y "fingir a la izquierda mientras se ataca a la derecha." La práctica exige una alta coordinación física y concentración mental, con movimientos realizados con una combinación de fuerza bruta y gracia elegante. En su núcleo, se enfatiza la cultivación de la energía interna, o Qi, y su flujo armonioso, reflejando la filosofía de "usar la quietud para controlar el movimiento," lo que conserva energía y promueve un estado mental calmado y centrado. El Bastón de Cola de Tigre de Wudang combina simplicidad y poder con profundidad estratégica y filosófica, ofreciendo un enfoque integral y dinámico a las artes marciales, mantenido y transmitido por practicantes que encarnan el equilibrio, la fuerza interna y la sabiduría estratégica.

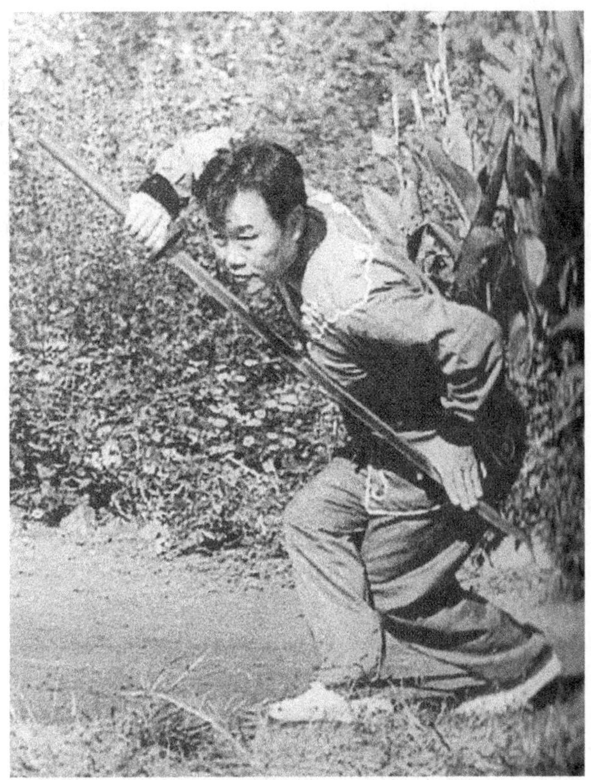

Two-handed Longsword 苗刀，又称汉刀，双刀带

The Miao Dao, also known as the two-handed saber, is a historical Chinese weapon renowned for its distinctive features and formidable combat capabilities. Measuring 5 feet in total length, it has a blade length of 38 inches and a handle length of 12 inches. Although similar in appearance to the Japanese katana, the Miao Dao is longer and nearly straight, in contrast to the more curved katana. This straight, narrow blade enhances its efficiency in thrusting, slicing, and chopping—the three fundamental techniques of the Miao Dao. Unlike double-edged straight swords, it has a single-edged blade with only the front part being sharp, while the section near the handle remains blunt. This design allows for a secure grip with both hands, providing better control and application in combat. The Miao Dao's length offers a significant advantage over shorter swords, enabling the wielder to strike from a greater distance. This extended reach, combined with the weapon's unique balance and weight distribution, allows for powerful and rapid continuous strikes, making it highly effective in both offensive and defensive maneuvers. The weapon's thick back ensures it can withstand the stress of powerful swings, projecting an unprecedented fierce aura. Historically, the Miao Dao was first documented in the late Ming Dynasty by Qi Jiguang in his military manual "Xinyou Dao Fa" (辛酉刀法). Its primary feature is the longer handle, designed for two-handed use, which distinguishes it from traditional single-handed sabers. The key technique in Miao Dao swordsmanship, the diagonal slicing in a follow up step, generates force from the waist and hips ensuring that the cut is both quick and powerful, utilizing the entire body mechanics in combat to drive the blade in a fluid, dynamic movement. This allows the practitioner to apply significant force while maintaining fluid, dynamic motion, embodying the weapon's deadly efficiency and versatility. The Miao Dao combines the characteristics of both a sword and a spear, adapting to various combat scenarios and enabling the wielder to dominate the battlefield with speed, precision, and power.

En español

Two-handed Longsword 苗刀, 又称汉刀, 双刀带

El Miao Dao, también conocido como sable de dos manos, es un arma histórica china famosa por sus características distintivas y su formidable capacidad en combate. Con una longitud total de 5 pies, tiene una hoja de 38 pulgadas y un mango de 12 pulgadas. Aunque es similar en apariencia a la katana japonesa, el Miao Dao es más largo y casi recto, a diferencia de la katana, que es más curvada. Esta hoja recta y estrecha mejora su eficiencia en las tres técnicas fundamentales del Miao Dao: estocada, corte y tajo. A diferencia de las espadas rectas de doble filo, tiene una hoja de un solo filo, donde solo la parte delantera es afilada, mientras que la sección cerca del mango permanece sin filo. Este diseño permite un agarre seguro con ambas manos, brindando mejor control y aplicación en combate. La longitud del Miao Dao ofrece una ventaja significativa sobre las espadas más cortas, permitiendo al portador atacar desde una mayor distancia. Este alcance extendido, combinado con el equilibrio único y la distribución de peso del arma, permite golpes potentes y rápidos de manera continua, lo que lo hace altamente efectivo tanto en maniobras ofensivas como defensivas. El grosor de la parte trasera de la hoja asegura que pueda soportar la tensión de los golpes poderosos, proyectando un aura feroz sin precedentes. Históricamente, el Miao Dao fue documentado por primera vez en la Dinastía Ming tardía por Qi Jiguang en su manual militar "Xinyou Dao Fa" (辛酉刀法). Su característica principal es el mango más largo, diseñado para su uso con dos manos, lo que lo distingue de los sables tradicionales de una sola mano. La técnica clave en la esgrima del Miao Dao, el corte diagonal con un paso de seguimiento, genera fuerza desde la cintura y las caderas, asegurando que el corte sea rápido y potente, utilizando la mecánica corporal completa en combate para dirigir la hoja en un movimiento fluido y dinámico. Esto permite al practicante aplicar una fuerza significativa mientras mantiene un movimiento fluido y dinámico, encarnando la eficiencia letal y la versatilidad del arma. El Miao Dao combina las características de una espada y una lanza, adaptándose a diversos escenarios de combate y permitiendo al portador dominar el campo de batalla con velocidad, precisión y poder.

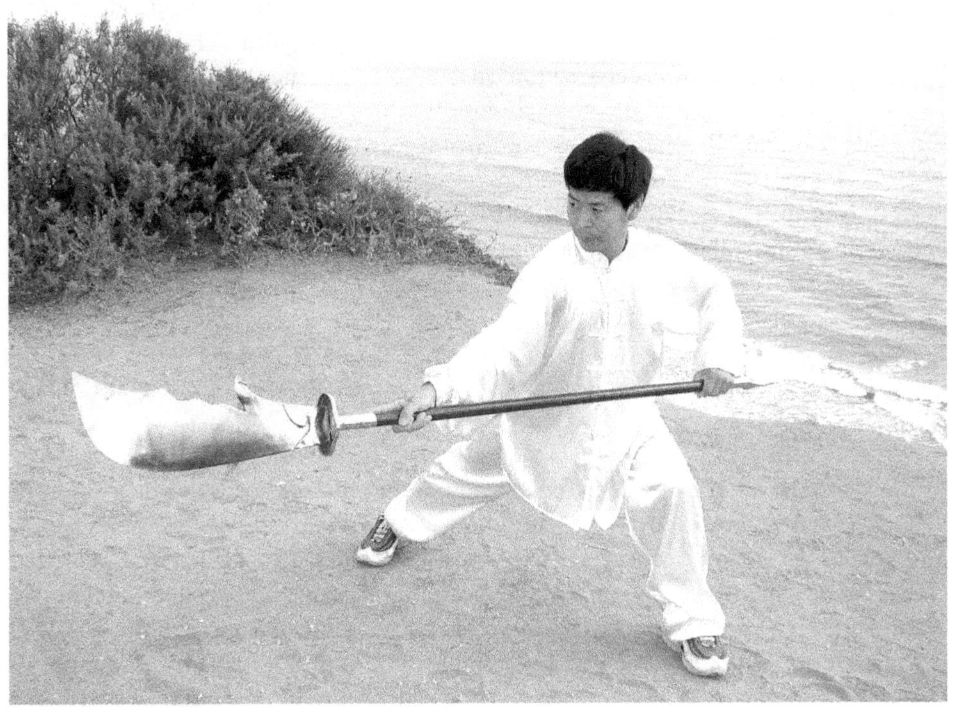

Chen Tai Chi Guandao 陈氏太极關刀

The Chen style tai chi Guandao, also known as the Spring and Autumn Broadsword (春秋大刀), is characterized by its aggressive and precise movements, such as chopping, slashing, cutting, hacking, intercepting, and thrusting. The blade head (刀头) is the primary offensive part of the weapon, characterized by its wide and thick structure with a sharpened edge designed for slashing and chopping. Blade guard (刀盘), positioned between the blade head and the handle, this oval-shaped guard protects the leading hand. Handle (刀柄) located behind the blade guard, the handle is the grip area for both hands. It can be made of wood or metal (iron/steel) and is used to maneuver the broadsword effectively during combat. Pommel (刀鐏) at the end of the handle, the pommel is a conical, three-edged piece that serves to balance the weight of the blade. It also enhances the weapon's versatility by allowing it to be used in a reverse grip for thrusting like a spear, adding to its lethality. The primary offensive techniques include: chopping (劈刀), the blade moves vertically from top to bottom, with force directed to the blade edge, serving as a main attack technique; slashing (砍刀), the blade moves diagonally from top to bottom, also focusing force on the blade edge; cutting (斩刀), the blade moves horizontally to the left or right, with the force directed to the blade edge; hacking (剁刀), the blade moves straight downwards in a short, crisp, and fast motion, with force reaching the blade edge. Each movement in the Chen-style Tai Chi Guandao form is fluid, continuous, and smoothly transitions from one action to the next. Actions are not isolated; rather, each movement flows into the next, with pauses only to mark rhythm. The continuity and flow of circular movements ensure that inertia is maintained, allowing for smooth, energy-efficient practice that combines both hardness and softness. A key aspect of the Chen style tai chi Guandao is that the edge of the blade leads the movement. This means that regardless of the direction in which the blade moves, the edge is always leading. The practitioner must frequently adjust the angle of the blade tip with their right hand to ensure that the edge aligns with the direction of movement, maintaining the effectiveness and efficiency of the blade throughout the form.

En español

Chen Tai Chi Guandao 陈氏太极關刀

El Guandao del estilo Chen de tai chi, también conocido como el sable de Primavera y Otoño (春秋大刀), se caracteriza por movimientos agresivos y precisos, como cortar, tajar, rebanar, golpear, interceptar y estocar. La hoja (刀头) es la parte principal ofensiva del arma, caracterizada por su estructura ancha y gruesa con un filo afilado, diseñado para rajar y cortar. El guarda de la hoja (刀盘), ubicado entre la hoja y el mango, es una protección ovalada que resguarda la mano delantera. El mango (刀柄), detrás del guarda de la hoja, es la zona de agarre para ambas manos. Puede estar hecho de madera o metal (hierro/acero) y se utiliza para maniobrar eficazmente el sable durante el combate. El pomo (刀鐏), al final del mango, es una pieza cónica de tres bordes que sirve para equilibrar el peso de la hoja. También mejora la versatilidad del arma al permitir su uso en agarre inverso para estocar como una lanza, aumentando su letalidad. Las principales técnicas ofensivas incluyen: cortar (劈刀), donde la hoja se mueve verticalmente de arriba hacia abajo, con la fuerza dirigida al filo, siendo una técnica de ataque principal; tajar (砍刀), la hoja se mueve diagonalmente de arriba hacia abajo, también enfocando la fuerza en el filo; rebanar (斩刀), la hoja se mueve horizontalmente hacia la izquierda o derecha, con la fuerza dirigida al filo; golpear (剁刀), la hoja se mueve hacia abajo en un movimiento corto, rápido y nítido, con la fuerza llegando al filo. Cada movimiento en la forma de Guandao del estilo Chen de tai chi es fluido, continuo y transiciona suavemente de una acción a la siguiente. Las acciones no están aisladas; más bien, cada movimiento fluye hacia el siguiente, con pausas solo para marcar el ritmo. La continuidad y fluidez de los movimientos circulares aseguran que la inercia se mantenga, permitiendo una práctica suave y eficiente en energía, que combina tanto dureza como suavidad. Un aspecto clave del Guandao del estilo Chen de tai chi es que el filo de la hoja lidera el movimiento. Esto significa que, independientemente de la dirección en la que se mueva la hoja, el filo siempre va por delante. El practicante debe ajustar frecuentemente el ángulo de la punta de la hoja con su mano derecha para asegurar que el filo se alinee con la dirección del movimiento, manteniendo la efectividad y eficiencia de la hoja durante toda la forma.

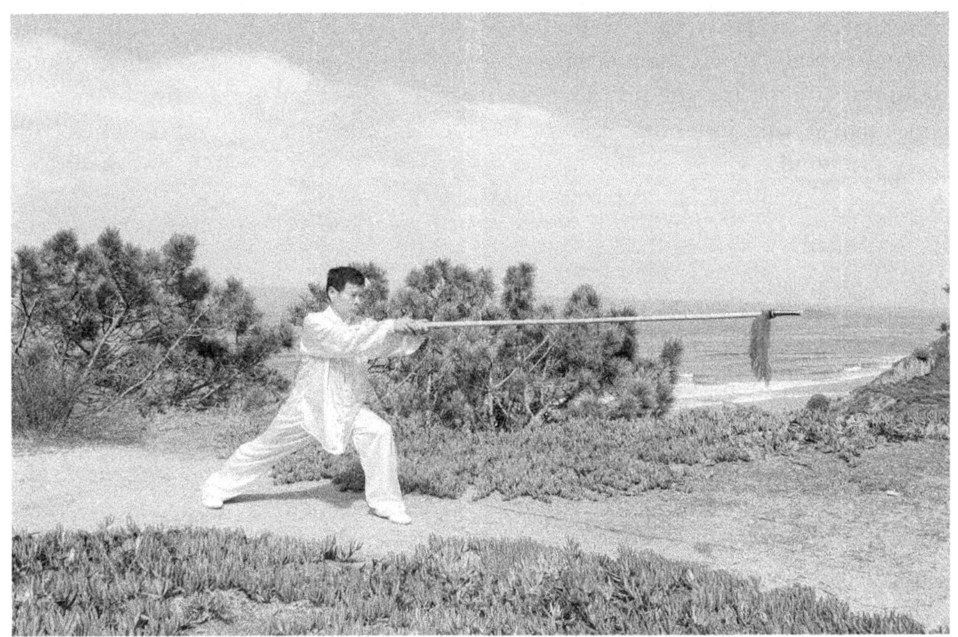

Chen Style Tai Chi Pear Blossom Spear and White Ape Staff
陈氏太极梨花枪夹白猿棍

This is a sophisticated routine that integrates the essence of spear and long staff techniques with the smooth, flowing movements characteristic of tai chi. This practice exemplifies the martial arts application of long weapons, derived from the ancient military spear. Long weapons like the spear (枪) evolved from the traditional polearm and typically measure about the height of a person with their arm extended upward. Among those popular martial arts weapons, the spear is known for its difficulty to master. The saying goes, "A month to learn the staff, a year to learn the saber, and a lifetime to master the spear," reflecting the spear's complexity and the dedication required to become proficient. The spear is long, sharp, and highly maneuverable. The spearhead can be used for thrusting and slashing, while the shaft can block enemy weapons or deliver powerful strikes. The primary techniques of spear use include intercepting (拦), sealing (拿), and thrusting (扎). The core defensive technique, "Lan Na Circle Turn" (拦拿圈转), emphasizes these fundamental movements, providing a robust defensive strategy. Mastery of these techniques ensures the practitioner can effectively parry and counter enemy attacks. One of the critical elements of spear technique is the precision of the thrust. The saying "the spear thrusts in a straight line" (枪扎一条线) highlights the importance of maintaining a straight, precise line in thrusting, which is a key measure of a practitioner's skill in spear technique. This precision ensures that each thrust is accurate and powerful, maximizing the spear's effectiveness. In the practice of the Pear Blossom Spear and White Ape Staff, these principles are seamlessly integrated with tai chi's smooth, flowing movements. This combination enhances the practitioner's ability to execute techniques with fluidity and grace, maintaining the martial essence while embodying the internal principles of tai chi. The routine not only develops martial prowess but also cultivates balance, coordination, and inner strength, making it a holistic practice that enriches both body and mind.

En español

Chen Style Tai Chi Pear Blossom Spear and White Ape Staff

陈氏太极梨花枪夹白猿棍

Esta es una rutina sofisticada que integra la esencia de las técnicas de lanza y bastón largo con los movimientos suaves y fluidos característicos del tai chi. Esta práctica ejemplifica la aplicación marcial de armas largas, derivada de la antigua lanza militar. Las armas largas como la lanza (枪) evolucionaron de la tradicional alabarda y suelen medir aproximadamente la altura de una persona con el brazo extendido hacia arriba. Entre las armas populares de las artes marciales, la lanza es conocida por su dificultad para dominar. Se dice: "Un mes para aprender el bastón, un año para aprender el sable, y toda una vida para dominar la lanza", lo que refleja la complejidad de la lanza y la dedicación necesaria para ser competente. La lanza es larga, afilada y altamente maniobrable. La punta de la lanza se puede usar para estirar y cortar, mientras que el asta puede bloquear armas enemigas o realizar poderosos golpes. Las técnicas principales del uso de la lanza incluyen interceptar (拦), sellar (拿) y estocar (扎). La técnica defensiva principal, "Lan Na Circle Turn" (拦拿圈转), enfatiza estos movimientos fundamentales, proporcionando una estrategia defensiva robusta. El dominio de estas técnicas asegura que el practicante pueda desviar y contrarrestar eficazmente los ataques enemigos. Uno de los elementos clave de la técnica de la lanza es la precisión del estoque. El dicho "la lanza estoquea en línea recta" (枪扎一条线) subraya la importancia de mantener una línea recta y precisa en el estoque, lo cual es una medida clave de la habilidad de un practicante en la técnica de la lanza. Esta precisión asegura que cada estoque sea preciso y poderoso, maximizando la efectividad de la lanza. En la práctica de la Lanza de Flor de Pera y el Bastón del Mono Blanco, estos principios se integran perfectamente con los movimientos suaves y fluidos del tai chi. Esta combinación mejora la capacidad del practicante para ejecutar las técnicas con fluidez y gracia, manteniendo la esencia marcial mientras encarna los principios internos del tai chi. La rutina no solo desarrolla destreza marcial, sino que también cultiva el equilibrio, la coordinación y la fuerza interior, convirtiéndola en una práctica holística que enriquece tanto el cuerpo como la mente.

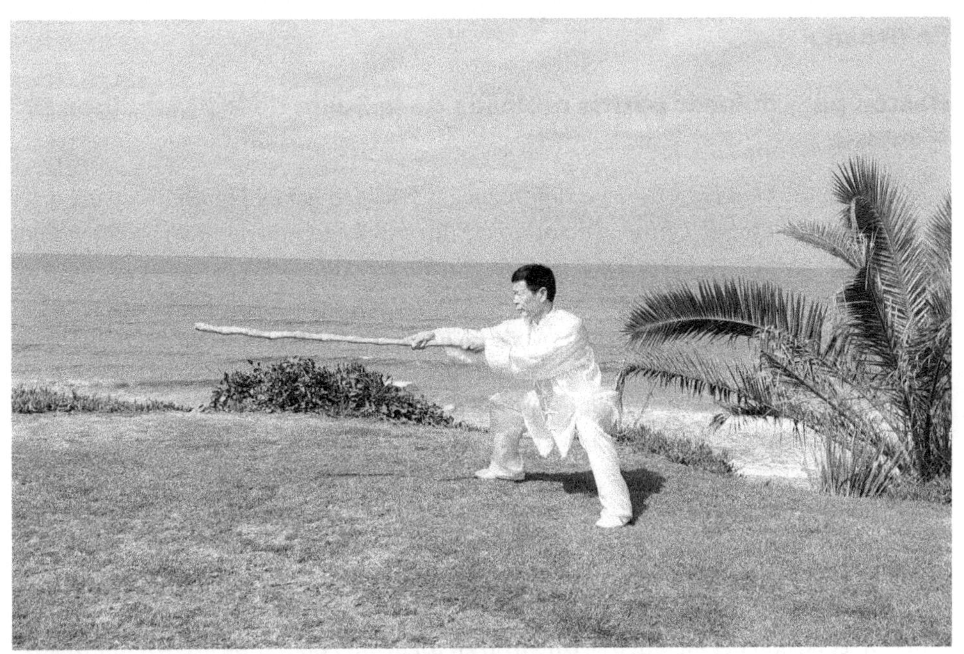

Beggar Sect's Rabid-dog Beating Staff 丐帮打狗棒法

The Beggar Sect has been a significant organization in the martial arts world of old China, and disappeared during the 1940's. Beggars often begged for food on the streets, they were frequently attacked by stray dogs. There was no dog leash required in old China, and dogs were used to protect yards and property. Therefore, most beggars carried sticks to keep stray dogs away. The characteristic of the Rabid-dog Beating Staff technique (丐帮打狗棒法) is its agility and lively movements, full of clever variations, developed precisely from the real-life experience of fighting with dogs. Actually, well before the Beggar Sect's Rabid-dog Beating Staff, sticks and simple weapons emerged for human beings to defend against the attacks of wild animals. People explored and created basic combat and hunting skills with sticks. Although these skills were very rudimentary, they served their purpose. Therefore, through thousands of years of practice, the beggar's stick became a popular martial arts weapon applied to human beings fighting tools during the cold weapon era. The most favorite moves are thrust with fierce attack speed in one hand and employ the staff in the air to strike the enemy with complex trajectories. Beggar Sect's Rabid-dog Beating Staff is a renowned martial arts skill in Chinese martial arts fiction, particularly detailed in Jin Yong's novels "The Legend of the Condor Heroes" and "The Return of the Condor Heroes."

En español

Bastón para golpear perros rabiosos de la Secta de los Mendigos
丐帮打狗棒法

La Secta de los Mendigos fue una organización significativa en el mundo de las artes marciales de la antigua China, y desapareció durante la década de 1940. Los mendigos solían pedir comida en las calles y, con frecuencia, eran atacados por perros callejeros. En la antigua China no se exigía correa para los perros, y estos se usaban para proteger patios y propiedades. Por lo tanto, la mayoría de los mendigos llevaban palos para mantener alejados a los perros callejeros. La característica de la técnica del Bastón para golpear perros rabiosos es su agilidad y movimientos dinámicos, llenos de variaciones ingeniosas, desarrolladas precisamente a partir de la experiencia real de luchar contra perros. De hecho, mucho antes del Bastón para golpear perros rabiosos de la Secta de los Mendigos, los palos y armas simples surgieron para que los seres humanos se defendieron de los ataques de animales salvajes. Las personas exploraron y crearon habilidades básicas de combate y caza con palos. Aunque estas habilidades eran muy rudimentarias, cumplían su propósito. Por lo tanto, a través de miles de años de práctica, el bastón del mendigo se convirtió en un arma popular de las artes marciales aplicada a herramientas de combate humano durante la era de las armas frías. Los movimientos más favoritos son las estocadas con un ataque feroz y rápido con una mano, y el uso del bastón en el aire para golpear al enemigo con trayectorias complejas. El Bastón para golpear perros rabiosos de la Secta de los Mendigos es una habilidad de artes marciales renombrada en la ficción de las artes marciales chinas, especialmente detallada en las novelas de Jin Yong "La leyenda de los héroes del cóndor" y "El regreso de los héroes del cóndor."

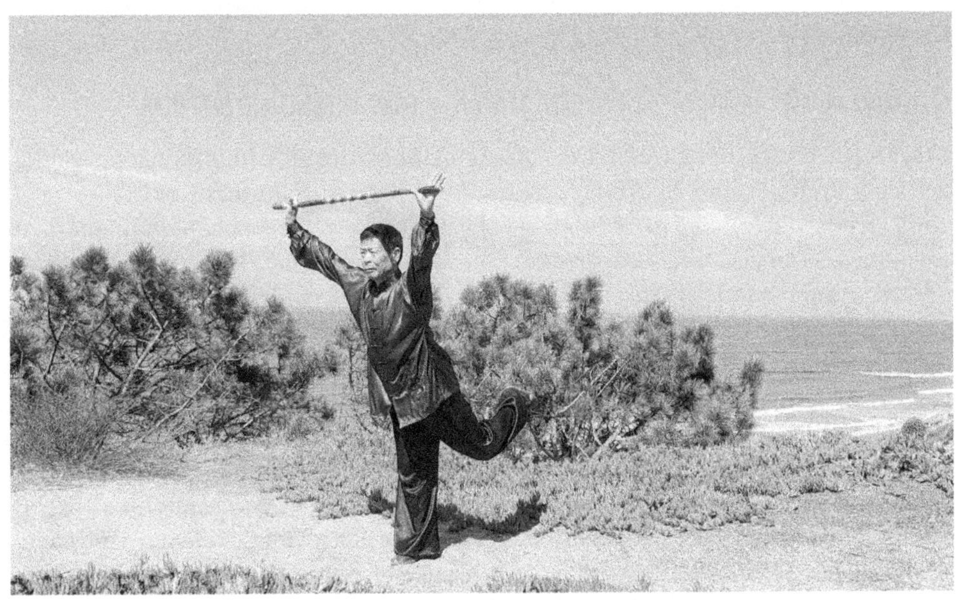

Chinese Health Qigong Taiji Staff 健身气功·太极养生杖

It is created by the Health Qigong Management Center of the State Sports General Administration of China, embodies the traditional cultural concepts of Taiji, including the harmony of yin and yang, the unity of heaven and humanity, and internal and external harmony. This practice inherits the essence of traditional staff techniques, emphasizing the use of a staff to guide physical movements while coordinating breath and intention. The routine is a comprehensive practice that integrates physical fitness, mental cultivation, entertainment, and aesthetics. The movements are graceful, smoothly connected, good to demo on stage in a group, and safe to practice, making it suitable for people of all ages. The practice effectively promotes health, disease prevention, and longevity. Utilizing the staff as a tool, the exercises are visually engaging and help the practitioner focus their mind, reducing distractions. The staff also aids in regulating the trajectory and direction of movements, enhancing the practitioner's ability to coordinate mind, energy, and form. This leads to an internal and external interaction and the combination of movement and stillness, which are key aspects of health preservation in Qigong. The focus on using the waist as the pivot highlights the technique's emphasis on spinal movements. This practice centers around the coordination of the waist and spine, ensuring that the entire body works harmoniously with the staff, facilitating a balanced and effective workout that integrates physical and mental aspects for overall well-being.

En español

Qigong de Salud Chino con Bastón de Taiji 健身气功·太极养生杖

Creado por el Centro de Gestión de Qigong de Salud de la Administración General de Deportes del Estado de China, encarna los conceptos culturales tradicionales del Taiji, incluyendo la armonía del yin y el yang, la unidad del cielo y la humanidad, y la armonía interna y externa. Esta práctica hereda la esencia de las técnicas tradicionales de bastón, enfatizando el uso del bastón para guiar los movimientos físicos mientras se coordina la respiración y la intención. La rutina es una práctica integral que combina la aptitud física, el cultivo mental, el entretenimiento y la estética. Los movimientos son gráciles, están conectados de manera fluida, son adecuados para demostraciones en grupo sobre el escenario y son seguros de practicar, lo que lo hace ideal para personas de todas las edades. La práctica promueve eficazmente la salud, la prevención de enfermedades y la longevidad. Utilizando el bastón como herramienta, los ejercicios son visualmente atractivos y ayudan al practicante a concentrar su mente, reduciendo distracciones. El bastón también ayuda a regular la trayectoria y la dirección de los movimientos, mejorando la capacidad del practicante para coordinar mente, energía y forma. Esto conduce a una interacción interna y externa y a la combinación de movimiento y quietud, aspectos clave para la preservación de la salud en el Qigong. El enfoque en el uso de la cintura como eje destaca la importancia de los movimientos de la columna vertebral. Esta práctica se centra en la coordinación de la cintura y la columna vertebral, asegurando que todo el cuerpo trabaje en armonía con el bastón, facilitando un entrenamiento equilibrado y efectivo que integra aspectos físicos y mentales para el bienestar general.

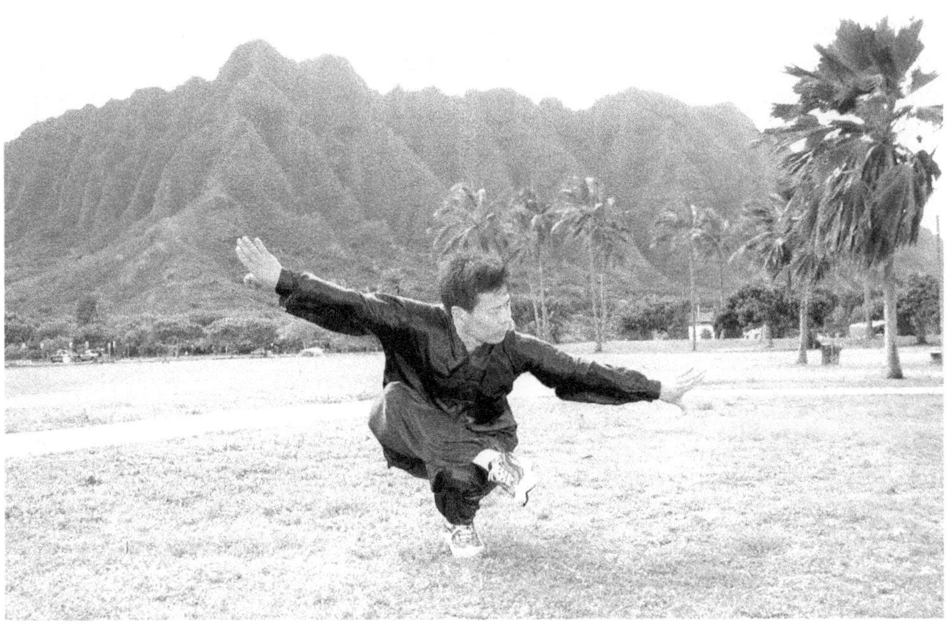

Five Animal Frolics 五禽戏

It was created 1800 years ago by the Eastern Han dynasty physician Hua Tuo. He developed this traditional Chinese Qigong practice by observing the movements and postures of animals and integrating these with the principles of yin-yang, the five elements, and the internal organs according to traditional Chinese medicine. The Five Animal Frolics, which imitate the movements of the tiger, deer, bear, monkey, and bird, each emphasize different aspects of health but together form a comprehensive practice. Regular practice of the Five Animal Frolics can nourish the spirit, regulate qi and blood, strengthen the internal organs, and promote overall well-being. This practice is particularly effective in treating and rehabilitating chronic conditions such as hypertension, coronary heart disease, and nervous system disorders. The tiger frolic embodies strength, power, and vitality. Its movements focus on stretching and strengthening the muscles and tendons, opening the liver meridian, which not only supports liver health but also enhances vision by invigorating the eyes. The dynamic and forceful motions of the Tiger help to cultivate a sense of inner power and resilience, and improves flexibility in the joints. The deer frolic, in contrast, emphasizes tranquility and fluidity. It nurtures the kidneys, which are considered the source of vital energy in traditional Chinese medicine. By gently stimulating the kidney meridian, the deer play enhances longevity, while also promoting a calm and serene state of mind. Regular practice of these graceful movements helps to open the Du meridian, known as the "Sea of Yang," which plays a critical role in regulating the body's energy flow. As the Du meridian becomes more open and balanced, it supports all other meridians, boosting overall energy levels and enhancing the body's natural defenses against illness. The bear frolic is focused on grounding and strength. Its slow, deliberate movements are designed to strengthen the spleen and stomach, which are central to digestion and the transformation of nutrients into energy. By enhancing the function of these organs, the bear play promotes healthy muscle development, increases physical strength. The monkey frolic, with its lively and agile movements, stimulates mental sharpness and emotional balance. This frolic is designed to enhance the mind-body connection, promoting mental clarity, focus, and memory. The playful nature of the monkey play also helps to calm the emotions, reducing stress and anxiety. By stimulating the heart and brain, it supports cardiovascular health and cognitive function, helping to prevent heart-related conditions and neurodegenerative diseases. The bird frolic is characterized by light, graceful movements that mimic the flight of a bird. This frolic focuses on expanding the lungs and enhancing respiratory function. By increasing lung capacity and promoting deep, rhythmic breathing, the bird play helps to oxygenate the blood, improve circulation, and ensure the smooth flow of qi throughout the body. The graceful, flowing movements also contribute to a sense of ease and lightness in the body.

En español

Los Juegos de los Cinco Animales 五禽戏

Fueron creados hace 1800 años por el médico Hua Tuo de la dinastía Han del Este. Desarrolló esta práctica tradicional china de Qigong al observar los movimientos y posturas de los animales y combinarlos con los principios del yin-yang, los cinco elementos y los órganos internos según la medicina tradicional china. Los Juegos de los Cinco Animales, que imitan los movimientos del tigre, el ciervo, el oso, el mono y el pájaro, enfatizan diferentes aspectos de la salud, pero juntos forman una práctica integral. La práctica regular de los Cinco Animales puede nutrir el espíritu, regular el qi y la sangre, fortalecer los órganos internos y promover el bienestar general. Esta práctica es particularmente eficaz para tratar y rehabilitar condiciones crónicas como la hipertensión, la cardiopatía coronaria y los trastornos del sistema nervioso. El juego del tigre encarna la fuerza, el poder y la vitalidad. Sus movimientos se centran en estirar y fortalecer los músculos y tendones, abriendo el meridiano del hígado, lo que no solo apoya la salud del hígado, sino que también mejora la visión al vigorizar los ojos. Los movimientos dinámicos y enérgicos del tigre ayudan a cultivar una sensación de poder interior y resiliencia, y mejoran la flexibilidad de las articulaciones. El juego del ciervo, en contraste, enfatiza la tranquilidad y la fluidez. Nutre los riñones, que son considerados la fuente de energía vital en la medicina tradicional china. Al estimular suavemente el meridiano de los riñones, el juego del ciervo mejora la longevidad, al tiempo que promueve un estado mental calmado y sereno. La práctica regular de estos movimientos gráciles ayuda a abrir el meridiano Du, conocido como el "Mar del Yang", que juega un papel crítico en la regulación del flujo de energía del cuerpo. A medida que el meridiano Du se abre y se equilibra, apoya a los demás meridianos, aumentando los niveles generales de energía y fortaleciendo las defensas naturales del cuerpo contra las enfermedades. El juego del oso se centra en el enraizamiento y la fuerza. Sus movimientos lentos y deliberados están diseñados para fortalecer el bazo y el estómago, que son fundamentales para la digestión y la transformación de los nutrientes en energía. Al mejorar la función de estos órganos, el juego del oso promueve un desarrollo muscular saludable y aumenta la fuerza física. El juego del mono, con sus movimientos ágiles y vivaces, estimula la agudeza mental y el equilibrio emocional. Este juego está diseñado para mejorar la conexión entre mente y cuerpo, promoviendo la claridad mental, el enfoque y la memoria. La naturaleza juguetona del juego del mono también ayuda a calmar las emociones, reduciendo el estrés y la ansiedad. Al estimular el corazón y el cerebro, apoya la salud cardiovascular y la función cognitiva, ayudando a prevenir afecciones relacionadas con el corazón y enfermedades neurodegenerativas. El juego del pájaro se caracteriza por movimientos ligeros y gráciles que imitan el vuelo de un pájaro. Este juego se centra en expandir los pulmones y mejorar la función respiratoria. Al aumentar la capacidad pulmonar y promover una respiración profunda y rítmica, el juego del pájaro ayuda a oxigenar la sangre, mejorar la circulación y asegurar el flujo suave del qi por todo el cuerpo. Los movimientos gráciles y fluidos también contribuyen a una sensación de ligereza y facilidad en el cuerpo.

❀ ❀ ❀ ❀ ❀

This book contains more than 200 photos illustrating various movements. To help readers accurately understand the directions of the postures, directional references have been established as follows: when the figure faces the reader, it is considered facing south; when the back is toward the reader, it is facing north; when the figure's face is turned toward the reader's right side, it is facing east; and when turned to the left side, it is facing west. The solid and dotted arrows in the illustrations indicate the directions of staff, hand, and foot movements. These arrows guide the reader from the position in one photo to the transition shown in the next. Solid lines indicate the movement direction of the right hand, foot, or the right end of the staff, while dotted lines represent the directional tendencies of the left hand, foot, or left end of the staff.

While the written descriptions and photos provide a clear understanding of most postures, certain complex movements may still be difficult to grasp fully. To further support the reader's learning experience, the author has provided short video clips demonstrating challenging moves on his YouTube channel: https://www.youtube.com/@taichitsao.

These additional resources are intended to enhance the reader's comprehension, making it easier to visualize and replicate the more intricate postures.

En español

Este libro contiene más de 200 fotos que ilustran varios movimientos. Para ayudar a los lectores a entender con precisión las direcciones de las posturas, se han establecido las siguientes referencias direccionales: cuando la figura mira hacia el lector, se considera que está orientada hacia el sur; cuando la espalda está hacia el lector, está orientada hacia el norte; cuando la cara de la figura está girada hacia el lado derecho del lector, está orientada hacia el este; y cuando está girada hacia el lado izquierdo, está orientada hacia el oeste. Las flechas continuas y discontinuas en las ilustraciones indican las direcciones de los movimientos del bastón, las manos y los pies. Estas flechas guían al lector desde la posición en una foto hasta la transición mostrada en la siguiente. Las líneas continuas indican la dirección del movimiento de la mano derecha, el pie derecho o el extremo derecho del bastón, mientras que las líneas discontinuas representan las direcciones del movimiento de la mano izquierda, el pie izquierdo o el extremo izquierdo del bastón.

Aunque las descripciones escritas y las fotos proporcionan una comprensión clara de la mayoría de las posturas, algunos movimientos complejos pueden resultar difíciles de captar por completo. Para apoyar aún más la experiencia de aprendizaje del lector, el autor ha proporcionado breves clips de video que demuestran los movimientos desafiantes en su canal de YouTube: https://www.youtube.com/@taichitsao.

Estos recursos adicionales están destinados a mejorar la comprensión del lector, facilitando la visualización y la réplica de las posturas más intrincadas.

Part 1
Tai Chi Qigong Hiking Staff for Beginners

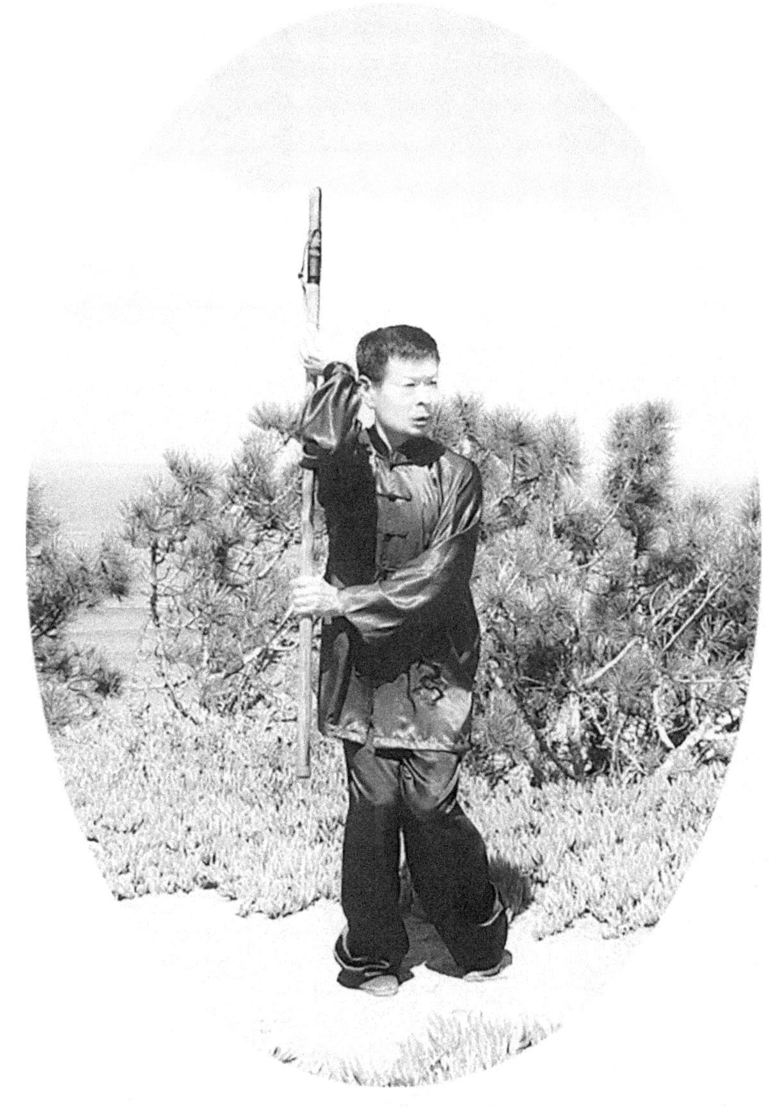

Posture 1: Opening Form 起勢

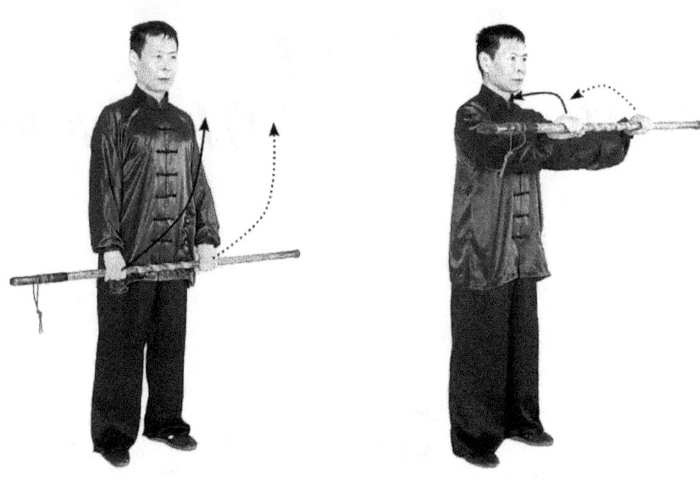

Photo 1-1 Photo 1-2

Movement 1:

Begin by holding the hiking staff with both hands, keeping it horizontally in front of your abdomen. Your palms should face down, resting in a relaxed position. Stand with your feet parallel to each other, about shoulder-width apart. As you settle into this stance, allow your hips and shoulders to sink, feeling your center of gravity descend into the soles of your feet. Let the weight of the staff naturally pull your arms downward, and as your shoulders sink, sense your arms elongating and extending effortlessly (Photo 1-1).

Movement 2:

As you begin to raise both hands, bringing the hiking staff to shoulder height, maintain a gentle sinking of your shoulders. Ensure that the upward movement of your hands originates from the downward sinking of your shoulders, creating a natural and effortless upward flow of energy. Visualize this flow as a wave, rising in response to your deep connection with the earth, where your weight sinks into the ground, generating a rebound of energy that ascends through your body. Feel this grounding energy through the bubbling well points (Yongquan) on the soles of your feet, traveling upward through your legs and into your torso. As this energy rises, your hands and the staff are gently lifted, as if carried by a buoyant, floating current. This sensation should be one of lightness and ease, with the staff moving in harmony with the energy naturally rising from the earth. At the end of the movement, keep

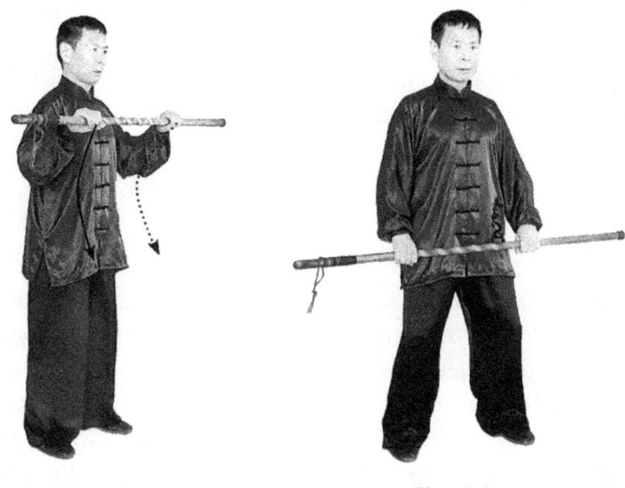

Photo 1-3 Photo 1-4

both elbows slightly lower than your hands and shoulders to maintain a relaxed posture. This positioning allows for a continuous, unbroken flow of energy, ensuring that your body remains at ease and in balance (Photo 1-2).

Movement 3:

Gently drop your elbows, pulling the hiking staff toward your chest. Feel this movement as a contraction of energy from your body's center, like the retreating waves of an ocean at low tide, drawing back to the ocean's core. This is the opposite sensation of the expansive energy experienced in Movement 2, training your core to harness a subtle, inward-pulling force (Photo 1-3).

Movement 4:

Lower the staff with your hands positioned in front of your hips while simultaneously lowering your hips by one or two inches. Maintain the staff in a horizontal position in front of your abdomen, grounding your stance and energy (Photo 1-4).

Repetition:

Repeat the entire sequence three or four times, focusing on fluidity and precision in each movement.

Key Points:

1) Synchronize the lowering of the staff with a slight drop in your hips, ensuring both movements are smooth and harmonious. Drop your hips toward your heels to reduce pressure on your knees.

2) Maintain the staff's horizontal alignment as you bring it closer to your body, focusing on controlled and gentle elbow movement.

En español

Movimiento 1:

Comienza sosteniendo el bastón de senderismo con ambas manos, manteniéndolo en posición horizontal frente a tu abdomen. Las palmas deben estar hacia abajo, descansando en una posición relajada. Párate con los pies paralelos entre sí, aproximadamente al ancho de los hombros. A medida que te acomodas en esta postura, permite que tus caderas y hombros se hunden, sintiendo cómo tu centro de gravedad desciende hacia las plantas de los pies. Deja que el peso del bastón tire naturalmente de tus brazos hacia abajo y, a medida que tus hombros se hunden, siente cómo tus brazos se alargan y se extienden sin esfuerzo (Foto 1-1).

Movimiento 2:

A medida que comienzas a elevar ambas manos, llevando el bastón de senderismo a la altura de los hombros, mantén un suave hundimiento de los hombros. Asegúrate de que el movimiento ascendente de tus manos se origine en el hundimiento descendente de tus hombros, creando un flujo ascendente de energía natural y sin esfuerzo. Visualiza este flujo como una ola, que se eleva en respuesta a tu profunda conexión con la tierra, donde tu peso se hunde en el suelo, generando un rebote de energía que asciende a través de tu cuerpo. Siente esta energía de arraigo a través de los puntos del pozo burbujeante (Yongquan) en las plantas de tus pies, viajando hacia arriba a través de tus piernas y hacia tu torso. A medida que esta energía se eleva, tus manos y el bastón son levantados suavemente, como si fueran llevados por una corriente flotante y boyante. Esta sensación debe ser de ligereza y facilidad, con el bastón moviéndose en armonía con la energía que asciende naturalmente desde la tierra. Al final del movimiento, mantén ambos codos ligeramente más bajos que tus manos y hombros para mantener una postura relajada. Esta posición permite un flujo continuo e ininterrumpido de energía, asegurando que tu cuerpo permanezca relajado y en equilibrio (Foto 1-2).

Movimiento 3:

Suavemente, baja los codos, llevando el bastón de senderismo hacia tu pecho. Siente este movimiento como una contracción de energía desde el centro de tu cuerpo, como las olas del mar que se retiran durante la marea baja, volviendo al núcleo del océano.

Esta es la sensación opuesta a la energía expansiva experimentada en el Movimiento 2, entrenando tu núcleo para aprovechar una fuerza sutil que tira hacia adentro (Foto 1-3).

Movimiento 4:

Baja el bastón con las manos colocadas frente a tus caderas mientras simultáneamente bajas tus caderas una o dos pulgadas. Mantén el bastón en una posición horizontal frente a tu abdomen, afianzando tu postura y energía (Foto 1-4).

Repetición:

Repite toda la secuencia tres o cuatro veces, enfocándose en la fluidez y precisión de cada movimiento.

Puntos Clave:

1) *Sincroniza el descenso del bastón con una leve caída de tus caderas, asegurando que ambos movimientos sean suaves y armoniosos. Baja las caderas hacia los talones para reducir la presión en las rodillas.*

2) *Mantén la alineación horizontal del bastón mientras lo acercas a tu cuerpo, concentrándote en un movimiento controlado y suave de los codos.*

Posture 2: Sounding a Temple Bell 道童撞钟

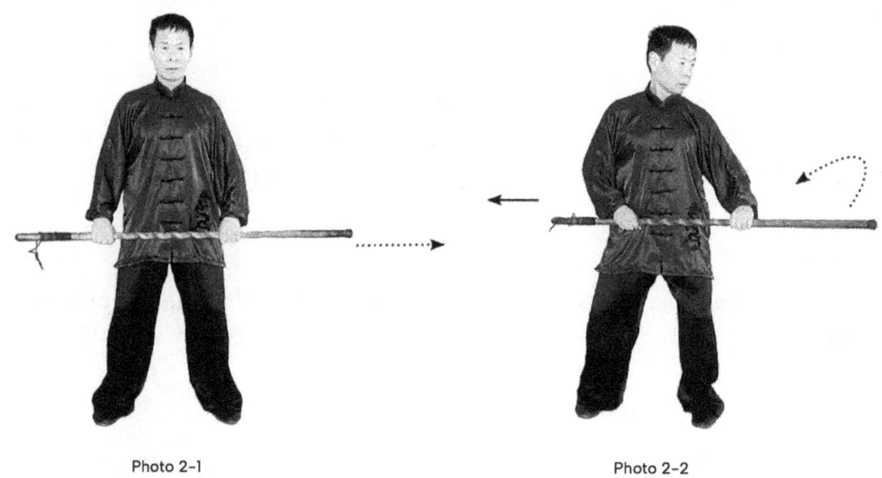

Photo 2-1

Photo 2-2

Movement 1:

Begin by holding the hiking staff horizontally in front of your lower abdomen with both hands, palms facing down in a relaxed grip. Stand with your feet parallel and shoulder-width apart, grounding yourself firmly into the earth. Allow your entire body to relax into a state of peaceful readiness, releasing any tension from your muscles and calming your mind. Visualize yourself standing in a tranquil temple courtyard, preparing to sound a majestic bell that resonates through the surroundings (Photo 2-1).

Movement 2:

Gently shift your weight to your left foot, allowing this subtle transfer of energy to naturally guide the left end of the staff to swing smoothly toward the left side. Keep your movements soft and controlled, feeling the flow of energy from your center directing the motion of the staff. Allow your torso and hips to slightly follow the movement, enhancing the fluidity and grace of the swing (Photo 2-2).

Movement 3:

Without coming to a full stop, smoothly shift your weight back onto your right leg. As you make this transition, sweep the left end of the staff upward and inward in a graceful clockwise arc, as if elegantly deflecting an incoming force from your left side toward your front left. For added stability and balance, you may subtly draw your leftfoot back as your weight shifts. Imagine redirecting negative energy away from your space, maintaining harmony and balance within and around you (Photo 2-3).

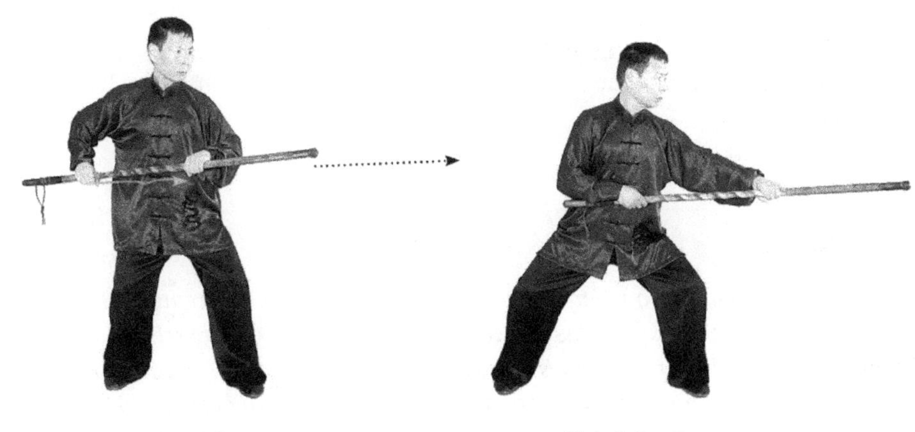

Photo 2-3 Photo 2-4

Movement 4:

Continuing the seamless flow, shift your weight back to the left foot, extending your left arm forward and outward to powerfully project the left end of the staff to your left side. Envision striking an ancient temple bell with a sturdy wooden beam, feeling the deep, resonant sound vibrating through your entire being and echoing into the distance. Utilize the momentum generated from your weight shift and the extension of your arm to add strength and intention to the movement, while keeping your body aligned and balanced. Allow your gaze to follow the direction of the strike, embodying focus and presence (Photo 2-4).

Repetition:

Return to the starting position and perform the entire sequence on your right side. Shift your weight slightly to the right, allowing the right end of the staff to swing gently toward the right. Smoothly shift your weight back onto your left leg, sweeping the right end of the staff upward and inward in a counterclockwise motion, deflecting as before. Shift your weight back to the right foot, extending your right arm to strike the right end of the staff outward, replicating the powerful and resonant bell-striking motion. Repeat the complete left and right sequence three to four times, maintaining consistent fluidity, control, and mindful presence throughout each movement.

Key Points:

1) Shift your weight fluidly between left and right to guide the staff's motion, ensuring each movement is synchronized with your body's natural flow.

2) Engage your entire body in the striking motion, using the momentum from your weight shifts to add power and precision to the staff's movement.

3) Bells are commonly found in temples and other religious or ceremonial sites. They are made of metal, usually bronze. These bells are struck with a large wooden log or beam, suspended horizontally and swung into the bell to produce a deep, resonant tone that carries over long distances. The sound of these bells is often used to mark the time, signal the start of a ceremony, or call people to prayer.

En español

Movimiento 1:

Comienza sosteniendo el bastón de senderismo horizontalmente frente a tu abdomen inferior con ambas manos, con las palmas hacia abajo en un agarre relajado. Ponte de pie con los pies paralelos y separados al ancho de los hombros, arriesgándote firmemente en la tierra. Permite que todo tu cuerpo se relaje en un estado de preparación pacífica, liberando cualquier tensión de tus músculos y calmando tu mente. Visualízate de pie en un tranquilo patio de un templo, preparándote para hacer sonar una majestuosa campana que resuena en los alrededores (Foto 2-1).

Movimiento 2:

Suavemente, transfiere tu peso a tu pie izquierdo, permitiendo que esta sutil transferencia de energía guíe de forma natural el extremo izquierdo del bastón para que gire suavemente hacia el lado izquierdo. Mantén tus movimientos suaves y controlados, sintiendo el flujo de energía desde tu centro que dirige el movimiento del bastón. Permite que tu torso y caderas sigan ligeramente el movimiento, mejorando la fluidez y la gracia del giro (Foto 2-2).

Movimiento 3:

Sin detenerte por completo, transfiere suavemente tu peso de nuevo a tu pierna derecha. Mientras haces esta transición, barre el extremo izquierdo del bastón hacia arriba y hacia adentro en un elegante arco en el sentido de las agujas del reloj, como si desviaras con elegancia una fuerza entrante desde tu lado izquierdo hacia tu frente izquierda. Para mayor estabilidad y equilibrio, puedes quitarte suavemente tu pie izquierdo mientras cambias tu peso. Imagina redirigir la energía negativa lejos de tu espacio, manteniendo la armonía y el equilibrio dentro y alrededor de ti (Foto 2-3).

Movimiento 4:

Continuando con el flujo continuo, transfiere tu peso de nuevo al pie izquierdo, extendiendo tu brazo izquierdo hacia adelante y hacia afuera para proyectar poderosamente el extremo izquierdo del bastón hacia tu lado izquierdo. Imagina que estás golpeando una campana antigua del templo con un sólido tronco de madera, sintiendo el profundo y resonante sonido vibrando a través de todo tu ser y resonando en la distancia. Utiliza el impulso generado por el cambio de peso y la extensión de tu brazo para añadir fuerza e intención al movimiento, mientras mantienes tu cuerpo alineado y equilibrado. Permite que tu mirada siga la dirección del golpe, encarnando enfoque y presencia (Foto 2-4).

Repetición:

Vuelve a la posición inicial y repite toda la secuencia en tu lado derecho. Desplaza ligeramente tu peso hacia la derecha, permitiendo que el extremo derecho del bastón gire suavemente hacia la derecha. Transfiere suavemente tu peso de nuevo a la pierna izquierda, barriendo el extremo derecho del bastón hacia arriba y hacia adentro en un movimiento en sentido contrario a las agujas del reloj, desviándose como antes. Transfiere tu peso de nuevo al pie derecho, extendiendo tu brazo derecho para golpear el extremo derecho del bastón hacia afuera, replicando el poderoso y resonante movimiento de golpear la campana. Repite la secuencia completa de izquierda y derecha tres o cuatro veces, manteniendo una fluidez constante, control y presencia consciente en cada movimiento.

Puntos Clave:

1) *Desplaza tu peso fluidamente entre la izquierda y la derecha para guiar el movimiento del bastón, asegurando que cada movimiento está sincronizado con el flujo natural de tu cuerpo.*

2) *Involucra todo tu cuerpo en el movimiento de golpeo, utilizando el impulso de tus cambios de peso para añadir poder y precisión al movimiento del bastón.*

3) *Las campanas se encuentran comúnmente en templos y otros sitios religiosos o ceremoniales. Están hechas de metal, generalmente bronce. Estas campanas se golpean con un gran tronco de madera, suspendido horizontalmente y balanceado hacia la campana para producir un tono profundo y resonante que se escucha a largas distancias. El sonido de estas campanas se usa a menudo para marcar el tiempo, señalar el inicio de una ceremonia o llamar a la oración.*

Posture 3: Paddle a Boat Forward 前划桨勢

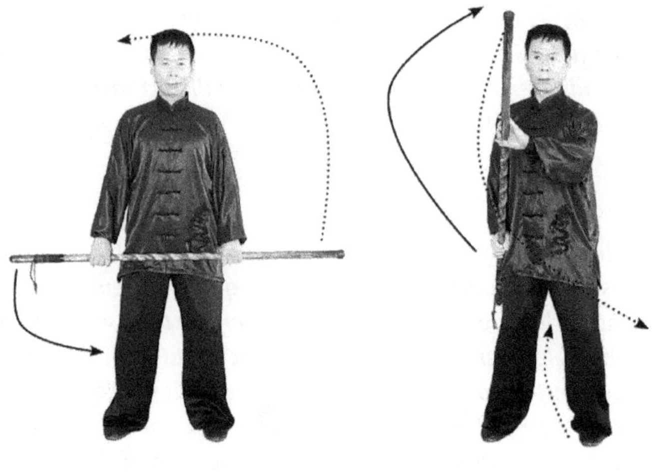

Photo 3-1 Photo 3-2

Movement 1:

Begin by standing with your feet parallel and about shoulder-width apart, firmly grounding yourself. Hold the hiking staff horizontally in front of your abdomen, with both hands gripping it gently, palms facing downward. This position helps you establish a stable base and prepares your body for the fluid movements to follow (Photo 3-1).

Movement 2:

With a smooth, controlled motion, twist your torso toward the right front corner. As you do this, lift the left end of the staff upward and inward in a graceful clockwise arc until it reaches above your forehead. Visualize deflecting an incoming strike from your left front, using the staff as a shield. At the peak of this movement, your left hand should be positioned in front of your chest, and your right hand should be low near your right hip, holding the staff diagonally across your body in a protective pose. This motion embodies both defense and readiness (Photo 3-2).

Movement 3:

Without pausing, transition seamlessly into the next movement by paddling the left end of the staff downward and backward across your left leg. As you twist your torso to face the left front corner, simultaneously lift your left knee and circle the right end of the staff upward in front of your left shoulder. This coordinated action

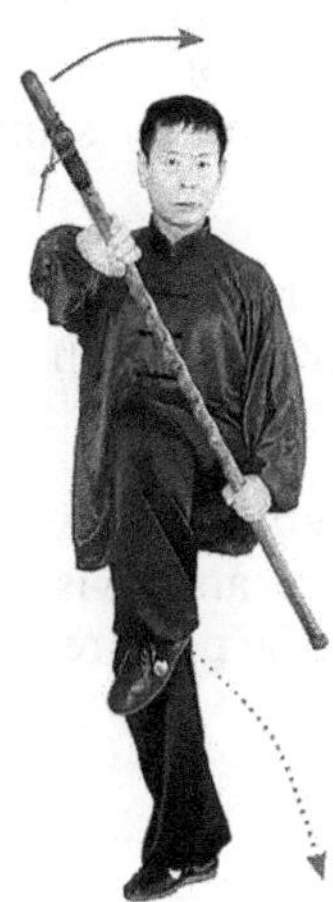

Photo 3-3

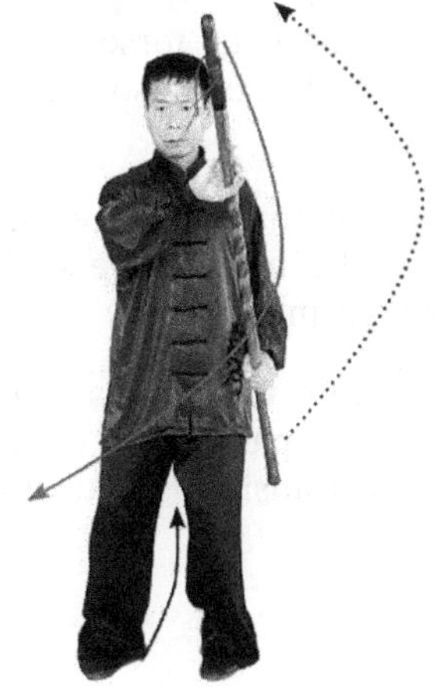

Photo 3-4

should bring your left hand in line with the side of your left hip, as you momentarily balance on your right leg in a rooster stance. This stance tests your balance and enhances your agility. If maintaining balance proves challenging or if you experience leg weakness, you may omit the knee lift and focus on the paddling motion alone (Photo 3-3).

Movement 4:

With controlled precision, lower your left foot back to the ground, returning to a stable stance. Keep the staff in its diagonal position with your right hand in front of your chest and your left hand near your left hip, maintaining the protective pose. This stance prepares you for the next sequence while reinforcing the defensive nature of the posture (Photo 3-4).

Repetition:

Now, mirror the movements to your right side. Fluidly paddle the right end of the staff downward and backward across your right leg while circling the left end of the staff upward in front of your chest. Lift your right knee and balance momentarily on your left leg in the rooster stance. Repeat this sequence, alternating sides, three or four times to develop fluidity, control, and strength in your movements.

Key Points:

1) The upward and inward motion of the staff is crucial for deflecting potential strikes. Maintain a diagonal positioning of the staff, effectively protecting your front as you twist your torso. This twisting motion not only enhances your defensive capabilities but also stretches your back muscles and strengthens your core.

2) Focus on maintaining balance and stability during the rooster stance. The coordination of lifting the knee while maneuvering the staff is vital for achieving harmony in your movement.

3) Ensure that your transitions between movements are smooth and fluid, particularly when paddling the staff downward and twisting your torso. The fluidity of these transitions is key to mastering the posture.

En español

Movimiento 1:

Comienza de pie, con los pies paralelos y separados a la anchura de los hombros, firmemente enraizados en el suelo. Sostén el bastón de senderismo horizontalmente frente a tu abdomen, con ambas manos agarrándolo suavemente, con las palmas hacia abajo. Esta posición te ayuda a establecer una base estable y prepara tu cuerpo para los movimientos fluidos que seguirán (Foto 3-1).

Movimiento 2:

Con un movimiento suave y controlado, gira tu torso hacia la esquina frontal derecha. Mientras haces esto, levanta el extremo izquierdo del bastón hacia arriba y hacia adentro en un arco en el sentido de las agujas del reloj, hasta que esté por encima de tu frente. Visualiza desviando un golpe entrante desde tu frente izquierdo, usando el bastón como escudo. En el punto máximo de este movimiento, tu mano izquierda debe estar frente a tu pecho, y tu mano derecha debe estar baja cerca de tu cadera derecha, sosteniendo el bastón en diagonal a través de tu cuerpo en una pose protectora. Este movimiento encarna tanto la defensa como la preparación (Foto 3-2).

Movimiento 3:

Sin detenerte, pasa sin interrupciones al siguiente movimiento, remando el extremo izquierdo del bastón hacia abajo y hacia atrás, cruzando tu pierna izquierda. Mientras giras tu torso para enfrentar la esquina frontal izquierda, simultáneamente levanta tu rodilla izquierda y circula el extremo derecho del bastón hacia arriba, frente a tu hombro izquierdo. Esta acción coordinada debe alinear tu mano izquierda con el costado de tu cadera izquierda, mientras te equilibras momentáneamente sobre tu pierna derecha en una postura de gallo. Esta postura pone a prueba tu equilibrio y mejora tu agilidad. Si mantener el equilibrio resulta difícil o si experimentas debilidad en las piernas, puedes omitir el levantamiento de la rodilla y centrarte únicamente en el movimiento de remo (Foto 3-3).

Movimiento 4:

Con precisión controlada, baja el pie izquierdo de nuevo al suelo, regresando a una postura estable. Mantén el bastón en su posición diagonal, con tu mano derecha frente a tu pecho y tu mano izquierda cerca de tu cadera izquierda, manteniendo la pose protectora. Esta postura te prepara para la siguiente secuencia mientras refuerza la naturaleza defensiva de la postura (Foto 3-4).

Repetición:

Ahora, refleja los movimientos hacia tu lado derecho. Rema fluidamente el extremo derecho del bastón hacia abajo y hacia atrás, cruzando tu pierna derecha mientras circulas el extremo izquierdo del bastón hacia arriba, frente a tu pecho. Levanta tu rodilla derecha y equilibra momentáneamente sobre tu pierna izquierda en la postura de gallo. Repite esta secuencia, alternando lados, tres o cuatro veces para desarrollar fluidez, control y fuerza en tus movimientos.

Puntos Clave:

1) *El movimiento hacia arriba y hacia adentro del bastón es crucial para desviar posibles golpes. Mantén una posición diagonal del bastón, protegiendo efectivamente tu frente mientras giras tu torso. Este movimiento de torsión no solo mejora tus capacidades defensivas, sino que también estira los músculos de tu espalda y fortalece tu núcleo.*

2) *Concéntrate en mantener el equilibrio y la estabilidad durante la postura de gallo. La coordinación de levantar la rodilla mientras manejas el bastón es vital para lograr la armonía en tu movimiento.*

3) *Asegúrate de que tus transiciones entre movimientos sean suaves y fluidas, especialmente cuando rimas el bastón hacia abajo y giras tu torso. La fluidez de estas transiciones es clave para dominar la postura.*

Posture 4: Paddle a Boat Backward 後划桨勢

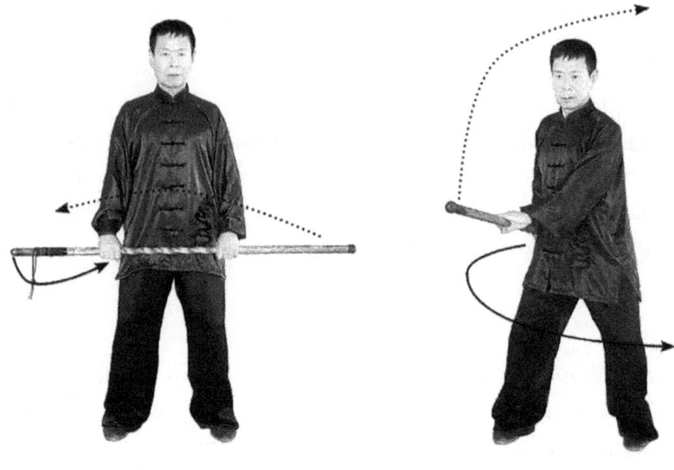

Photo 4-1 Photo 4-2

Movement 1:

Start by holding the hiking staff with both hands, keeping it horizontally in front of your abdomen with your palms facing down. Stand with your feet parallel and about shoulder-width apart. Ground yourself firmly into the earth, feeling the deep connection between your feet and the ground, as if your body is rooted into a stable and balanced position. Take a moment to center your breath, allowing a sense of calm and readiness to flow through your body (Photo 4-1).

Movement 2:

Twist your torso toward the right front corner, letting your arms naturally follow this motion. Drive the left end of the hiking staff horizontally across the front of your abdomen, guiding it toward your right front. As you reach the end of this movement, your left hand should be positioned in front of your right hip, while your right hand extends slightly behind, near the back corner outside your right hip. Visualize this motion as setting up a coiled spring, gathering energy and potential power ready to be released (Photo 4-2).

Movement 3:

From this coiled position, smoothly lift the left end of the staff upward from your right front, twisting your torso to the left to initiate a counterclockwise sweep. Guide the staff across your face, imagining it deflecting an incoming strike from the front. As you complete this motion, your chest should face the left front corner. Position your left hand in front of your left shoulder, with your right hand low near your left

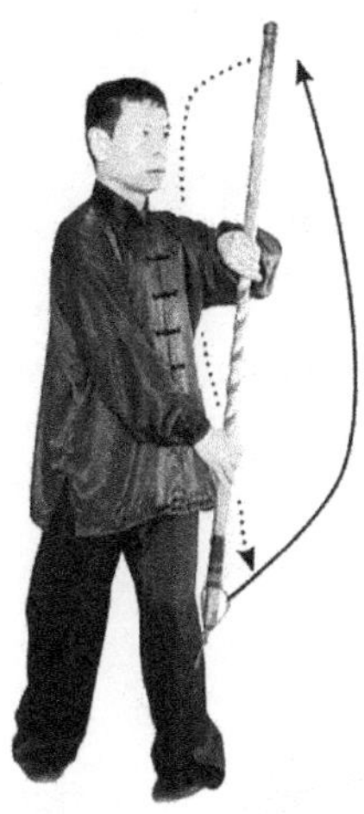
Photo 4-3

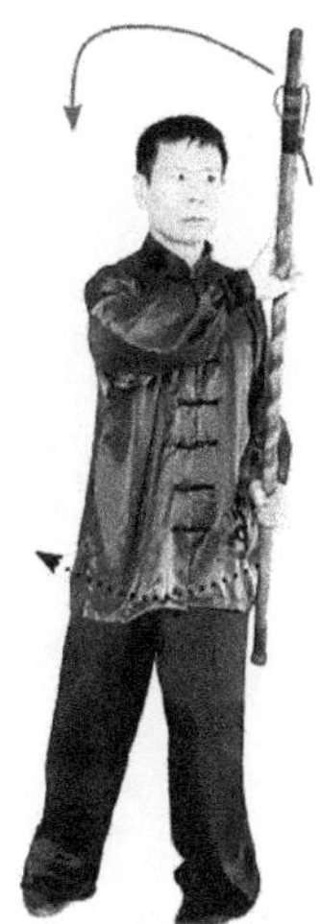
Photo 4-4

abdomen, holding the staff diagonally in a protective and poised stance. Feel the energy extending through the staff, creating a shield that envelops your upper body (Photo 4-3).

Movement 4:

Without pausing, transition seamlessly into a backward paddling motion. Drive the left end of the staff backward and downward toward the back side of your left hip, while rotating the right end upward and forward to the front of your head. Maintain your stance as you face the left front corner, allowing the staff's movement to mimic the action of paddling a boat in reverse. This movement should be fluid and continuous, as if you are smoothly guiding a boat through calm, serene waters, each stroke maintaining your balance and connection to the earth (Photo 4-4).

Repetition:

After completing the paddling motion on the left side, smoothly shift your focus to the right side. Twist your torso to guide the right end of the staff in a clockwise sweep across your face, and flow into the backward paddling motion on the right side. Repeat the entire sequence three or four times on each side, focusing on maintaining fluidity, coordination, and control in every motion. Each repetition should feel like a harmonious dance between self-defense and grace, embodying the essence of tai chi.

Key Points:

1) Emphasize the connection between your core and the staff, allowing your torso's rotation to drive the movement of your arms and the staff. Visualize each motion as both a defensive and offensive maneuver, balancing the concepts of protection and readiness.

2) Maintain a strong, rooted stance throughout the movements, ensuring that your balance remains steady, even as you shift and twist.

3) Focus on the fluidity of your transitions between each movement, allowing the staff to move as an extension of your body, flowing effortlessly from one motion to the next.

En español

Movimiento 1:

Comienza sosteniendo el bastón de senderismo con ambas manos, manteniéndolo horizontalmente frente a tu abdomen con las palmas hacia abajo. Párate con los pies paralelos y a la anchura de los hombros. Enraizado firmemente en la tierra, sintiendo la profunda conexión entre tus pies y el suelo, como si tu cuerpo estuviera arraigado en una posición estable y equilibrada. Tómate un momento para centrar tu respiración, permitiendo que una sensación de calma y preparación fluya a través de tu cuerpo (Foto 4-1).

Movimiento 2:

Gira tu torso hacia la esquina frontal derecha, permitiendo que tus brazos sigan naturalmente este movimiento. Lleva el extremo izquierdo del bastón de senderismo horizontalmente a través de la parte frontal de tu abdomen, guiándolo hacia tu frente derecho. Al final de este movimiento, tu mano izquierda debe estar posicionada frente a tu cadera derecha, mientras que tu mano derecha se extiende ligeramente hacia atrás, cerca de la esquina trasera fuera de tu cadera derecha. Visualiza este movimiento como un resorte enrollado, acumulando energía y poder potencial listo para ser liberado (Foto 4-2).

Movimiento 3:

Desde esta posición enrollada, levanta suavemente el extremo izquierdo del bastón hacia arriba desde tu frente derecho, girando tu torso hacia la izquierda para iniciar un barrido en sentido antihorario. Guía el bastón a través de tu cara, imaginando que desvías un golpe entrante desde el frente. Al completar este movimiento, tu pecho debe estar orientado hacia la esquina frontal izquierda. Posiciona tu mano izquierda frente a tu hombro izquierdo, con tu mano derecha baja cerca de tu abdomen izquierdo, sosteniendo el bastón diagonalmente en una postura protectora y equilibrada. Siente la energía extendiéndose a través del bastón, creando un escudo que envuelve la parte superior de tu cuerpo (Foto 4-3).

Movimiento 4:

Sin detenerte, transita sin esfuerzo hacia un movimiento de remado hacia atrás. Lleva el extremo izquierdo del bastón hacia atrás y hacia abajo hacia el lado trasero de tu cadera izquierda, mientras giras el extremo derecho hacia arriba y hacia adelante hasta la parte frontal de tu cabeza. Mantén tu postura mientras miras hacia la esquina frontal izquierda, permitiendo que el movimiento del bastón imite la acción de remar un bote en reversa. Este movimiento debe ser fluido y continuo, como si estuvieras guiando suavemente un bote a través de aguas tranquilas y serenas, cada golpe manteniendo tu equilibrio y conexión con la tierra (Foto 4-4).

Repetición:

Después de completar el movimiento de remado en el lado izquierdo, cambia suavemente tu enfoque hacia el lado derecho. Gira tu torso para guiar el extremo derecho del bastón en un barrido en el sentido de las agujas del reloj a través de tu cara, y fluye hacia el movimiento de remado hacia atrás en el lado derecho. Repite toda la secuencia tres o cuatro veces en cada lado, enfocándose en mantener la fluidez, coordinación y control en cada movimiento. Cada repetición debe sentirse como una danza armoniosa entre la autodefensa y la gracia, encarnando la esencia del Tai Chi.

Puntos Clave:

1) *Enfatiza la conexión entre tu núcleo y el bastón, permitiendo que la rotación de tu torso impulse el movimiento de tus brazos y el bastón. Visualiza cada movimiento como una maniobra tanto defensiva como ofensiva, equilibrando los conceptos de protección y preparación.*

2) *Mantén una postura fuerte y arraigada durante los movimientos, asegurándose de que tu equilibrio permanezca estable, incluso cuando te desplaces y gires.*

3) *Enfócate en la fluidez de tus transiciones entre cada movimiento, permitiendo que el bastón se mueva como una extensión de tu cuerpo, fluyendo sin esfuerzo de un movimiento al siguiente.*

Posture 5: Wapping the Head and Covering the Face 缠头裹脑

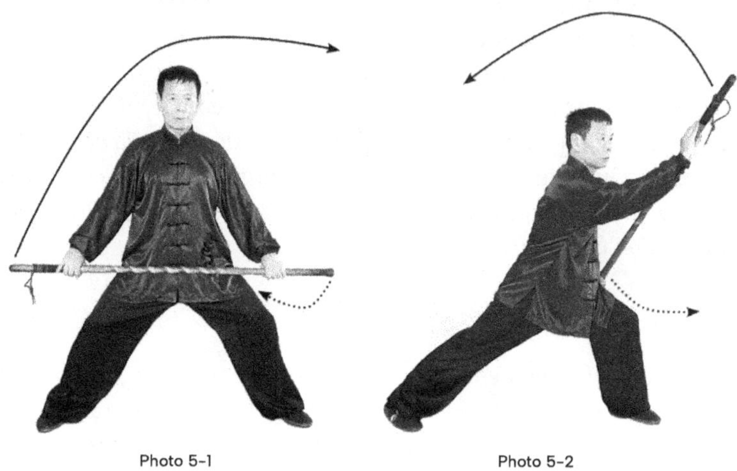

Photo 5-1 Photo 5-2

Movement 1:

Begin by holding the hiking staff with both hands, arms extended wide, maintaining the staff in a horizontal position in front of your abdomen with palms facing down. Your stance should be strong and grounded, with your feet placed about double shoulder-width apart, firmly connecting with the earth (Photo 5-1).

Movement 2:

Elevate the right end of the hiking staff to head height while simultaneously twisting your torso to the left. Allow your arms to flow naturally with this motion, guiding the right end of the staff across your front. As you near the end of this movement, shift your weight onto your left foot and bend your left knee into a left bow stance. Your right hand should be positioned in front of your face, while your left hand extends slightly behind you, near the back corner outside your left hip. Hold the staff diagonally across your front in a protective, yet poised stance (Photo 5-2).

Movement 3:

With fluidity, sweep the right end of the staff across your left shoulder and around the back of your head. Simultaneously, shift your weight onto your right foot, transitioning into a right bow stance. Lean your torso to the right, stretching diagonally, with your left hand lowering toward your left thigh and your right hand lifting high outside your right ear. The staff should be positioned diagonally across

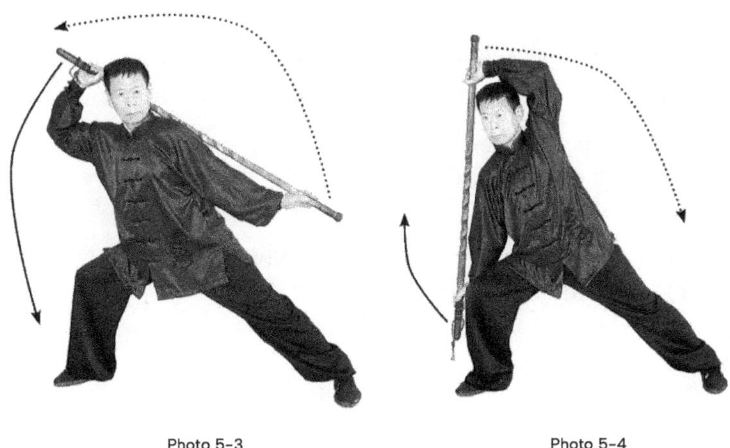

Photo 5-3 Photo 5-4

your upper back as you turn your gaze to the left, ensuring your posture exudes strength and flexibility (Photo 5-3).

Movement 4:

Maintaining your weight on your right leg, gently lift your left hand while pulling down your right hand, creating a massaging motion across the back of your neck. Hold the staff vertically behind your head and right shoulder, with your left hand raised high behind your head and your right hand positioned low around your right knee. Keep your torso leaned diagonally to the right and turn your head to look toward your right front, embodying a state of mindful awareness (Photo 5-4).

Movement 5:

Smoothly wrap the left end of the staff from behind your head, bringing it down across the front of your face. As you do this, shift your weight to the center of your feet, straightening your torso into an erect position. Return to the starting pose, holding the staff horizontally in front of you with arms extended wide, embracing a sense of openness and readiness.

Repetition:

Perform the same sequence of Movement 2, 3, 4, and 5 on your right side. Repeat for three or four times on each side to reinforce fluidity, coordination, and the harmonious flow of energy.

Key Points:

1) The movements in this posture emphasize the importance of guarding the head and face, a fundamental concept in martial arts for defending against attacks.
2) Smooth transitions between stances and staff positions ensure continuous protection and maintain fluidity and balance throughout the sequence with precise coordination between body movements and staff handling.
3) Incorporating diagonal stretches strengthens your muscles and tendons, as well as the whole body into one unit.

En español

Movimiento 1:

Comienza sosteniendo el bastón de senderismo con ambas manos, brazos extendidos y manteniéndolo en posición horizontal frente a tu abdomen con las palmas hacia abajo. Tu postura debe ser fuerte y arraigada, con los pies colocados a una distancia de aproximadamente el doble del ancho de los hombros, conectado firmemente con la tierra (Foto 5-1).

Movimiento 2:

Eleva el extremo derecho del bastón de senderismo hasta la altura de la cabeza mientras giras el torso hacia la izquierda. Deja que tus brazos sigan naturalmente este movimiento, guiando el extremo derecho del bastón a través de tu frente. Al final de este movimiento, transfiere tu peso al pie izquierdo y dobla la rodilla izquierda en una postura de arco hacia la izquierda. Tu mano derecha debe estar frente a tu rostro, mientras que tu mano izquierda se extiende ligeramente hacia atrás, cerca de la esquina trasera, fuera de tu cadera izquierda. Sostén el bastón diagonalmente frente a ti en una postura protectora, pero equilibrada (Foto 5-2).

Movimiento 3:

Con fluidez, barre el extremo derecho del bastón a través de tu hombro izquierdo y alrededor de la parte posterior de tu cabeza. Simultáneamente, transfiere tu peso al pie derecho, transitando a una postura de arco hacia la derecha. Inclina tu torso hacia la derecha, estirándose en diagonal, con tu mano izquierda bajando hacia tu muslo izquierdo y tu mano derecha levantándose alta, fuera de tu oreja derecha. El bastón debe estar posicionado diagonalmente a lo largo de tu espalda superior mientras giras tu mirada hacia la izquierda, asegurando que tu postura emana fuerza y flexibilidad (Foto 5-3).

Movimiento 4:

Manteniendo tu peso sobre la pierna derecha, levanta suavemente tu mano izquierda mientras tiras hacia abajo con la mano derecha, creando un movimiento de masaje a través de la parte posterior de tu cuello. Sostén el bastón verticalmente detrás de tu cabeza y hombro derecho, con tu mano izquierda levantada detrás de tu cabeza y tu mano derecha posicionada baja, alrededor de tu rodilla derecha. Mantén tu torso inclinado en diagonal hacia la derecha y gira tu cabeza para mirar hacia tu frente derecho, encarnando un estado de conciencia plena (Foto 5-4).

Movimiento 5:

Envuelve suavemente el extremo izquierdo del bastón desde detrás de tu cabeza, llevándolo hacia abajo a través de la parte frontal de tu rostro. Mientras lo haces, transfiere tu peso al centro de tus pies, enderezando tu torso en una posición erguida. Regresa a la pose inicial, sosteniendo el bastón horizontalmente frente a ti con los brazos extendidos, abrazando un sentido de apertura y preparación.

Repetición:

Realiza la misma secuencia de Movimiento 2, 3, 4 y 5 en tu lado derecho. Repite tres o cuatro veces en cada lado para reforzar la fluidez, la coordinación y el flujo armonioso de la energía.

Puntos Clave:

1) *Los movimientos en esta postura enfatizan la importancia de proteger la cabeza y la cara, un concepto fundamental en las artes marciales para defenderse contra ataques.*

2) *Las transiciones suaves entre posturas y posiciones del bastón aseguran una protección continua y mantienen la fluidez y el equilibrio a lo largo de la secuencia, con una coordinación precisa entre los movimientos del cuerpo y el manejo del bastón.*

3) *La incorporación de estiramientos diagonales fortalece tus músculos y tendones, así como todo el cuerpo en una sola unidad.*

Posture 6: Tiger Frolic 虎戏

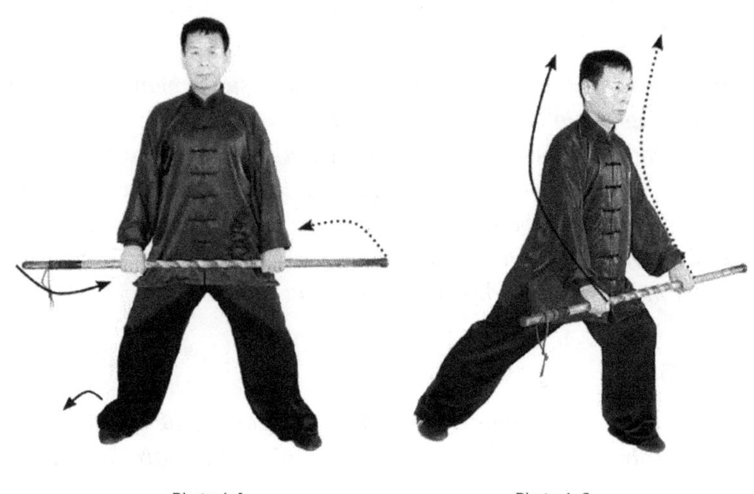

Photo 6-1 Photo 6-2

Movement 1:

Start by standing with your feet slightly wider than shoulder-width apart, toes angled outward. Ground yourself by lowering your hips and sinking your center of gravity, establishing a deep connection with the earth. Hold the hiking staff horizontally in front of your chest with both hands, spaced shoulder-width apart. Take a moment to center your mind and body, cultivating a calm yet focused state of readiness for the movements ahead (Photo 6-1).

Movement 2:

Turn your torso to face the left front, shifting your weight onto your left leg as you move into a left bow stance. Bend your left knee deeply, grounding yourself with solid intent. Pivot on the ball of your right foot, twisting your heel outward to facilitate a smooth rotation of your hips to the right, emulating the powerful sweep of a tiger's tail. As you execute this movement, sweep the hiking staff horizontally with your body's turning and end at the front of your left knee, keeping your palms facing down. Your arms should be relaxed yet engaged, allowing the natural elasticity of your body to transmit power from your shoulders through the staff. In this stance, embody the essence of a tiger, poised and ready, eyes locked on its prey with unwavering focus 虎视眈眈 (Photo 6-2).

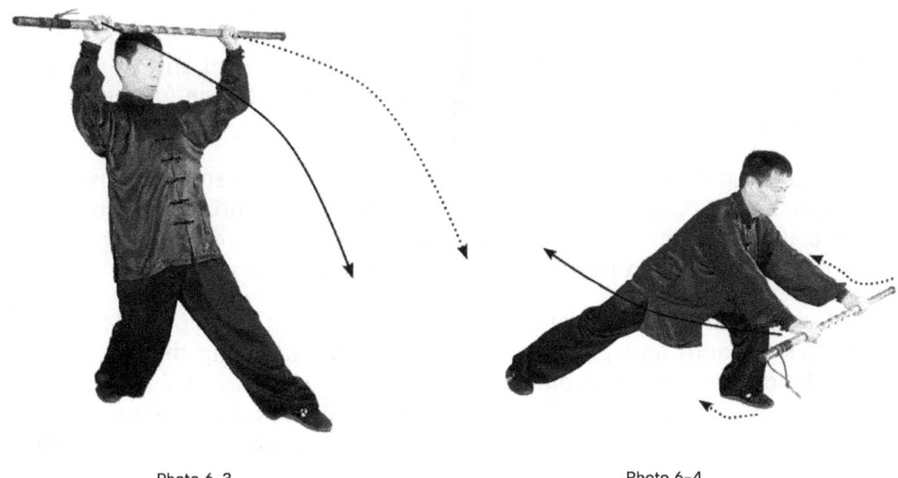

Photo 6-3 Photo 6-4

Movement 3:

Lean your torso slightly backward as you draw the hiking staff upward along your body, bringing it from a low position in front of your abdomen up to your forehead. As you do this, stretch your left leg while bending your right knee, pressing your lower back into a gentle arc. This motion should feel as though you are gathering energy, much like a tiger coiling before a powerful leap. The stretch in your body should create a sensation of stored potential, ready to be unleashed (Photo 6-3).

Movement 4:

From this coiled position, swiftly drive the staff forward in a downward curve, bringing it to a horizontal position just below your left knee. Your gaze should be focused intently on your left front, as if you are a tiger pouncing on its prey. This movement should be executed with a controlled burst of power, embodying the strength, precision, and ferocity of a tiger's strike (Photo 6-4).

Repetition:

Repeat the sequence of Movements 3 and 4 three to four times, focusing on maintaining fluidity, power, and precision. After completing the sequence on your left side, switch to your right side, performing the same movements three to four times. Alternatively, you can switch between the left and right sides after each repetition, practicing once on the left, then once on the right, and continuing in this alternating pattern. This method helps to develop symmetry in your movements and balance in your body.

Key Points:

1) As you lean your torso back in Movement 3, focus on engaging your core muscles and pressing your lower back into a gentle arc. This helps gather energy and maintain balance, preparing for the powerful strike.

2) Ensure your bow stance is firm, with your front knee bent and your back leg straight. This stance provides stability and a solid foundation for the following movements.

3) Throughout the movements, especially when raising the staff in Movement 3, keep your arms relaxed yet elastic, allowing for smooth and continuous motion. This elasticity is key to executing the tiger's pouncing motion with power and grace. Tiger play can refresh and enhance your liver energy.

4) In Movement 4, visualize yourself as a tiger pouncing on its prey. Channel the animal's strength and precision into your strike, ensuring that your motion is both forceful and controlled. Imagine you are fending off an opponent's attack. This martial arts application enhances the focus and intent behind each movement, adding a protective element to your practice.

En español

Movimiento 1:

Comienza de pie con los pies un poco más anchos que el ancho de los hombros, con los dedos de los pies apuntando hacia afuera. Enraíza bajando las caderas y hundiendo tu centro de gravedad, estableciendo una conexión profunda con la tierra. Sostén el bastón de senderismo horizontalmente frente a tu pecho con ambas manos, separadas a la anchura de los hombros. Tómate un momento para centrar tu mente y cuerpo, cultivando un estado de calma pero enfocado, listo para los movimientos que siguen (Foto 6-1).

Movimiento 2:

Gira el torso hacia el frente izquierdo, desplazando tu peso sobre la pierna izquierda mientras te mueves hacia una postura de arco izquierdo. Dobla profundamente la rodilla izquierda, enraizando con una intención sólida. Gira sobre la bola del pie derecho, girando el talón hacia afuera para facilitar una rotación suave de las caderas hacia la derecha, emulando el poderoso barrido de la cola de un tigre. Mientras ejecutas este movimiento, barre el bastón de senderismo horizontalmente con el giro de tu cuerpo, terminando frente a tu rodilla izquierda, manteniendo las palmas hacia abajo. Tus brazos deben estar relajados pero comprometidos, permitiendo que la elasticidad natural de tu cuerpo transmita poder desde los hombros hasta el bastón. En esta postura, encarna la esencia de un tigre, preparado y listo, con los ojos fijos en su presa, con una concentración inquebrantable (Foto 6-2).

Movimiento 3:

Inclina ligeramente el torso hacia atrás mientras elevas el bastón de senderismo a lo largo de tu cuerpo, llevándolo desde una posición baja frente a tu abdomen hasta tu frente. Al hacer esto, estira la pierna izquierda mientras doblas la rodilla derecha, presionando la parte baja de la espalda en un arco suave. Este movimiento debe sentirse como si estuvieras acumulando energía, como un tigre enroscándose antes de un poderoso salto. El estiramiento de tu cuerpo debe crear una sensación de potencial almacenado, listo para ser liberado (Foto 6-3).

Movimiento 4:

Desde esta posición enroscada, impulsa rápidamente el bastón hacia adelante en una curva descendente, llevándote a una posición horizontal justo debajo de tu rodilla izquierda. Tu mirada debe estar enfocada intensamente en el frente izquierdo, como si fueras un tigre lanzándose sobre su presa. Este movimiento debe ejecutarse con una explosión controlada de poder, encarnando la fuerza, precisión y ferocidad del golpe de un tigre (Foto 6-4).

Repetición:

Repite la secuencia de Movimientos 3 y 4 de tres a cuatro veces, enfocándose en mantener fluidez, poder y precisión. Después de completar la secuencia en el lado izquierdo, cambia al lado derecho, realizando los mismos movimientos de tres a cuatro veces. Alternativamente, puedes cambiar entre los lados izquierdo y derecho después de cada repetición, practicando una vez en el lado izquierdo, luego una vez en el derecho, y continuando en este patrón alternado. Este método ayuda a desarrollar simetría en tus movimientos y equilibrio en tu cuerpo.

Puntos Clave:

1) *Cuando inclines el torso hacia atrás en el Movimiento 3, enfócate en involucrar tus músculos centrales y presionar la parte baja de la espalda en un suave arco. Esto ayuda a acumular energía y mantener el equilibrio, preparándote para un golpe poderoso.*

2) *Asegúrate de que tu postura de arco sea firme, con la rodilla delantera doblada y la pierna trasera recta. Esta postura proporciona estabilidad y una base sólida para los movimientos siguientes.*

3) *A lo largo de los movimientos, especialmente cuando levantes el bastón en el Movimiento 3, mantén los brazos relajados pero elásticos, permitiendo un movimiento suave y continuo. Esta elasticidad es clave para ejecutar el movimiento de salto del tigre con poder y gracia. El juego del tigre puede refrescar y mejorar tu energía hepática.*

4) *En el Movimiento 4, visualízate como un tigre lanzándose sobre su presa. Canaliza la fuerza y precisión del animal en tu golpe, asegurándose de que tu movimiento sea tanto fuerte como controlado. Imagina que estás defendiéndose de un ataque de un oponente. Esta aplicación de artes marciales mejora el enfoque y la intención detrás de cada movimiento, añadiendo un elemento de protección a tu práctica.*

Posture 7: Deer Frolic 鹿戏

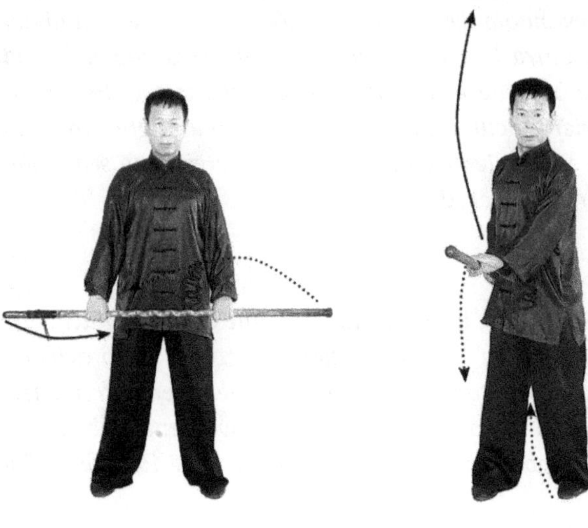

Photo 7-1 Photo 7-2

Movement 1:

Begin by holding the hiking staff with both hands, keeping it horizontal in front of your abdomen with your palms facing down. Stand with your feet parallel and about shoulder-width apart, grounding yourself firmly into the earth. Feel a deep connection through the soles of your feet, establishing stability and balance in your stance (Photo 7-1).

Movement 2:

Twist your torso toward the right front corner, allowing your arms to naturally follow the motion. As you turn, guide the left end of the hiking staff horizontally across your abdomen toward the right front. Your left hand should end up positioned in front of your right hip, while your right hand extends behind, near the back corner outside your right hip. This movement should be smooth and fluid, embodying the effortless grace of a deer (Photo 7-2).

Movement 3:

As your torso turns, shift your weight onto your right leg and lift the right end of the staff in front of your right shoulder. At the same time, raise your left knee, balancing on your right foot in a rooster stance. Position the staff vertically in front of your right chest, with your right hand at the top and your left hand at the base, as if warding off to your right. For those with balance challenges, keeping your left foot

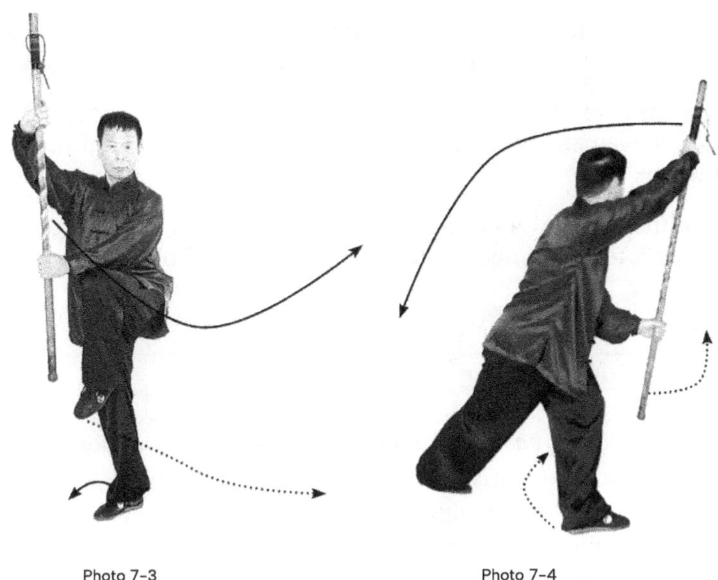

Photo 7-3

Photo 7-4

on the ground is an option. This posture captures the alert and poised energy of a deer ready to spring into action (Photo 7-3).

Movement 4:

Step your left foot forward, turning your toes outward to point to the left. As you do so, guide the vertical staff in a counterclockwise circle across the front of your body to your left side. Bend your left arm at the elbow, pressing your left elbow against your left rib side, while your right arm stretches in a graceful arc. Twist your torso to open your right rib side, leaning slightly forward and spiraling your lower back to activate your kidney energy. Your hands should mimic the form of deer antlers, with your right hand above your head and your left hand near waist level, as you gaze toward the low corner over your left shoulder. This movement should embody the elegance and attentiveness of a deer looking back, merging grace with inner strength (Photo 7-4).

Repetition:

Repeat Movements 2, 3, and 4 three to four times on your left side. Then switch to your right side and perform the same sequence of movements three to four times. Alternatively, you can alternate sides after each repetition, practicing once on the left, then once on the right, and continuing in this pattern. This method encourages balanced development of both sides of the body.

Key Points:

1) Keep a strong connection to the ground with your standing leg while allowing your movements to remain light and graceful, mimicking the elegance of a deer.

2) Engage your core as you twist your torso, and stretch your rib side, ensuring that each movement stimulates the kidney energy and enhances your overall flexibility.

3) Visualize the graceful and attentive movements of a deer, particularly when looking back, to fully embody the spirit of the Deer Frolic

En español

Movimiento 1:

Comienza sosteniendo el bastón de senderismo con ambas manos, manteniéndolo horizontal frente a tu abdomen con las palmas hacia abajo. Coloca tus pies en paralelo y separados a la altura de los hombros, conectándome firmemente con la tierra. Siente una profunda conexión a través de las plantas de tus pies, estableciendo estabilidad y equilibrio en tu postura (Foto 7-1).

Movimiento 2:

Gira tu torso hacia la esquina frontal derecha, permitiendo que tus brazos sigan naturalmente el movimiento. Mientras giras, guía el extremo izquierdo del bastón de senderismo horizontalmente a través de tu abdomen hacia el frente derecho. Tu mano izquierda debe terminar posicionada frente a tu cadera derecha, mientras que tu mano derecha se extiende hacia atrás, cerca de la esquina trasera fuera de tu cadera derecha. Este movimiento debe ser suave y fluido, encarnando la gracia sin esfuerzo de un ciervo (Foto 7-2).

Movimiento 3:

A medida que tu torso gira, transfiere tu peso a tu pierna derecha y levanta el extremo derecho del bastón frente a tu hombro derecho. Al mismo tiempo, levanta la rodilla izquierda, equilibrando sobre tu pie derecho en una postura de gallo. Coloca el bastón verticalmente frente a tu pecho derecho, con tu mano derecha en la parte superior y tu mano izquierda en la base, como si estuvieras protegiéndote hacia tu derecha. Para aquellos con desafíos de equilibrio, mantener el pie izquierdo en el suelo es una opción. Esta postura captura la energía alerta y preparada de un ciervo listo para saltar a la acción (Foto 7-3).

Movimiento 4:

Da un paso hacia adelante con el pie izquierdo, girando los dedos del pie hacia afuera apuntando hacia la izquierda. Al hacerlo, guía el bastón vertical en un círculo en sentido antihorario frente a tu cuerpo hacia tu lado izquierdo. Dobla tu brazo izquierdo por el codo, presionando el codo izquierdo contra tu costado izquierdo, mientras que tu brazo derecho se extiende en un arco elegante. Gira tu torso para abrir tu costado derecho, inclinándote ligeramente hacia adelante y enroscando la parte baja de la espalda para activar tu energía renal. Tus manos deben imitar la forma de astas de ciervo, con tu mano derecha por encima de tu cabeza y tu mano izquierda a la altura de la cintura, mientras miras hacia la esquina baja sobre tu hombro izquierdo. Este movimiento debe encarnar la elegancia y la atención de un ciervo que mira hacia atrás, fusionando la gracia con la fuerza interior (Foto 7-4).

Repetición:

Repite los Movimientos 2, 3 y 4 tres o cuatro veces en tu lado izquierdo. Luego, cambia a tu lado derecho y realiza la misma secuencia de movimientos tres o cuatro veces. Alternativamente, puedes alternar los lados después de cada repetición, practicando una vez en el lado izquierdo, luego una vez en el lado derecho, y continuando en este patrón. Este método fomenta un desarrollo equilibrado de ambos lados del cuerpo.

Puntos Clave:

1) *Mantén una fuerte conexión con el suelo con tu pierna de apoyo mientras permites que tus movimientos permanezcan ligeros y elegantes, imitando la gracia de un ciervo.*

2) *Activa tu núcleo mientras giras tu torso, y estira tu costado, asegurándose de que cada movimiento estimula la energía renal y mejore tu flexibilidad general.*

3) *Visualiza los movimientos elegantes y atentos de un ciervo, particularmente cuando miras hacia atrás, para encarnar plenamente el espíritu de la Danza del Ciervo.*

Posture 8: Bear Frolic 熊戏

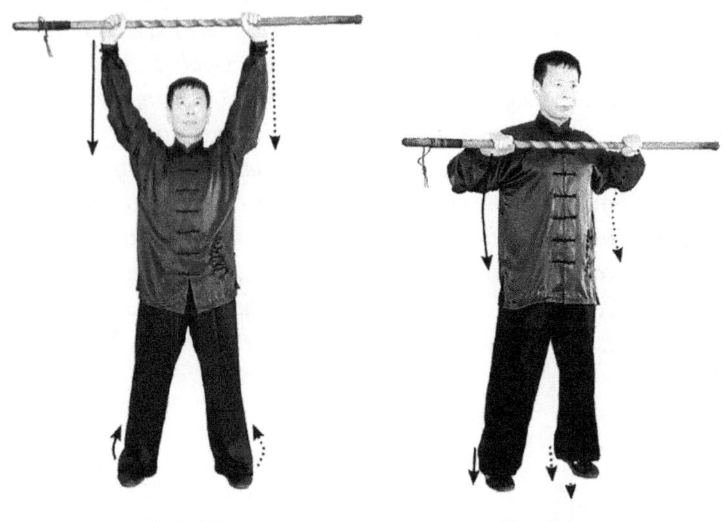

Photo 8-1 Photo 8-2

Movement 1:

Begin by standing with your feet parallel, about shoulder-width apart. Ground yourself by feeling a deep connection to the earth beneath you. Hold the hiking staff with both hands, spacing them slightly wider than shoulder-width. Raise the staff horizontally above your head, with palms facing forward. Extend your arms as high as possible, stretching your torso upward as if hanging from a high bar. Feel the gentle elongation of your spine and the activation of your core muscles (Photo 8-1).

Movement 2:

Slowly bend your arms at the elbows, pulling the staff down to chin level. At the same time, lift your heels off the ground, balancing momentarily on the balls of your feet. Focus on the sensation of your torso contracting as you balance the opposing energies of pulling down and lifting up. This movement enhances your sense of balance and core stability (Photo 8-2).

Movement 3:

Lower your heels back to the ground and bring the staff in front of your chest. Gently press the middle of the staff against your stomach and lower abdomen, massaging the area in circular motions. Imagine a playful bear rubbing its tummy, enjoying the soothing sensation. This action promotes digestive health and connects you to the playful energy of the bear (Photo 8-3).

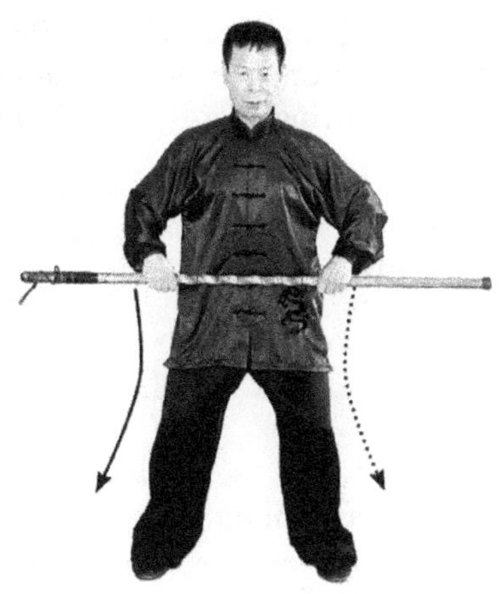

Photo 8-3

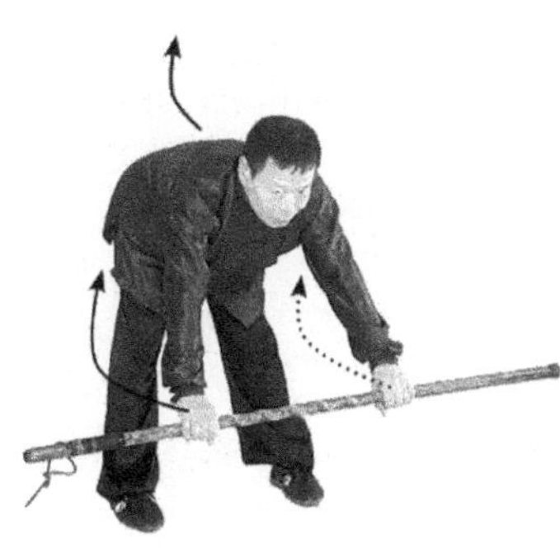

Photo 8-4

Movement 4:

Fold your torso forward, keeping your legs straight. Allow your arms to drop naturally, holding the staff horizontally in front of your knees. As you fold your torso, keep your gaze forward, a few yards ahead, ensuring that your head doesn't drop. Feel the weight of the staff gently pulling your shoulders and arms downward, releasing tension from your upper back and shoulders (Photo 8-4).

Movement 5:

Unlock your knees and gently lower your hips toward your heels. Straighten your torso as you pull the staff up in front of your abdomen, returning to an upright position. This movement strengthens the connection between your upper and lower body, integrating the energy flow from head to toe (Photo 8-5).

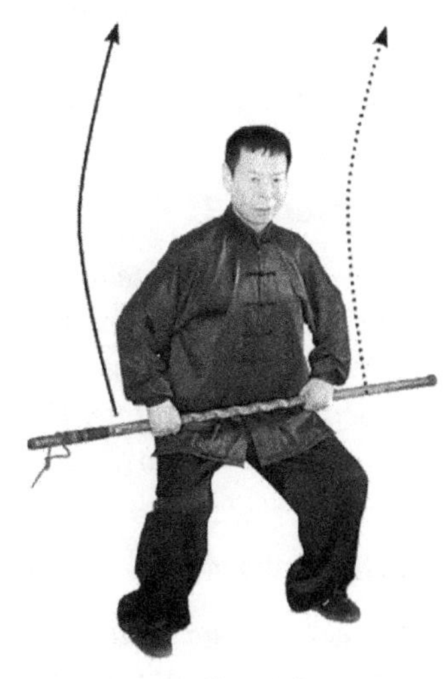

Photo 8-5

Repetition:

Repeat Movements 1 through 5 three to four times, allowing the rhythm of the movements to deepen your connection with the bear's grounded and playful energy.

Key Points:

1) Focus on the balance between lifting and pulling during Movement 2. This coordination of opposing forces enhances core strength and stability.

2) Bear play is to refresh stomach and spleen energy. The circular motion of the staff against your abdomen in Movement 3 not only massages the digestive organs but also connects you to the playful, nurturing energy of the bear.

3) The sequence emphasizes the flow of energy from head to toe. Ensure each movement transitions smoothly into the next, maintaining an unbroken connection between your upper and lower body.

En español

Movimiento 1:

Comienza de pie con los pies paralelos, separados aproximadamente al ancho de los hombros. Conéctate con la tierra sintiendo una profunda conexión bajo tus pies. Sostén el bastón de senderismo con ambas manos, espaciándolas un poco más anchas que la anchura de tus hombros. Levanta el bastón horizontalmente por encima de tu cabeza, con las palmas hacia adelante. Extiende los brazos lo más alto posible, estirando el torso hacia arriba como si estuvieras colgado de una barra alta. Siente la suave elongación de tu columna vertebral y la activación de los músculos centrales (Foto 8-1).

Movimiento 2:

Doble lentamente los brazos por los codos, bajando el bastón a la altura de la barbilla. Al mismo tiempo, levanta los talones del suelo, equilibrando momentáneamente sobre las puntas de los pies. Concéntrate en la sensación de tu torso contrayéndose mientras equilibras las energías opuestas de tirar hacia abajo y levantar hacia arriba. Este movimiento mejora tu sentido del equilibrio y la estabilidad del core (Foto 8-2).

Movimiento 3:

Baja los talones al suelo y lleva el bastón frente a tu pecho. Presiona suavemente el centro del bastón contra tu estómago y abdomen inferior, masajeando el área con movimientos circulares. Imagina un oso juguetón frotándose la barriga, disfrutando de la sensación relajante. Esta acción promueve la salud digestiva y te conecta con la energía lúdica del oso (Foto 8-3).

Movimiento 4:

Dobla el torso hacia adelante, manteniendo las piernas rectas. Deja que los brazos caigan naturalmente, sosteniendo el bastón horizontalmente frente a tus rodillas. Mientras doblas el torso, mantén la mirada hacia adelante, unos metros adelante, asegurándote de que la cabeza no caiga. Siente el peso del bastón tirando suavemente de tus hombros y brazos hacia abajo, liberando la tensión de la parte superior de la espalda y los hombros (Foto 8-4).

Movimiento 5:

Desbloquea las rodillas y baja suavemente las caderas hacia los talones. Endereza el torso mientras subes el bastón frente a tu abdomen, volviendo a una posición erguida. Este movimiento fortalece la conexión entre la parte superior e inferior de tu cuerpo, integrando el flujo de energía de la cabeza a los pies (Foto 8-5).

Repetición:

Repite los Movimientos 1 al 5 de tres a cuatro veces, permitiendo que el ritmo de los movimientos profundice tu conexión con la energía aterrizada y juguetona del oso.

Puntos Clave:

1) *Concéntrate en el equilibrio entre levantar y tirar durante el Movimiento 2. Esta coordinación de fuerzas opuestas mejora la fuerza central y la estabilidad.*
2) *El juego del oso refresca la energía del estómago y el bazo. El movimiento circular del bastón contra tu abdomen en el Movimiento 3 no solo masajea los órganos digestivos, sino que también te conecta con la energía lúdica y nutritiva del oso.*
3) *La secuencia enfatiza el flujo de energía desde la cabeza hasta los pies. Asegúrate de que cada movimiento transición suavemente al siguiente, manteniendo una conexión continua entre la parte superior e inferior de tu cuerpo.*

Posture 9: Monkey Frolic 猿戏

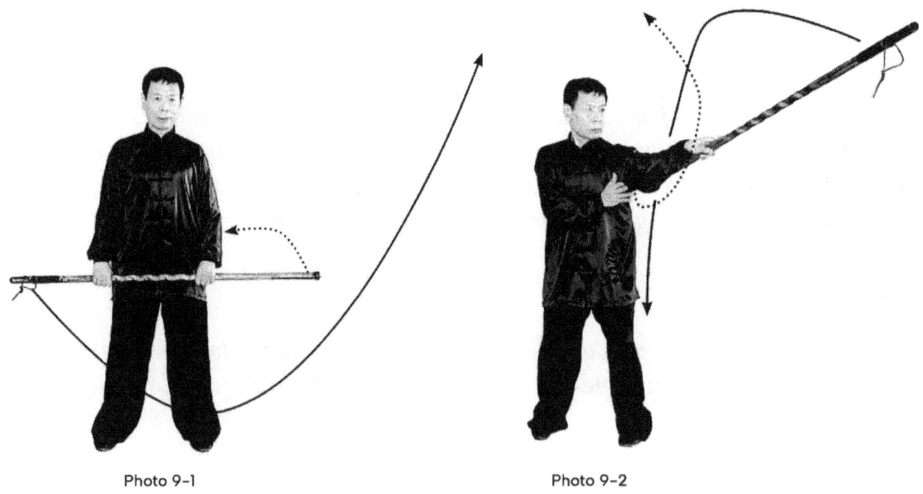

Photo 9-1　　Photo 9-2

Movement 1:

Begin by holding the hiking staff with both hands, positioning it horizontally in front of your abdomen. Your palms should face downward. Stand with your feet parallel and about shoulder-width apart. Ground yourself firmly into the earth, establishing a stable foundation for the movements ahead (Photo 9-1).

Movement 2:

Twist your torso to the left, directing your gaze to your left front. As you twist, push the right end of the staff from your right hip toward the front of your left chest. Release your right hand from the staff, and with your left hand, whip the staff upward and outward toward your left front at shoulder height. This motion should feel like a swift, fluid strike, embodying the agile and playful nature of a monkey (Photo 9-2).

Movement 3:

Without pausing, continue the momentum from the whip, and twist your left wrist, bringing your left forearm upright to tilt the staff backward and downward behind your left shoulder. Bend your left hand back at the wrist so that your thumb is pointing downward. Simultaneously, move your right foot close to your left leg with the toes touching the ground, and grip the staff with your right hand beneath your left elbow, holding the staff vertically outside your left shoulder.

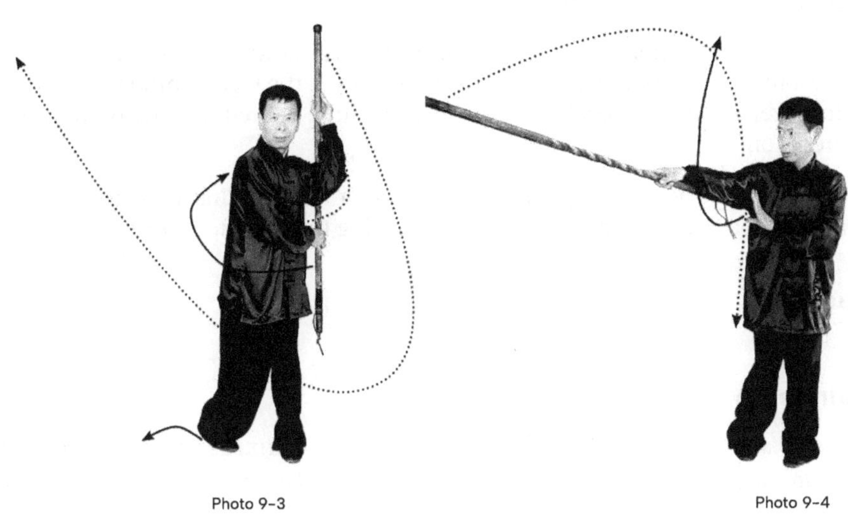

Photo 9-3

Photo 9-4

Imagine the staff as a protective shield, guarding your left side, just as a clever monkey would playfully yet skillfully handle a stick (Photo 9-3).

Movement 4:

Release your left hand from the staff and twist your torso to the right. Step your right foot to the right, and whip the staff with your right hand from under your left armpit, directing it toward your right front at shoulder height. This movement mirrors the agility and quick reflexes of a monkey, emphasizing fluidity and precision (Photo 9-4).

Repetition:

Perform Movement 3 on your right side by twisting your right wrist bringing your right forearm upright to tilt the staff backward and downward behind your right shoulder. Repeat the left and right sequence three to four times, focusing on maintaining the fluidity and agility characteristic of the monkey's playful spirit.

Key Points:

1) Each movement should flow seamlessly into the next, capturing the quick, playful energy of the monkey. Focus on smooth transitions and the momentum of the whipping motions. Monkey frolic stimulates your heart energy circulation, and a cheerful spirit can help you release stress.

2) The twisting of your torso in Movements 2 and 4 is crucial for generating power and extending the reach of your staff. Engage your core to maximize the effectiveness of these twists.

3) Pay close attention to the wrist movements in Movements 3 and 5. The flexibility of your wrist is key to effectively tilting the staff behind your shoulder and preparing for executing the agile, dynamic movements with control and precision.

4) Visualize the vertical staff on the side as a shield. This imagery helps you maintain a defensive mindset while executing the playful movements.

En español

Movimiento 1:

Comienza sosteniendo el bastón de senderismo con ambas manos, colocándolo horizontalmente frente a tu abdomen. Las palmas deben mirar hacia abajo. Párate con los pies paralelos y a la altura de los hombros. Conéctate firmemente con la tierra, estableciendo una base estable para los movimientos que siguen (Foto 9-1).

Movimiento 2:

Gira tu torso hacia la izquierda, dirigiendo tu mirada hacia el frente izquierdo. Mientras giras, empuja el extremo derecho del bastón desde tu cadera derecha hacia el frente de tu pecho izquierdo. Suelta tu mano derecha del bastón y, con la mano izquierda, azota el bastón hacia arriba y hacia afuera hacia el frente izquierdo a la altura del hombro. Este movimiento debe sentirse como un golpe rápido y fluido, que encarna la naturaleza ágil y juguetona de un mono (Foto 9-2).

Movimiento 3:

Sin detenerte, continúa el impulso del azote y gira tu muñeca izquierda, llevando tu antebrazo izquierdo en posición vertical para inclinar el bastón hacia atrás y hacia abajo, detrás de tu hombro izquierdo. Dobla la mano izquierda hacia atrás en la muñeca, de modo que tu pulgar apunte hacia abajo. Simultáneamente, mueve tu pie derecho cerca de tu pierna izquierda con los dedos tocando el suelo, y agarra el bastón con tu mano derecha debajo de tu codo izquierdo, sosteniendo el bastón verticalmente fuera de tu hombro izquierdo. Imagina el bastón como un escudo protector, protegiendo tu lado izquierdo, tal como un mono astuto manejaría un palo con destreza y juego (Foto 9-3).

Movimiento 4:

Suelta tu mano izquierda del bastón y gira tu torso hacia la derecha. Da un paso con tu pie derecho hacia la derecha, y azota el bastón con tu mano derecha desde debajo de tu axila izquierda, dirigiéndose hacia el frente derecho a la altura del hombro. Este movimiento refleja la agilidad y los reflejos rápidos de un mono, enfatizando la fluidez y la precisión (Foto 9-4).

Repetición:

Realiza el Movimiento 3 en tu lado derecho girando tu muñeca derecha, llevando tu antebrazo derecho en posición vertical para inclinar el bastón hacia atrás y hacia abajo, detrás de tu hombro derecho. Repite la secuencia izquierda y derecha tres o cuatro veces, enfocándose en mantener la fluidez y agilidad características del espíritu juguetón del mono.

Puntos Clave:

1) *Cada movimiento debe fluir sin problemas hacia el siguiente, capturando la energía rápida y juguetona del mono. Enfócate en las transiciones suaves y en el impulso de los movimientos de azote. El juego del mono estimula la circulación de la energía del corazón, y un espíritu alegre puede ayudarte a liberar el estrés.*

2) *El giro de tu torso en los Movimientos 2 y 4 es crucial para generar potencia y extender el alcance de tu bastón. Involucra tu core para maximizar la efectividad de estos giros.*

3) *Presta mucha atención a los movimientos de muñeca en los Movimientos 3 y 5. La flexibilidad de tu muñeca es clave para inclinar eficazmente el bastón detrás de tu hombro y prepararte para ejecutar los movimientos ágiles y dinámicos con control y precisión.*

4) *Visualiza el bastón vertical en el costado como un escudo. Esta imagen te ayuda a mantener una mentalidad defensiva mientras ejecutas los movimientos juguetones.*

Posture 10: Bird Frolic 鳥戏

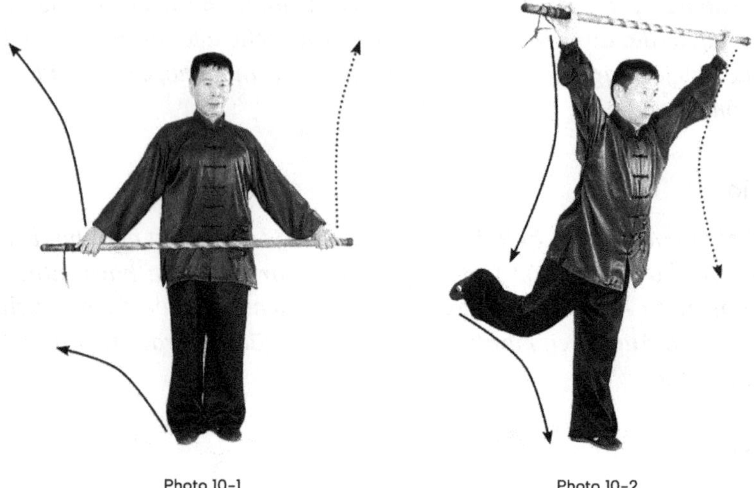

Photo 10-1　　Photo 10-2

Movement 1:

Begin by holding the hiking staff with both hands, arms extended about double shoulder-width apart. Keep the staff in a horizontal position in front of your abdomen, with your palms facing downward. Your stance should be strong and grounded, with your feet firmly connected to the earth. Feel the stability in your foundation, preparing you for the graceful movements ahead (Photo 10-1).

Movement 2:

Raise the staff high above your head, extending both arms fully. As you do this, shift your weight onto your left leg, straightening it firmly, and lift your right leg behind you, bending it at the knee to form a ninety-degree angle. Imagine yourself as a majestic bird spreading its wings, with your arms representing the wings and your right leg as the tail. Pause in this position, feeling the expansion of your lungs as you inhale deeply. The bird's play is invigorating, refreshing your lung energy and opening your chest (Photo 10-2).

Movement 3:

Gently lower your right foot back to the ground as you bring the staff down to your lower abdomen, simultaneously squatting halfway as if a bird gracefully lands on the ground. In this position, you should feel a stretch in your lower back, grounding yourself once again (Photo 10-3).

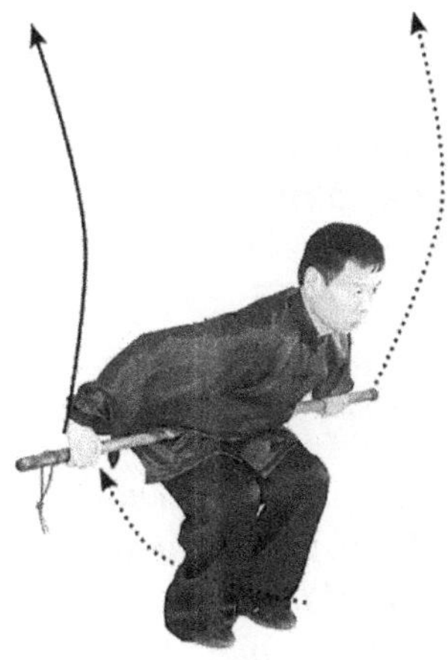

Photo 10-3

Repetition:

Perform the sequence of Movement 2 and 3 by lifting the staff high again, this time shifting your weight to your right leg and lifting your left leg behind you to form the bird's tail. This symmetrical movement ensures that both sides of your body are engaged equally, maintaining balance and flexibility. Alternate between the left and right legs with each repetition. Continue this alternating pattern for three to four cycles, focusing on the fluidity and grace of a bird in flight.

Key Points:

1) Focus on the full extension of your arms and the lifted leg in Movement 2. This elongation mimics the expansive wingspan of a bird, promoting openness in the chest and lungs. As you lift the staff and open your arms, synchronize your breath with the movement to help refresh and energize the lungs, aligning with the essence of bird play.

2) Each time you lift a leg, engage your core and maintain your balance. The stability of your grounded leg is essential for the graceful execution of the movement.

3) Imagine the staff as a fencing away an incoming strike from high, and a protective barrier as you land, reinforcing the idea of martial arts in your practice.

En español

Movimiento 1

Comienza sosteniendo el bastón de senderismo con ambas manos, con los brazos extendidos a una distancia aproximadamente del doble del ancho de los hombros. Mantén el bastón en posición horizontal frente a tu abdomen, con las palmas hacia abajo. Tu postura debe ser fuerte y bien enraizada, con los pies firmemente conectados a la tierra. Siente la estabilidad en tu base, preparándote para los movimientos gráciles que siguen (Foto 10-1).

Movimiento 2

Levanta el bastón por encima de tu cabeza, extendiendo ambos brazos completamente. Al hacerlo, desplaza tu peso sobre la pierna izquierda, estirando firmemente, y levanta la pierna derecha detrás de ti, doblándose por la rodilla para formar un ángulo de noventa grados. Imagina que eres un majestuoso pájaro desplegando sus alas, con tus brazos representando las alas y tu pierna derecha como la cola. Haz una pausa en esta posición, sintiéndo la expansión de tus pulmones al inhalar profundamente. El juego del pájaro es vigorizante, refresca la energía de tus pulmones y abre tu pecho (Foto 10-2).

Movimiento 3

Baja suavemente tu pie derecho de nuevo al suelo mientras llevas el bastón hacia tu abdomen inferior, al mismo tiempo que te pones en cuclillas hasta la mitad como si un pájaro aterrizó con gracia en el suelo. En esta posición, deberías sentir un estiramiento en la parte baja de la espalda, volviendo a enraizarte (Foto 10-3).

Repetición

Realiza la secuencia del Movimiento 2 y 3 levantando el bastón nuevamente, esta vez cambiando tu peso a la pierna derecha y levantando la pierna izquierda detrás de ti para formar la cola del pájaro. Este movimiento simétrico asegura que ambos lados de tu cuerpo estén comprometidos por igual, manteniendo el equilibrio y la flexibilidad. Alterna entre la pierna izquierda y la derecha con cada repetición. Continúa este patrón alternado durante tres o cuatro ciclos, enfocándose en la fluidez y la gracia de un pájaro en vuelo.

Puntos Clave:

1) *Concéntrate en la extensión completa de tus brazos y la pierna elevada en el Movimiento 2. Esta elongación imita la amplia envergadura de las alas de un pájaro, promoviendo la apertura en el pecho y los pulmones. A medida que levantas el bastón y abres tus brazos, sincronizas tu respiración con el movimiento para ayudar a refrescar y energizar los pulmones, alineándose con la esencia del juego del pájaro.*

2) *Cada vez que levantes una pierna, activa tu núcleo y mantén tu equilibrio. La estabilidad de tu pierna enraizada es esencial para la ejecución grácil del movimiento.*

3) *Imagina el bastón como una defensa contra un golpe que viene de lo alto, y como una barrera protectora cuando aterrizas, reforzando la idea de las artes marciales en tu práctica.*

Posture 11: Rainbow in the Sky 彩虹当空

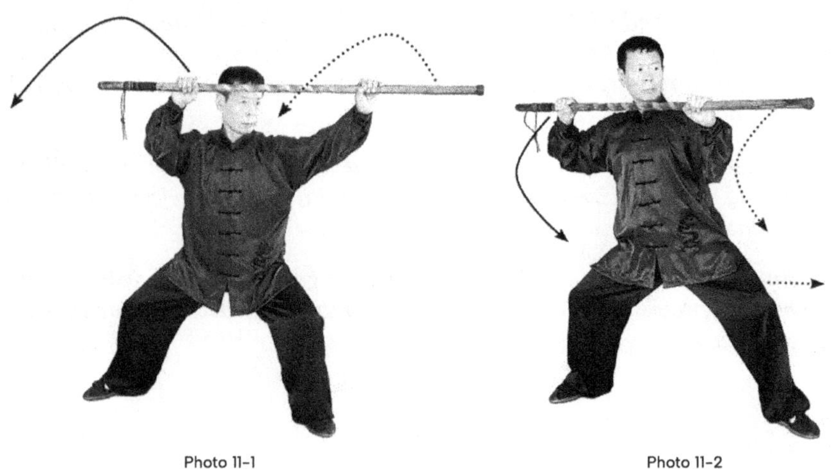

Photo 11-1 Photo 11-2

Movement 1:

Begin by standing with your feet parallel, slightly wider than shoulder-width apart. Hold the hiking staff with both hands, spacing them wider than shoulder-width apart. Raise the staff horizontally above your head and extend it toward your left front, with your palms facing forward. This movement embodies tai chi's ward-off technique (掤), creating a protective barrier on your left front, preparing to deflect any incoming force (Photo 11-1).

Movement 2:

Shift your weight onto your right leg while turning your torso slightly to the right and pull the staff toward your right side in an upper curve as if a rainbow across the sky to redirect an incoming strike toward your rear right. At the end of this movement, lower the staff and keep it horizontal, with the left end positioned in front of your left shoulder to maintain protection. This is a classic tai chi roll-back (捋) move, using the opponent's force to your advantage by guiding it away from your center (Photo 11-2).

Movement 3:

Lower the staff to chest height simultaneously shift your weight onto your left leg, settling into a left-weighted horse stance. This pressing motion (挤) represents a strategic move to gain an advantageous position, allowing you to close in on your opponent and prepare for a counterstrike (Photo 11-3).

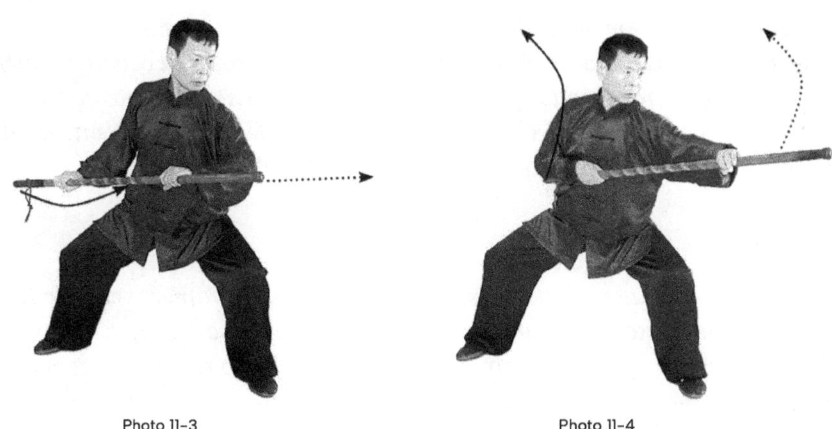

Photo 11-3

Photo 11-4

Movement 4:

Thrust the left end of the staff toward your left front, extending your left arm to power the strike. This movement is a typical tai chi push (按), where you send energy outward to seal an opponent's movement, culminating in a precise and powerful strike with the staff (Photo 11-4).

Repetition:

Repeat Movements 1 to 4 three to four times on your left side. Then, switch to your right side and perform the same sequence. Alternatively, you can switch between the left and right sides after each repetition.

Key Points:

1) This is derived from Chen style tai chi. Focus on the seamless transition between each of the four movements: ward-off, roll-back, press, and push. The continuous flow is essential to embodying the principles of tai chi. You may use a flexible step by drawing back the front foot in roll-back, and step out in the press. The ward-off and roll-back motions protect and redirect, while the press and push establish control and deliver force.

2) Pay attention to your body's alignment to enhance the effectiveness of each movement, ensuring that your energy is directed efficiently.

En español

Movimiento 1:

Comienza de pie, con los pies paralelos y un poco más anchos que el ancho de los hombros. Sostén el bastón de senderismo con ambas manos, separándolas más allá del ancho de los hombros. Levanta el bastón horizontalmente sobre tu cabeza y extiéndete hacia el frente izquierdo, con las palmas hacia adelante. Este movimiento encarna la técnica de desvío de tai chi (掤), creando una barrera protectora en tu frente izquierda, preparándote para desviar cualquier fuerza entrante (Foto 11-1).

Movimiento 2:

Desplaza tu peso hacia la pierna derecha mientras giras ligeramente el torso hacia la derecha y tira del bastón hacia tu lado derecho en una curva superior, como si fuera un arco iris en el cielo, para redirigir un golpe entrante hacia tu parte trasera derecha. Al final de este movimiento, baja el bastón y mantenlo horizontal, con el extremo izquierdo posicionado frente a tu hombro izquierdo para mantener la protección. Este es un movimiento clásico de retroceso de tai chi (捋), utilizando la fuerza del oponente a tu favor al guiarla lejos de tu centro (Foto 11-2).

Movimiento 3:

Baja el bastón a la altura del pecho mientras desplazas tu peso hacia la pierna izquierda, asentándote en una postura de caballo cargada a la izquierda. Este movimiento de presión (挤) representa una maniobra estratégica para ganar una posición ventajosa, permitiéndote acercarse a tu oponente y prepararte para un contraataque (Foto 11-3).

Movimiento 4:

Empuja el extremo izquierdo del bastón hacia el frente izquierdo, extendiendo tu brazo izquierdo para impulsar el golpe. Este movimiento es un empuje típico de tai chi (按), donde envías energía hacia afuera para neutralizar el movimiento del oponente, culminando en un golpe preciso y poderoso con el bastón (Foto 11-4).

Repetición:

Repite los Movimientos 1 a 4 de tres a cuatro veces en tu lado izquierdo. Luego, cambia al lado derecho y realiza la misma secuencia. Alternativamente, puedes cambiar entre el lado izquierdo y el derecho después de cada repetición.

Puntos Clave:

1) *Este movimiento se deriva del estilo Chen de tai chi. Concéntrate en la transición fluida entre cada uno de los cuatro movimientos: desvío, retroceso, presión y empuje. El flujo continuo es esencial para encarnar los principios del tai chi. Puedes usar un paso flexible retrocediendo el pie delantero en el retroceso y avanzando en la presión. Los movimientos de desvío y retroceso protegen y redirigen, mientras que la presión y el empuje establecen control y entregan fuerza.*

2) *Presta atención a la alineación de tu cuerpo para mejorar la efectividad de cada movimiento, asegurándose de que tu energía se dirija de manera eficiente.*

Posture 12: Needle at the Sea Bottom 海底针

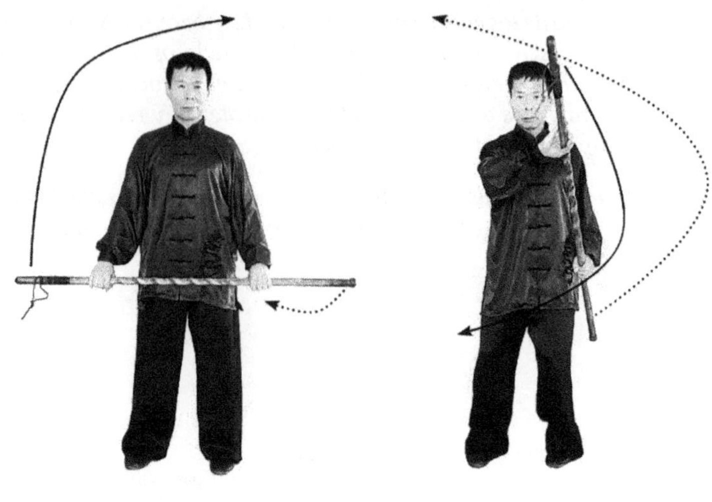

Photo 12-1　　Photo 12-2

Movement 1:

Begin by standing with your feet parallel, grounding yourself by slightly lowering your hips and sinking your center of gravity. This will help you establish a deep connection with the earth, enhancing stability and balance. Hold the hiking staff horizontally in front of your abdomen with both hands, spacing them about shoulder-width apart, with your palms facing down (Photo 12-1).

Movement 2:

Turn your torso toward your left front while simultaneously lifting the right end of the staff in a counterclockwise arc, moving it from the side of your right hip to the front of your head. As you do this, the left end of the staff moves low behind your left hip. This motion is a sweeping parry, designed to deflect any incoming force across your front center line as your chest turns to face the left front (Photo 12-2).

Movement 3:

Without pausing, rotate your torso to the right front. Lift the left end of the staff in a clockwise arc from behind your left hip to the front of your right shoulder. Simultaneously, paddle the right end of the staff downward to the back of your right hip. This movement continues the fluid, circular energy, redirecting any force away from your center (Photo 12-3).

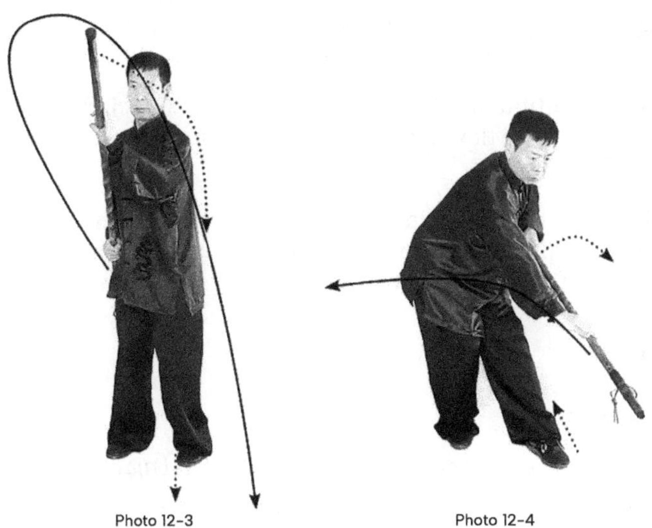

Photo 12-3

Photo 12-4

Movement 4:

Turn your torso slightly to the left front once more and spin the hiking staff in a forward circle by paddling down the left end of the staff to the back of your left hip while pushing the right end upward and forward in front of your right shoulder. Without breaking the flow, fold your torso forward and downward, stepping your left foot forward in a half-step with only your toes touching the ground, forming a left empty stance. Simultaneously, angle the right end of the staff downward in front of your left foot, as if a needle pointing down diagonally (Photo 12-4, and 12-4 side-view).

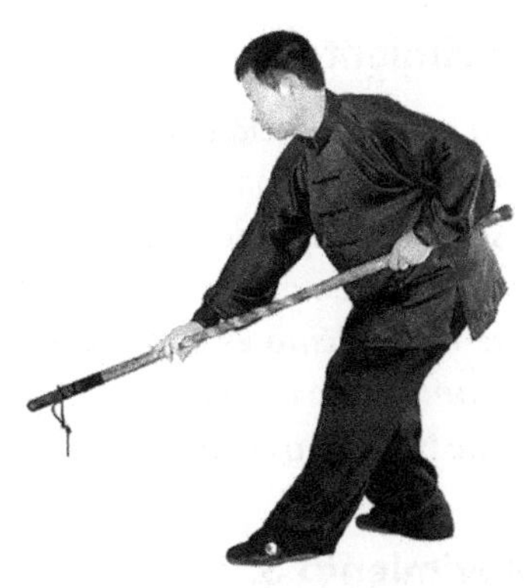

Photo 12-4 side-view

Repetition:

Straighten your torso and draw your left foot back, return the staff horizontally in front of your abdomen as in the starting position. Perform the same movements to your right side and finish with a right empty stance. Alternate between the left and right for three to four cycles.

Key Points:

1) This is derived from Yang style tai chi. The turning of the torso is crucial in directing the energy and power of the staff. Ensure that your torso initiates and guides each movement, rather than just your arms.

2) Focus on the continuous, fluid motion of the staff as it circles and spins through each movement. The flow should be uninterrupted, with each transition smooth and controlled.

3) Maintain a low center of gravity throughout the sequence, especially during the transitions into and out of the empty stances. This will ensure stability and enhance the effectiveness of each move.

En español

Movimiento 1:

Comienza de pie, con los pies paralelos, arraigándote al bajar ligeramente las caderas y hundir tu centro de gravedad. Esto te ayudará a establecer una conexión profunda con la tierra, mejorando la estabilidad y el equilibrio. Sostén el bastón de senderismo horizontalmente frente a tu abdomen con ambas manos, separándolas a la anchura de los hombros, con las palmas hacia abajo (Foto 12-1).

Movimiento 2:

Gira tu torso hacia el frente izquierdo mientras levantas simultáneamente el extremo derecho del bastón en un arco en sentido contrario a las agujas del reloj, moviéndolo desde el costado de tu cadera derecha hasta el frente de tu cabeza. Mientras haces esto, el extremo izquierdo del bastón se mueve bajo detrás de tu cadera izquierda. Este movimiento es una parada de barrido, diseñada para desviar cualquier fuerza entrante a través de tu línea central frontal mientras tu pecho gira para mirar hacia el frente izquierdo (Foto 12-2).

Movimiento 3:

Sin detenerte, rota tu torso hacia el frente derecho. Levanta el extremo izquierdo del bastón en un arco en el sentido de las agujas del reloj desde detrás de tu cadera izquierda hasta el frente de tu hombro derecho. Simultáneamente, mueve hacia abajo el extremo derecho del bastón hasta la parte posterior de tu cadera derecha. Este movimiento continúa la energía fluida y circular, redirigiendo cualquier fuerza lejos de tu centro (Foto 12-3).

Movimiento 4:

Gira tu torso ligeramente hacia el frente izquierdo una vez más y gira el bastón de senderismo en un círculo hacia adelante al mover hacia abajo el extremo izquierdo del bastón hasta la parte posterior de tu cadera izquierda mientras empujas el extremo derecho hacia arriba y hacia adelante frente a tu hombro derecho. Sin interrumpir el flujo, inclina tu torso hacia adelante y hacia abajo, dando un medio paso con tu pie izquierdo hacia adelante, tocando el suelo solo con los dedos del pie, formando una postura vacía a la izquierda. Simultáneamente, inclina el extremo derecho del bastón hacia abajo frente a tu pie izquierdo, como si fuera una aguja apuntando en diagonal hacia abajo (Foto 12-4).

Repetición:

Endereza tu torso y retrae tu pie izquierdo, vuelve a colocar el bastón horizontalmente frente a tu abdomen como en la posición inicial. Realiza los mismos movimientos hacia tu lado derecho y termina con una postura vacía a la derecha. Alterna entre el lado izquierdo y el derecho durante tres o cuatro ciclos.

Puntos Clave:

1) *Este movimiento se deriva del estilo Yang de tai chi. El giro del torso es crucial para dirigir la energía y el poder del bastón. Asegúrate de que tu torso inicie y guíe cada movimiento, en lugar de solo usar tus brazos.*

2) *Concéntrate en el movimiento continuo y fluido del bastón mientras circula y gira en cada movimiento. El flujo debe ser ininterrumpido, con cada transición suave y controlada.*

3) *Mantén un centro de gravedad bajo durante toda la secuencia, especialmente durante las transiciones dentro y fuera de las posturas vacías. Esto garantizará estabilidad y mejorará la efectividad de cada movimiento.*

Posture 13: Repulse Monkey 倒撵猴

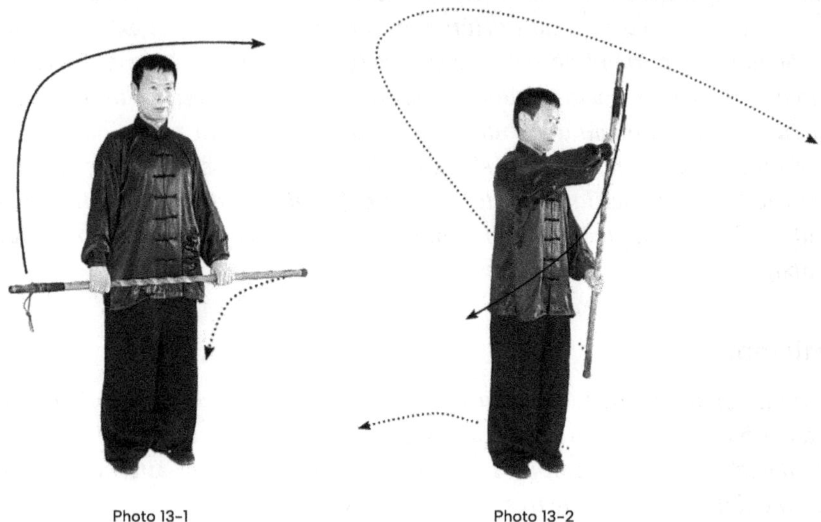

Photo 13-1　　Photo 13-2

Movement 1:

Begin by standing with your feet parallel, grounding yourself by slightly lowering your hips and sinking your center of gravity. This helps you establish a deep connection with the earth, enhancing your stability and balance. Hold the hiking staff horizontally in front of your abdomen with both hands, spacing them about shoulder-width apart, with your palms facing down. Feel the weight of the staff as it anchors your energy and prepares you for the movements ahead (Photo 13-1).

Movement 2:

Turn your torso toward your left front while simultaneously lifting the right end of the staff. As you twist your body, rotate the staff from a horizontal to a vertical position, as if you're turning a wheel in a counterclockwise spin. Parry the staff to the front of your left shoulder, redirecting any incoming force. Imagine deflecting a strike aimed at your chest with a smooth, circular motion. When you make the staff from horizontal to vertical, your right hand will be facing out with the thumb side down (Photo 13-2).

Movement 3:

Without hesitation, continue the movement by spinning the staff forward. Press down the right end of the staff while lifting the left end from behind your left shoulder. At the same time, step back with your left foot, shifting into a right bow stance by bending your right leg at the knee. As you do this, strike the left end

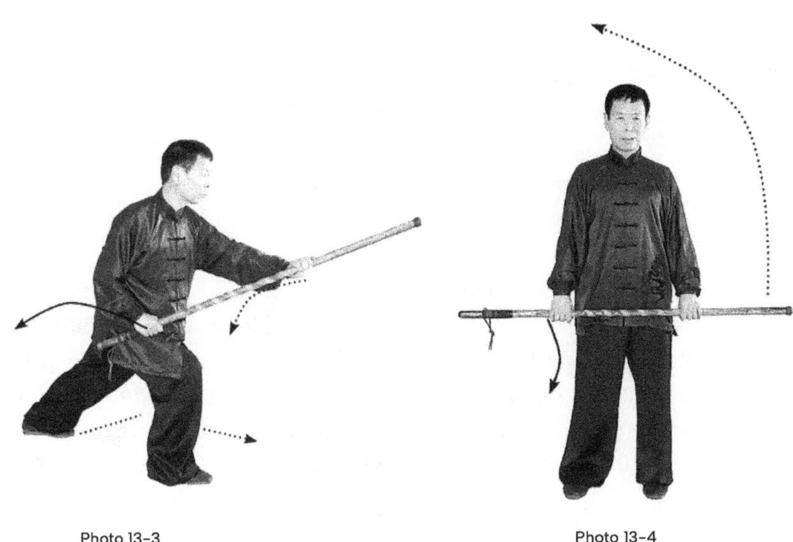

Photo 13-3

Photo 13-4

of the staff forward at face height, with precision and control, while pulling back the right end of the staff across your abdomen to the outside of your right hip. This movement mimics repelling an aggressive monkey with a firm, decisive strike (Photo 13-3).

Movement 4:

Bring your left foot back to align with your right foot, resetting your stance to the beginning pose and return the staff horizontally in front of your abdomen as in the starting position (Photo 13-4).

Repetition:

Perform the same movements to your right side and step back with your right foot into a left bow stance by bending your left leg at the knee. As you do this, strike the right end of the staff forward. Alternate between the left and right for three to four cycles.

Key Points:

1) This is derived from Wu style tai chi. Maintain a strong, grounded stance throughout the sequence. Your connection to the earth is vital for stability, especially during the shifts between bow stances. Keep in mind the defensive nature of the movements. The parries and strikes are designed to protect your center line and deflect incoming forces.

2) Each strike with the staff should be deliberate and controlled, aimed at repelling an opponent with precision. Visualize the target and direct your energy accordingly.

3) The power of each movement originates from the rotation of your torso. Ensure that your torso leads the motion, with your arms and staff following naturally.

En español

Movimiento 1:

Comienza de pie, con los pies paralelos, arriesgándote al bajar ligeramente las caderas y hundir tu centro de gravedad. Esto te ayuda a establecer una conexión profunda con la tierra, mejorando tu estabilidad y equilibrio. Sostén el bastón de senderismo horizontalmente frente a tu abdomen con ambas manos, separándolas a la anchura de los hombros, con las palmas hacia abajo. Siente el peso del bastón mientras ancla tu energía y te prepara para los movimientos que seguirán (Foto 13-1).

Movimiento 2:

Gira tu torso hacia el frente izquierdo mientras levantas simultáneamente el extremo derecho del bastón. Al girar tu cuerpo, rota el bastón de una posición horizontal a una vertical, como si estuvieras girando una rueda en un movimiento en sentido contrario a las agujas del reloj. Desvía el bastón hacia el frente de tu hombro izquierdo, redirigiendo cualquier fuerza entrante. Imagina desviar un golpe dirigido a tu pecho con un movimiento suave y circular. Al mover el bastón de horizontal a vertical, tu mano derecha quedará con la palma hacia afuera y el lado del pulgar hacia abajo (Foto 13-2).

Movimiento 3:

Sin dudarlo, continúa el movimiento girando el bastón hacia adelante. Presiona hacia abajo el extremo derecho del bastón mientras levantas el extremo izquierdo desde detrás de tu hombro izquierdo. Al mismo tiempo, retrocede con tu pie izquierdo, cambiando a una postura de arco derecha al doblar la pierna derecha por la rodilla. Mientras haces esto, golpea con el extremo izquierdo del bastón hacia adelante a la altura de la cara, con precisión y control, mientras tiras del extremo derecho del bastón hacia atrás, a través de tu abdomen, hasta el exterior de tu cadera derecha. Este movimiento imita el acto de repeler a un mono agresivo con un golpe firme y decisivo (Foto 13-3).

Movimiento 4:

Lleva tu pie izquierdo hacia atrás para alinearlo con tu pie derecho, restableciendo tu postura a la posición inicial y regresando el bastón horizontalmente frente a tu abdomen como en la posición inicial (Foto 13-4).

Repetición:

Realiza los mismos movimientos hacia tu lado derecho y retrocede con tu pie derecho en una postura de arco izquierda, doblando la pierna izquierda por la rodilla. Mientras haces esto, golpea con el extremo derecho del bastón hacia adelante. Alterna entre el lado izquierdo y el derecho durante tres o cuatro ciclos.

Puntos Clave:

1) *Este movimiento se deriva del estilo Wu de tai chi. Mantén una postura fuerte y arraigada durante toda la secuencia. Tu conexión con la tierra es vital para la estabilidad, especialmente durante las transiciones entre las posturas de arco. Ten en cuenta la naturaleza defensiva de los movimientos. Las paradas y golpes están diseñados para proteger tu línea central y desviar fuerzas entrantes.*

2) *Cada golpe con el bastón debe ser deliberado y controlado, dirigido a repeler a un oponente con precisión. Visualiza el objetivo y dirige tu energía en consecuencia.*

3) *El poder de cada movimiento proviene de la rotación de tu torso. Asegúrate de que tu torso lidere el movimiento, con tus brazos y el bastón siguiéndolo de forma natural.*

Posture 14: Cloud Hands 雲手

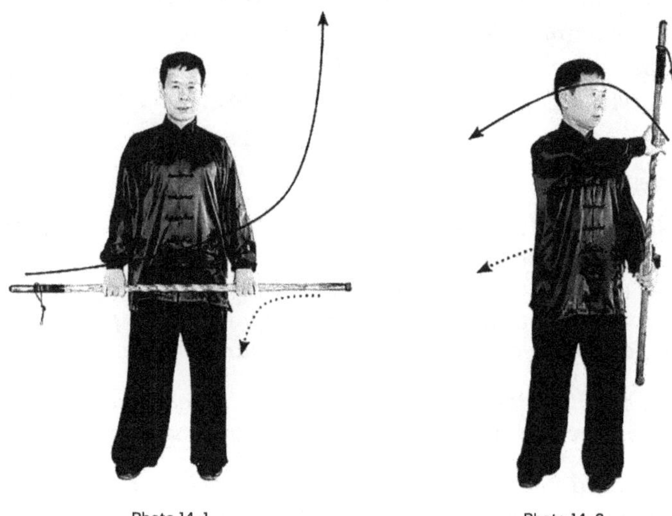

Photo 14-1 Photo 14-2

Movement 1:

Begin by standing with your feet parallel, grounding yourself by slightly lowering your hips and sinking your center of gravity. This connection with the earth will enhance your stability and balance. Hold the hiking staff horizontally in front of your abdomen with both hands, spacing them about shoulder-width apart, with your palms facing down. Feel the weight of the staff anchoring you, and prepare yourself for the fluid movements ahead (Photo 14-1).

Movement 2:

Turn your torso to your left, leading the right end of the staff across your body to the front of your left hip. As you do this, raise your right hand to shoulder height, turning your palm outward while bringing the staff to a vertical position in front of your left chest. Your left hand should remain low, positioned in front of your left hip (Photo 14-2).

Movement 3:

With a smooth and controlled motion, turn your torso to the right, using your core to guide the movement. As you parry the vertical staff across your body to the front of your right shoulder, redirecting any incoming force targeting your centerline to your right side. Ensure that your arms follow the movement of your torso, allowing the power to flow from your core into the staff. Imagine the staff as an extension of your arms, moving with the grace and fluidity of a cloud drifting across the sky (Photo 14-3).

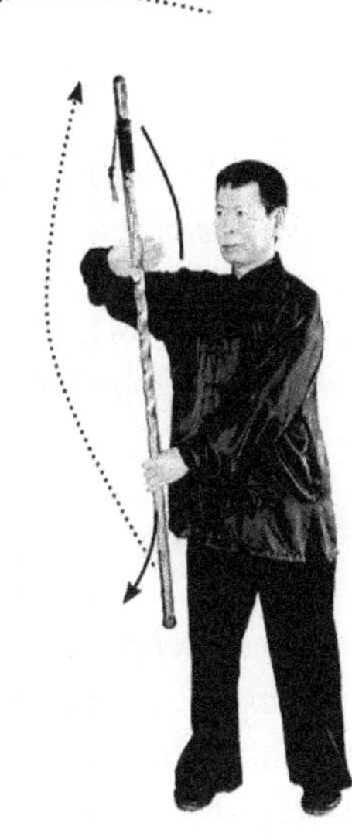

Photo 14-3

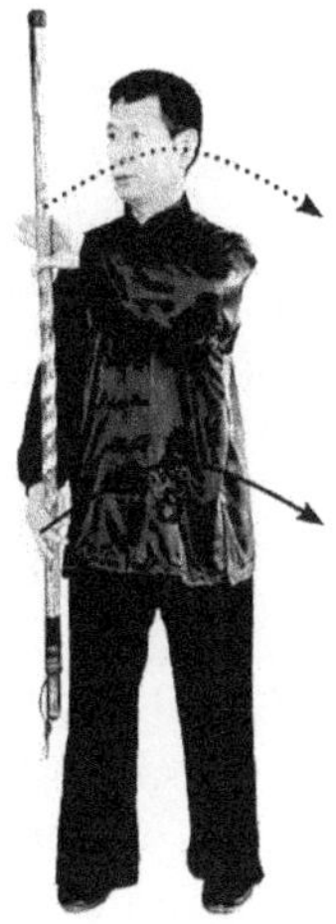

Photo 14-4

Movement 4:

Without pausing, spin the right end of the staff backward and downward with your right hand in front of your right hip, while simultaneously lifting the left end with your left hand to shoulder height. Your left palm should now face outward as you hold the staff vertically in front of your right shoulder (Photo 14-4).

Repetition:

Perform the same as in Movement 3 but turn your torso to the left, guiding the vertical staff across your centerline to the front of your left shoulder, then spin the left end of the staff backward and down downward. Repeat the sequence alternately left and right side for three to four times.

Key Points:

1) This is derived from Sun style tai chi. Focus on the seamless transitions between each movement, flowing gracefully from one position to the next without any jerky motions.

2) Allow your torso to lead each movement, with your arms and the staff following naturally. The power and control should originate from your core, ensuring that the movements are smooth and connected.

3) Remember that each parry and spin of the staff serves a defensive purpose, redirecting an opponent's force away from your centerline. Imagine the staff as a cloud drifting across the sky, soft yet purposeful. This visualization can help you achieve the fluidity and grace that are essential to the Cloud Hands posture.

En español

Movimiento 1:

Comienza de pie, con los pies paralelos, arraigándote al bajar ligeramente las caderas y hundir tu centro de gravedad. Esta conexión con la tierra mejorará tu estabilidad y equilibrio. Sostén el bastón de senderismo horizontalmente frente a tu abdomen con ambas manos, separándolas a la anchura de los hombros, con las palmas hacia abajo. Siente el peso del bastón que te ancla, y prepárate para los movimientos fluidos que se avecinan (Foto 14-1).

Movimiento 2:

Gira tu torso hacia la izquierda, llevando el extremo derecho del bastón a través de tu cuerpo hasta la frente de tu cadera izquierda. Mientras haces esto, levanta tu mano derecha a la altura del hombro, girando la palma hacia afuera mientras llevas el bastón a una posición vertical frente a tu pecho izquierdo. Tu mano izquierda debe permanecer baja, colocada frente a tu cadera izquierda (Foto 14-2).

Movimiento 3:

Con un movimiento suave y controlado, gira tu torso hacia la derecha, usando tu núcleo para guiar el movimiento. Mientras desvías el bastón vertical a través de tu cuerpo hacia el frente de tu hombro derecho, redirige cualquier fuerza entrante que apunte a tu línea central hacia tu lado derecho. Asegúrate de que tus brazos sigan el movimiento de tu torso, permitiendo que el poder fluya desde tu núcleo hacia el bastón. Imagina el bastón como una extensión de tus brazos, moviéndote con la gracia y fluidez de una nube que deriva por el cielo (Foto 14-3).

Movimiento 4:

Sin detenerte, gira el extremo derecho del bastón hacia atrás y hacia abajo con tu mano derecha frente a tu cadera derecha, mientras simultáneamente levantas el extremo izquierdo con tu mano izquierda hasta la altura del hombro. Tu palma izquierda debe estar ahora mirando hacia afuera mientras sostienes el bastón verticalmente frente a tu hombro derecho (Foto 14-4).

Repetición:

Realiza lo mismo que en el Movimiento 3 pero gira tu torso hacia la izquierda, guiando el bastón vertical a través de tu línea central hasta el frente de tu hombro izquierdo, luego gira el extremo izquierdo del bastón hacia atrás y hacia abajo. Repite la secuencia alternando entre el lado izquierdo y el derecho tres o cuatro veces.

Puntos Clave:

1) *Este movimiento se deriva del estilo Sun de tai chi. Concéntrate en las transiciones fluidas entre cada movimiento, fluyendo graciosamente de una posición a la siguiente sin movimientos bruscos.*

2) *Permite que tu torso lidere cada movimiento, con tus brazos y el bastón siguiéndolo de manera natural. El poder y el control deben originarse desde tu núcleo, asegurando que los movimientos sean suaves y conectados.*

3) *Recuerda que cada desvío y giro del bastón tiene un propósito defensivo, redirigiendo la fuerza de un oponente lejos de tu línea central. Imagina el bastón como una nube que deriva por el cielo, suave pero con propósito. Esta visualización puede ayudarte a lograr la fluidez y gracia que son esenciales para la postura de Manos en Nube.*

Posture 15: Tying Coat 懒扎衣

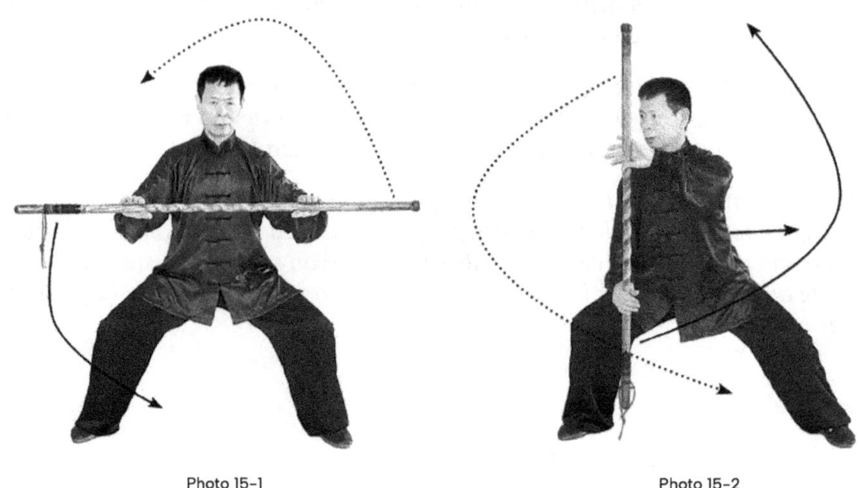

Photo 15-1

Photo 15-2

Movement 1:

Begin by standing with your feet parallel, slightly wider than shoulder-width apart. Ground yourself by lowering your hips and sinking your center of gravity to establish a deep connection with the earth beneath you. Hold the hiking staff horizontally in front of your chest with both hands, spacing them about shoulder-width apart. Center your mind and body in preparation for the movement ahead (Photo 15-1).

Movement 2:

Sink your hips further as you raise your left hand to face height, initiating a clockwise spin of the staff to turn the staff into a vertical position in front of your right chest. Your right hand should be low, positioned in front of your abdomen. Simultaneously, turn your torso to face the right front corner, and shift your weight slightly to your right leg, assuming a right-weighted horse stance (Photo 15-2).

Movement 3:

Without pausing, continue the clockwise motion by spinning the left end of the staff downward, hooking it across your abdomen toward your left knee. As you do this, release your right hand from the staff and position it in front of your chest, palm facing inward. Shift your weight slightly to your left leg, and at the end of the movement, hold the staff in your left hand vertically behind your left elbow but in front of your left hip. Your gaze should be directed toward your right front corner, staying alert and ready (Photo 15-3).

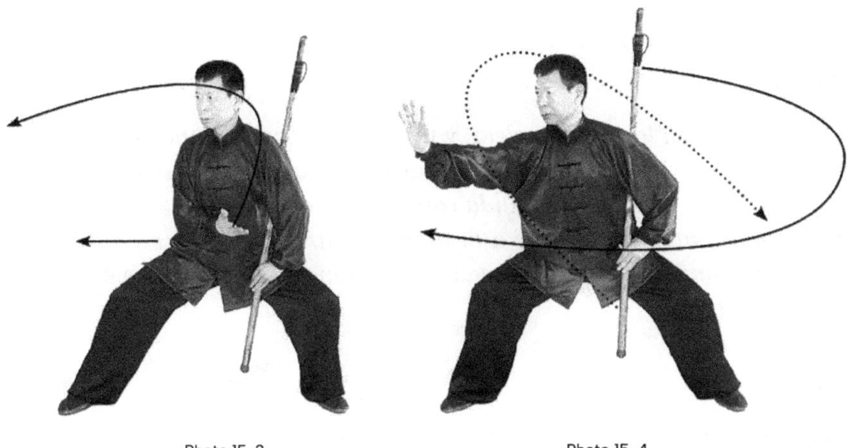

Photo 15-3

Photo 15-4

Movement 4:

Lift your right palm, rotating it to face forward, as you shift your weight back to your right leg, returning to a right-weighted horse stance. Simultaneously, your right hand moves in an upward and outward arc to your right front, with fingers pointing up at chin height. Extend your right arm fully, keeping the elbow lower than the shoulder. Keep your left hand around your left hip as if to tie up your coat and tuck it into the belt to facilitate footwork and kicking, hence the name "Tying Coat" (Photo 15-4).

Repetition:

Release the staff from behind your left arm and bring it back in front of your chest, returning to the starting position. Practice the same sequence of Movements 2 through 4 on the left side, mirroring the motions. Continue alternating between the left and right sides for three to four cycles, ensuring smooth and fluid transitions.

Key Points:

1) This is derived from Chen style tai chi. The key to this posture is maintaining a deliberate smooth and continuous flow of movement. Imagine tucking your coat into the belt and being ready to react in a fight.

2) Ensure that your torso guides the movement of the staff, with your arms following naturally. This will create a cohesive and powerful flow, essential for the effectiveness of the technique.

3) Pay close attention to the alignment of your arms, particularly in the final movements, where the right arm extends forward. The elbow should remain lower than the shoulder to maintain proper form and prevent strain.

En español

Movimiento 1:

Comienza de pie, con los pies paralelos y un poco más anchos que la anchura de los hombros. Arraiga tu cuerpo bajando las caderas y hundiendo tu centro de gravedad para establecer una conexión profunda con la tierra debajo de ti. Sostén el bastón de senderismo horizontalmente frente a tu pecho con ambas manos, separándolas a la anchura de los hombros. Centra tu mente y cuerpo en preparación para el movimiento que viene (Foto 15-1).

Movimiento 2:

Baja más las caderas mientras levantas tu mano izquierda a la altura de la cara, iniciando un giro en el sentido de las agujas del reloj para colocar el bastón en posición vertical frente a tu pecho derecho. Tu mano derecha debe estar baja, posicionada frente a tu abdomen. Al mismo tiempo, gira tu torso para mirar hacia la esquina delantera derecha y transfiere ligeramente tu peso a tu pierna derecha, asumiendo una postura de caballo cargando el peso a la derecha (Foto 15-2).

Movimiento 3:

Sin detenerte, continúa el movimiento en el sentido de las agujas del reloj bajando el extremo izquierdo del bastón y enganchando a través de tu abdomen hacia tu rodilla izquierda. Mientras haces esto, suelta tu mano derecha del bastón y colócala frente a tu pecho, con la palma hacia adentro. Transfiere ligeramente tu peso a tu pierna izquierda, y al final del movimiento, sostén el bastón con tu mano izquierda verticalmente detrás de tu codo izquierdo pero frente a tu cadera izquierda. Tu mirada debe estar dirigida hacia la esquina delantera derecha, manteniéndote alerta y listo (Foto 15-3).

Movimiento 4:

Levanta la palma derecha, girándola hacia adelante, mientras vuelves a transferir el peso a tu pierna derecha, regresando a una postura de caballo cargando el peso a la derecha. Simultáneamente, tu mano derecha se mueve en un arco ascendente y hacia afuera hacia tu frente derecha, con los dedos apuntando hacia arriba a la altura de la barbilla. Extiende completamente tu brazo derecho, manteniendo el codo más bajo que el hombro. Mantén tu mano izquierda cerca de tu cadera izquierda como si estuvieras atando tu abrigo y metiéndote en el cinturón para facilitar el trabajo de pies y las patadas, de ahí el nombre "Atar el Abrigo" (Foto 15-4).

Repetición:

Suelta el bastón detrás de tu brazo izquierdo y tráelo de vuelta frente a tu pecho, regresando a la posición inicial. Practica la misma secuencia de Movimientos 2 al 4 en el lado izquierdo, reflejando los movimientos. Continúa alternando entre los lados izquierdo y derecho durante tres o cuatro ciclos, asegurándose de que las transiciones sean suaves y fluidas.

Puntos Clave:

1) *Este movimiento se deriva del estilo Chen de tai chi. La clave de esta postura es mantener un flujo deliberado, suave y continuo. Imagina que te estás metiendo el abrigo en el cinturón y estás listo para reaccionar en una pelea.*

2) *Asegúrate de que tu torso guíe el movimiento del bastón, con los brazos siguiéndolo de manera natural. Esto creará un flujo cohesivo y poderoso, esencial para la efectividad de la técnica.*

3) *Presta mucha atención a la alineación de tus brazos, particularmente en los movimientos finales, donde el brazo derecho se extiende hacia adelante. El codo debe permanecer más bajo que el hombro para mantener una forma adecuada y prevenir tensiones.*

Posture 16: Taming Tiger 伏虎势

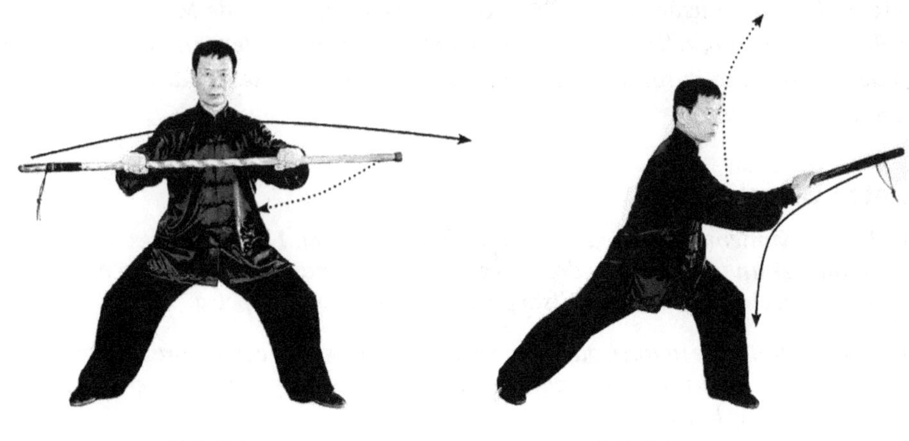

Photo 16-1　　Photo 16-2

Movement 1:

Start by standing with your feet slightly wider than shoulder-width apart, toes angled outward. Ground yourself by lowering your hips and sinking your center of gravity, creating a deep connection with the earth. Hold the hiking staff horizontally in front of your chest with both hands, keeping them shoulder-width apart. Take a moment to center your mind and body, preparing for the movements to come (Photo 16-1).

Movement 2:

Turn your torso to the left, leading with your arms as you sweep the right end of the staff horizontally across your front to the left. Simultaneously, shift your weight onto your left foot, bending your left knee to form a left bow stance. Turn your right foot slightly inward to maintain balance and reduce strain on your right knee. Your body is now facing to the left (Photo 16-2).

Movement 3:

Without hesitation, raise your left hand above your head while pushing your right hand to the left side of your ribs, holding the staff vertically. This action creates a protective barrier on your left side following the sweep. Turn your head to look forward, with your torso aligned toward the left front corner (Photo 16-3).

Movement 4:

Lower your left hand to bring the staff back to a horizontal position in front of you, turning your torso to face forward. As you do so, pivot your right foot slightly to the

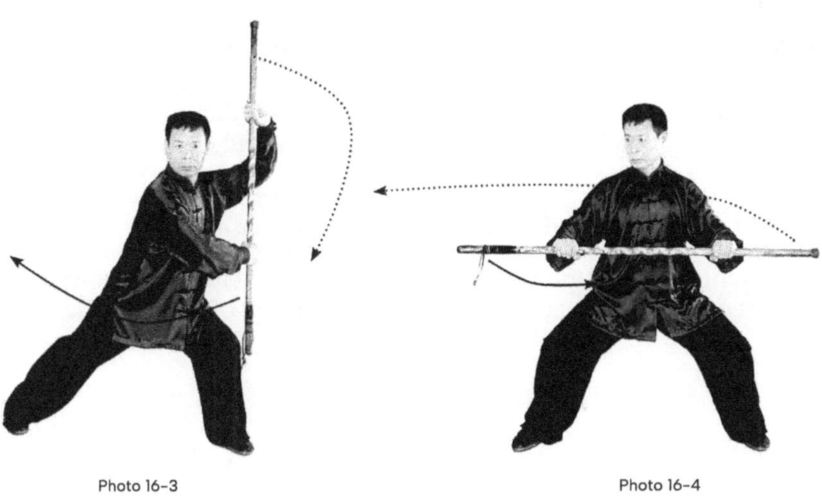

Photo 16-3

Photo 16-4

right front, relieving any tension in your right leg. This movement returns you to the starting position, as in Movement 1 (Photo 16-4).

Repetition:

Repeat the sequence of Movements 2 and 3 on the right side, mirroring the actions (Photos 16-5, 16-6). Continue alternating between left and right sides for three to four cycles, focusing on smooth and fluid transitions.

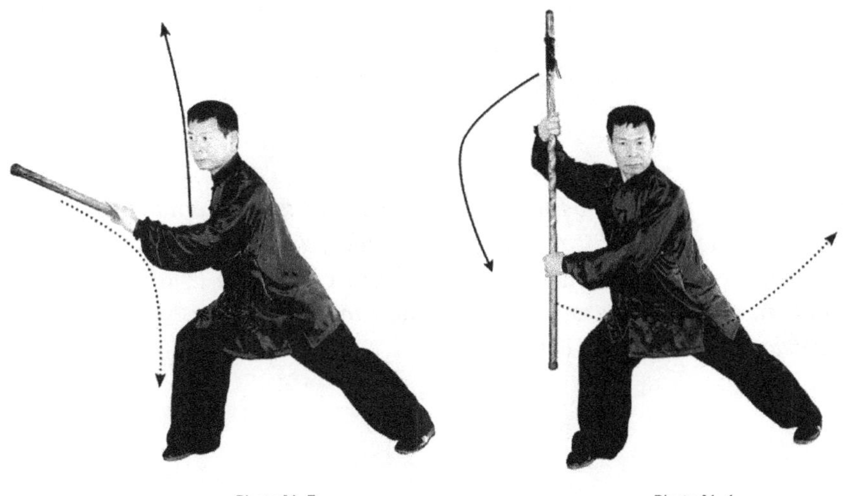

Photo 16-5

Photo 16-6

Key Points:

1) This posture is derived from Yang style tai chi. Symbolizes the control of powerful, aggressive, or wild energies. The "tiger" often represents raw power, or an untamed force within oneself or an opponent. "Taming" refers to mastering or controlling this force through discipline, skill, and technique.

2) Ensure your stance remains grounded and stable throughout the sequence of sweeping and twisting the staff to maintain balance and control.

3) Pay attention to the protective gesture with the staff; it symbolizes guarding against unexpected attacks, reinforcing the concept of "Taming the Tiger."

En español

Movimiento 1:

Comienza de pie, con los pies un poco más anchos que la anchura de los hombros y con los dedos de los pies apuntando hacia afuera. Arraiga tu cuerpo bajando las caderas y hundiendo tu centro de gravedad, creando una conexión profunda con la tierra. Sostén el bastón de senderismo horizontalmente frente a tu pecho con ambas manos, manteniéndote a la anchura de los hombros. Tómate un momento para centrar tu mente y cuerpo, preparándote para los movimientos que vienen (Foto 16-1).

Movimiento 2:

Gira tu torso hacia la izquierda, liderando con los brazos mientras barres el extremo derecho del bastón horizontalmente a través de tu frente hacia la izquierda. Simultáneamente, transfiere tu peso a tu pie izquierdo, doblando la rodilla izquierda para formar una postura de arco hacia la izquierda. Gira ligeramente tu pie derecho hacia adentro para mantener el equilibrio y reducir la tensión en tu rodilla derecha. Tu cuerpo ahora está mirando hacia la izquierda (Foto 16-2).

Movimiento 3:

Sin dudarlo, levanta tu mano izquierda por encima de tu cabeza mientras empujas tu mano derecha hacia el lado izquierdo de tus costillas, sosteniendo el bastón en posición vertical. Esta acción crea una barrera protectora en tu lado izquierdo siguiendo el barrido. Gira tu cabeza para mirar hacia adelante, con tu torso alineado hacia la esquina delantera izquierda (Foto 16-3).

Movimiento 4:

Baja tu mano izquierda para devolver el bastón a una posición horizontal frente a ti, girando tu torso para mirar hacia adelante. Mientras lo haces, gira ligeramente tu pie derecho hacia la esquina delantera derecha, aliviando cualquier tensión en tu pierna derecha. Este movimiento te regresa a la posición inicial, como en el Movimiento 1 (Foto 16-4).

Repetición:

Repite la secuencia de Movimientos 2 y 3 en el lado derecho, reflejando las acciones (Fotos 16-5, 16-6). Continúa alternando entre los lados izquierdo y derecho durante tres o cuatro ciclos, enfocándose en transiciones suaves y fluidas.

Puntos Clave:

1) *Esta postura se deriva del estilo Yang de tai chi. Simboliza el control de energías poderosas, agresivas o salvajes. El "tigre" a menudo representa el poder bruto o una fuerza indómita*
2) *dentro de uno mismo o de un oponente. "Domar" se refiere a dominar o controlar esta fuerza mediante la disciplina, habilidad y técnica.*
3) *Asegúrate de que tu postura se mantenga arraigada y estable durante toda la secuencia de barrido y torsión del bastón para mantener el equilibrio y el control.*
4) *Presta atención al gesto protector con el bastón; simboliza la protección contra ataques inesperados, reforzando el concepto de "Domar al Tigre."*

Posture 17: White Crane Spreads Wings 白鹤亮翅

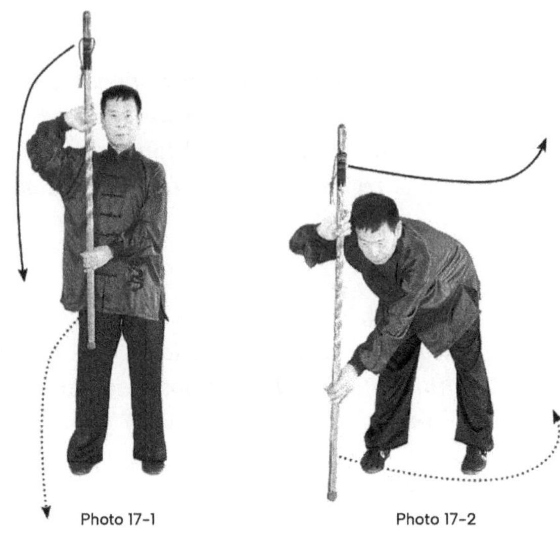

Photo 17-1 Photo 17-2

Movement 1:

Start by standing with your feet parallel, grounding yourself by slightly lowering your hips and sinking your center of gravity. Hold the hiking staff vertically in front of your right shoulder, with your right hand on top at head height, palm facing forward, and thumb side down. Your left hand should be low in front of your right hip, palm facing inward (Photo 17-1).

Movement 2:

Bend your torso forward while maintaining the position of your hands and the staff. Keep both legs extended. As you bend forward, the left-hand end of the staff lowers in front of your right toes, while your right hand remains in front of your head, supporting the vertical staff in a ward-off position for protection (Photo 17-2).

Movement 3:

Maintain the forward bend and twist your torso to the left, parrying the vertical staff across your front to the left rear corner. The left-hand end of the staff should be at the back of your left heel. Keep your right hand in front of your head, forming an arc with your right arm, and feel the stretch extending to your right rib side (Photo 17-3).

Movement 4:

Straighten your torso, lift your left hand, and turn your body to face the front. Hold the staff horizontally above your head with both hands, as if a giant bird is opening its wings. Feel the upward stretch in your spine, expanding your posture (Photo 17-4).

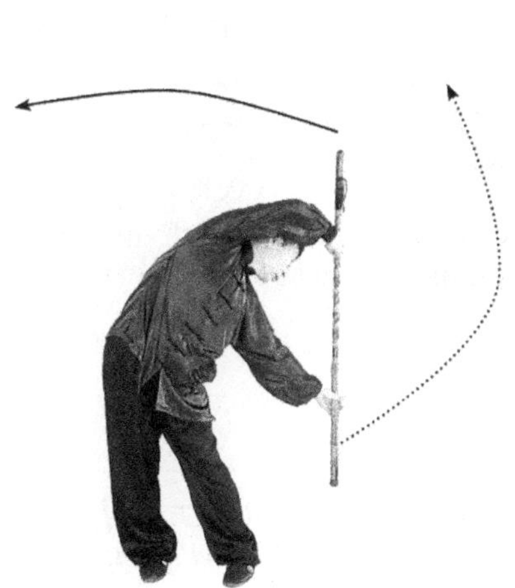
Photo 17-3

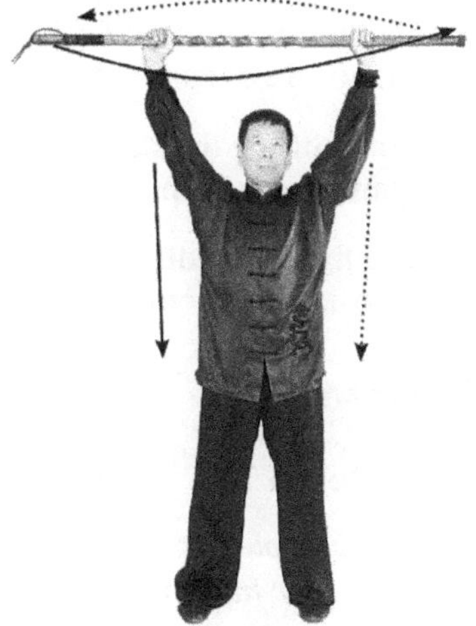
Photo 17-4

Movement 5:

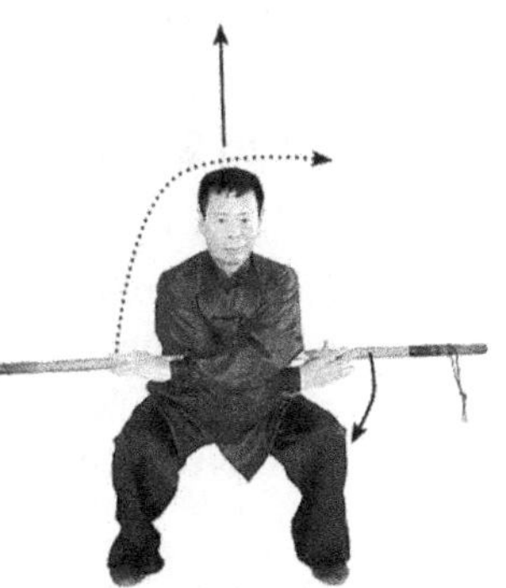
Photo 17-5

Cross your left arm over your right arm and lower your hands in front of your chest, so the staff is held between your arms and palms. Simultaneously, squat halfway down, holding the staff horizontally in front of your lower abdomen (Photo 17-5).

Movement 6:

Rise from the squat, unfolding your left arm, and position the staff vertically in front of your left shoulder. Your left hand should be in front of your head, palm facing forward, thumb side down, with your right hand low in front of your left hip, palm facing inward. This movement returns you to the starting position, as in Movement 1, but on your left side (Photo 17-6).

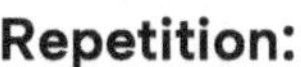

Repetition:

Repeat the sequence of Movements 2 through 5 on the right side, mirroring the actions. Continue alternating between left and right sides for three to four cycles, focusing on smooth and fluid transitions.

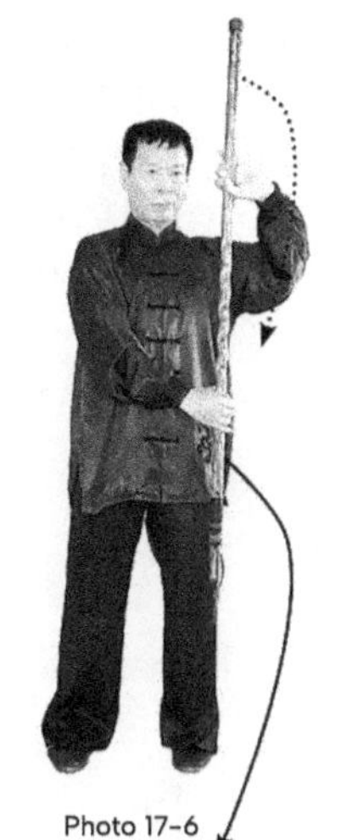
Photo 17-6

Key Points:

1) This is derived from the Wu style tai chi. The bending and twisting actions should be performed with fluidity, ensuring that the parrying motion feels like a natural extension of your body.
2) When lifting the staff above your head, imagine the expansive wings of a crane, symbolizing both strength and grace.
3) The final unfolding motion should feel like a release, with the staff returning to a vertical protective stance, symbolizing readiness for the next movement.

En español

Movimiento 1:

Comienza de pie con los pies paralelos, conectándote a la tierra bajando ligeramente las caderas y hundiendo tu centro de gravedad. Sostén el bastón de senderismo verticalmente frente a tu hombro derecho, con la mano derecha arriba a la altura de la cabeza, palma hacia adelante y el pulgar hacia abajo. Tu mano izquierda debe estar baja, frente a tu cadera derecha, con la palma hacia adentro (Foto 17-1).

Movimiento 2:

Inclina tu torso hacia adelante mientras mantienes la posición de las manos y el bastón. Mantén ambas piernas extendidas. Al inclinarte hacia adelante, el extremo izquierdo del bastón se baja frente a los dedos de tus pies derechos, mientras tu mano derecha permanece frente a tu cabeza, sosteniendo el bastón vertical en una posición de defensa para protección (Foto 17-2).

Movimiento 3:

Mantén la inclinación hacia adelante y gira tu torso hacia la izquierda, desviando el bastón vertical a través de tu frente hacia la esquina trasera izquierda. El extremo izquierdo del bastón debe estar en la parte trasera de tu talón izquierdo. Mantén tu mano derecha frente a tu cabeza, formando un arco con tu brazo derecho, y siente el estiramiento que se extiende hacia el lado derecho de tus costillas (Foto 17-3).

Movimiento 4:

Endereza tu torso, levanta la mano izquierda y gira tu cuerpo para mirar al frente. Sostén el bastón horizontalmente por encima de tu cabeza con ambas manos, como si un ave gigante estuviera abriendo sus alas. Siente el estiramiento ascendente en tu columna, expandiendo tu postura (Foto 17-4).

Movimiento 5:

Cruza tu brazo izquierdo sobre tu brazo derecho y baja tus manos frente a tu pecho, de modo que el bastón quede entre tus brazos y palmas. Simultáneamente, agáchate a media altura, sosteniendo el bastón horizontalmente frente a tu abdomen bajo (Foto 17-5).

Movimiento 6:

Levántate de la posición agachada, desenrollando tu brazo izquierdo, y coloca el bastón verticalmente frente a tu hombro izquierdo. Tu mano izquierda debe estar frente a tu cabeza, palma hacia adelante, pulgar hacia abajo, con tu mano derecha baja frente a tu cadera izquierda, palma hacia adentro. Este movimiento te devuelve a la posición inicial, como en el Movimiento 1, pero del lado izquierdo (Foto 17-6).

Repetición:

Repite la secuencia de los Movimientos 2 al 5 en el lado derecho, reflejando las acciones. Continúa alternando entre los lados izquierdo y derecho durante tres o cuatro ciclos, enfocándose en transiciones suaves y fluidas.

Puntos Clave:

1) *Esto se deriva del estilo Wu de tai chi. Las acciones de flexión y torsión deben realizarse con fluidez, asegurando que el movimiento de desvío se sienta como una extensión natural de tu cuerpo.*

2) *Al levantar el bastón por encima de tu cabeza, imagina las alas expansivas de una grulla, simbolizando tanto la fuerza como la gracia.*

3) *El movimiento final de desenrollar debe sentirse como una liberación, con el bastón volviendo a una postura protectora vertical, simbolizando la preparación para el próximo movimiento.*

Posture 18: Closing Form 收勢

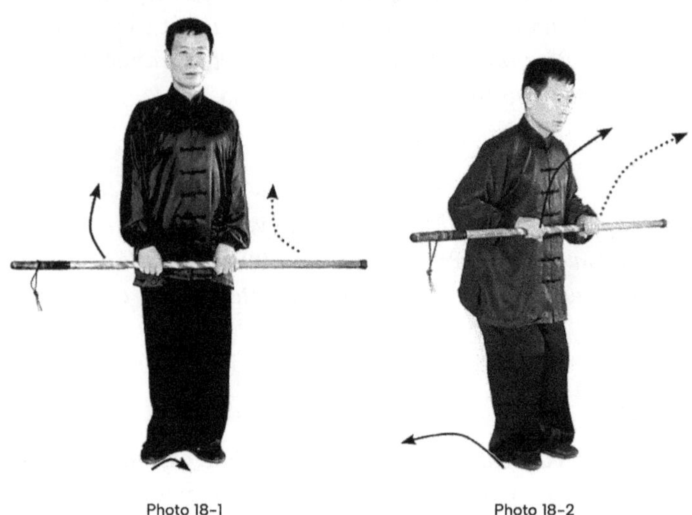

Photo 18-1 Photo 18-2

Movement 1:

Begin by standing with your heels a few inches apart and your toes angled outward. Ground yourself by sinking your center of gravity, establishing a deep connection with the earth beneath you. This stance is typical of Sun style tai chi and serves as a preparatory position. Hold the hiking staff horizontally in front of your abdomen with both hands, keeping them about ten inches apart (Photo 18-1).

Movement 2:

Turn your right foot toes inward slightly past your centerline so your chest faces your left front. Lower your hips slightly while drawing the staff up along your torso to the front of your chest, keeping both elbows bent. Direct your gaze to the left front corner, focusing your intention and energy in that direction (Photo 18-2).

Movement 3:

Extend the staff horizontally toward your left front at shoulder height, as if you are stretching a rubber band. As you do this, fully extend your arms, then slightly contract them, allowing your elbows to loop downward. At the same time, step your right foot back toward your right rear corner, creating a stable and balanced stance (Photo 18-3).

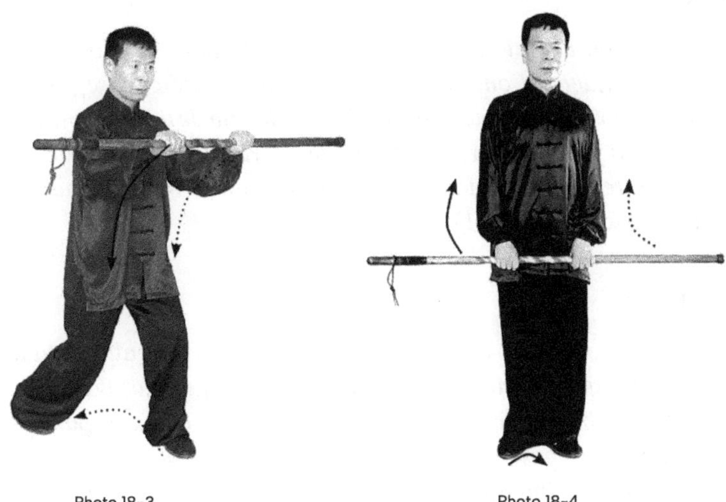

Photo 18-3

Photo 18-4

Movement 4:

Lower your hands and pull the staff back toward your abdomen. Simultaneously, bring your left foot backward to the side of your right foot and straighten your torso. Optionally, you can bring your right foot forward to its original position. This movement returns you to the starting spot, which is especially good for those with limited space when performing many repetitions (Photo 18-4).

Repetition:

Repeat the sequence of Movements 2, 3, and 4 to the right front, mirroring the actions of the previous left front. Continue alternating between the left and right sides for three to four cycles.

Key Points:

1) This posture is derived from the Closing Form of Sun style tai chi, emphasizing the harmonious completion of the practice.
2) The stretching and contracting of the arms symbolize the dynamic balance between extension and contraction, strength, and relaxation.
3) Pay close attention to the transitions between movements, as they should be seamless and fluid, reflecting the continuous flow of energy in tai chi.

En español

Movimiento 1:

Comienza de pie con los talones separados unos centímetros y los dedos de los pies angulados hacia afuera. Conéctate con la tierra bajando tu centro de gravedad, estableciendo una profunda conexión con el suelo debajo de ti. Esta postura es típica del estilo Sun de tai chi y sirve como posición preparatoria. Sostén el bastón de senderismo horizontalmente frente a tu abdomen con ambas manos, manteniéndote a unas diez pulgadas de distancia (Foto 18-1).

Movimiento 2:

Gira los dedos del pie derecho ligeramente hacia adentro, más allá de tu línea central, para que tu pecho quede orientado hacia el frente izquierdo. Baja ligeramente las caderas mientras subes el bastón a lo largo de tu torso hasta la parte frontal de tu pecho, manteniendo ambos codos doblados. Dirige tu mirada hacia la esquina frontal izquierda, enfocando tu intención y energía en esa dirección (Foto 18-2).

Movimiento 3:

Extiende el bastón horizontalmente hacia el frente izquierdo a la altura de los hombros, como si estuvieras estirando una banda elástica. Al hacerlo, extiende completamente los brazos y luego con tráelos ligeramente, permitiendo que los codos se curven hacia abajo. Al mismo tiempo, retrocede el pie derecho hacia la esquina trasera derecha, creando una postura estable y equilibrada (Foto 18-3).

Movimiento 4:

Baja las manos y tira del bastón hacia tu abdomen. Simultáneamente, lleva el pie izquierdo hacia atrás, junto al pie derecho, y endereza tu torso. Opcionalmente, puedes adelantar el pie derecho a su posición original. Este movimiento te regresa al punto de partida, lo cual es especialmente útil para quienes tienen un espacio limitado al realizar muchas repeticiones (Foto 18-4).

Repetición:

Repite la secuencia de los Movimientos 2, 3 y 4 hacia el frente derecho, reflejando las acciones del frente izquierdo anterior. Continúa alternando entre los lados izquierdo y derecho durante tres o cuatro ciclos.

Puntos Clave:

1) *Esta postura se deriva de la Forma de Cierre del estilo Sun de tai chi, enfatizando la armoniosa finalización de la práctica.*

2) *El estiramiento y la contracción de los brazos simbolizan el equilibrio dinámico entre la extensión y la contracción, la fuerza y la relajación.*

3) *Presta especial atención a las transiciones entre movimientos, ya que deben ser fluidas y continuas, reflejando el flujo continuo de energía en el tai chi.*

Part 2
Tai Chi Hiking Staff for Self-defense

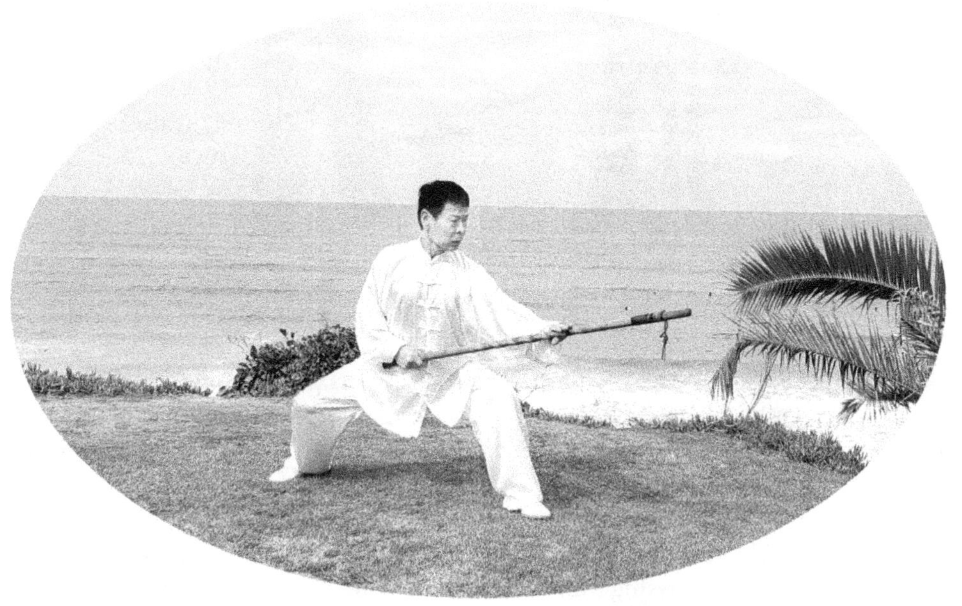

Posture 1: Opening Form 起勢

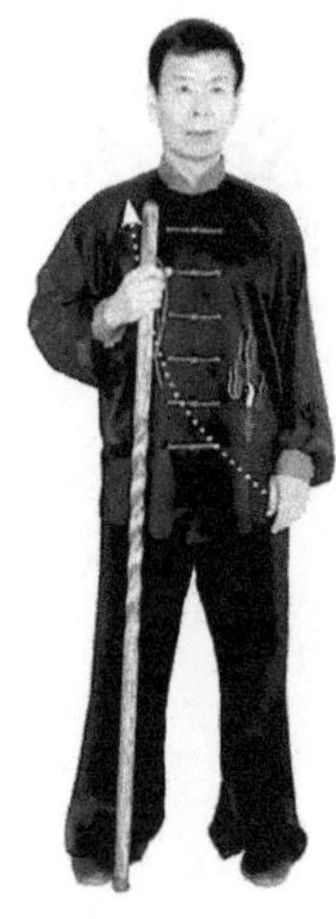

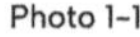

Photo 1-1

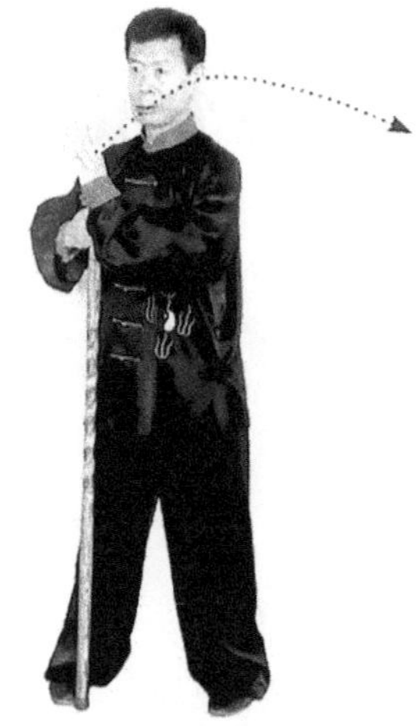

Photo 1-2

Movement 1

Begin by facing south to start your practice. Stand relaxed with your feet shoulder-width apart. Unlock your hips to lower your center of gravity, and relax your waist. Hold the hiking staff vertically in your right hand with the tail end resting on the floor, just a few inches in front of your right foot. Establish your central equilibrium by settling your weight mainly on your heels. Contain your chest and lift your spine, as if an intangible energy rope is gently pulling the crown of your head upward. Imagine a central axis passing through your torso from head to tailbone. Stay in this pose until you feel your spine elongate and the spaces between your vertebrae open. Calm your mind and settle your breath deep into the lower abdomen (Photo 1-1).

Movement 2

Purposefully sink your left hip slightly more to facilitate a gentle torso turn toward your right front, with your chest facing the southwest corner. Simultaneously, sink your shoulders and circle your left hand upward in front of your chest, with the palm facing diagonally toward your right shoulder. Feel the peng (ward-off) energy, maintaining a space between your left arm and your chest (Photo 1-2).

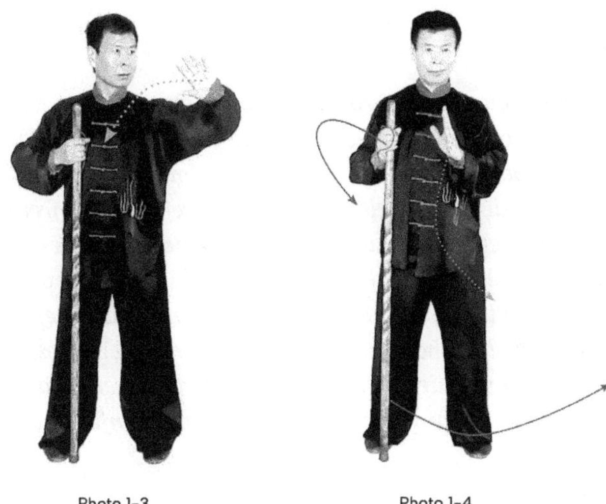

Photo 1-3 Photo 1-4

Movement 3

Sink your right hip to turn your torso toward the left front. As you do so, move your left palm in an upward curve outward toward the southeast front corner at nose height. Simultaneously, turn your left palm to face outward, with your eyes following the movement of your left palm (Photo 1-3).

Movement 4

Circle your left palm downward with an inward curve to heart height, with your chest turned to face forward. Your left hand should be in a position similar to a single-hand prayer pose, with the palm centered in front of your chest (Photo 1-4).

Key Points:

1) Begin with a relaxed stance, focusing on lowering your center of gravity and deep breathing into the lower abdomen. This helps in maintaining a calm and stable foundation.

2) Purposefully sink your hips to facilitate torso turns. Movement 2 emphasizes sinking your left hip to turn right, while Movement 3 involves sinking your right hip to turn left. You should feel the crotch (the space between your inner thighs) rounding as an arched stone bridge. The ward-off energy of your pelvis enables you to hold your torso in a stable position.

3) In Movement 2, feel the peng (ward off) energy between your left arm and chest, maintaining space and proper alignment. Movement 3 involves turning your left palm outward and following it with your eyes.

En español

Movimiento 1

Comienza mirando hacia el sur para iniciar tu práctica. Párate relajado con los pies a la altura de los hombros. Relaja tus caderas para bajar tu centro de gravedad y relaja la cintura. Sostén el bastón de senderismo verticalmente en tu mano derecha, con el extremo inferior apoyado en el suelo, a unos pocos centímetros frente a tu pie derecho. Establece tu equilibrio central asentando tu peso principalmente en los talones. Contén el pecho y alarga la columna, como si una cuerda de energía intangible estuviera tirando suavemente de la coronilla hacia arriba. Imagina un eje central que pasa a través de tu torso desde la cabeza hasta el coxis. Permanece en esta postura hasta que sientas que tu columna se alarga y los espacios entre las vértebras se abren. Calma tu mente y lleva la respiración profundamente al abdomen inferior (Foto 1-1).

Movimiento 2

Hunde intencionalmente un poco más la cadera izquierda para facilitar un giro suave del torso hacia el frente derecho, con el pecho mirando hacia la esquina suroeste. Al mismo tiempo, hunde los hombros y realiza un círculo con la mano izquierda hacia arriba frente a tu pecho, con la palma mirando en diagonal hacia tu hombro derecho. Siente la energía peng (de desvío), manteniendo un espacio entre tu brazo izquierdo y tu pecho (Foto 1-2).

Movimiento 3

Hunde tu cadera derecha para girar el torso hacia el frente izquierdo. Al hacerlo, mueve la palma izquierda en una curva hacia arriba hacia la esquina sureste a la altura de la nariz. Simultáneamente, gira la palma izquierda hacia afuera, con los ojos siguiendo el movimiento de tu palma izquierda (Foto 1-3).

Movimiento 4

Haz un círculo con tu palma izquierda hacia abajo en una curva hacia adentro a la altura del corazón, con el pecho mirando hacia adelante. Tu mano izquierda debe estar en una posición similar a una postura de oración con una mano, con la palma centrada frente a tu pecho (Foto 1-4).

Puntos Clave:

1) *Comienza con una postura relajada, enfocándose en bajar tu centro de gravedad y respirando profundamente en el abdomen inferior. Esto ayuda a mantener una base calmada y estable.*

2) *Intencionalmente hunde tus caderas para facilitar los giros del torso. El Movimiento 2 enfatiza hundir la cadera izquierda para girar a la derecha, mientras que el Movimiento 3 implica hundir la cadera derecha para girar a la izquierda. Debes sentir la ingle (el espacio entre tus muslos internos) redondearse como un puente de piedra arqueado. La energía de desvío de tu pelvis te permite mantener tu torso en una posición estable.*

3) *En el Movimiento 2, siente la energía peng (de desvío) entre tu brazo izquierdo y el pecho, manteniendo el espacio y la alineación adecuada. El Movimiento 3 implica girar la palma izquierda hacia afuera y seguirla con los ojos.*

Posture 2: Crouching Tiger 伏虎势

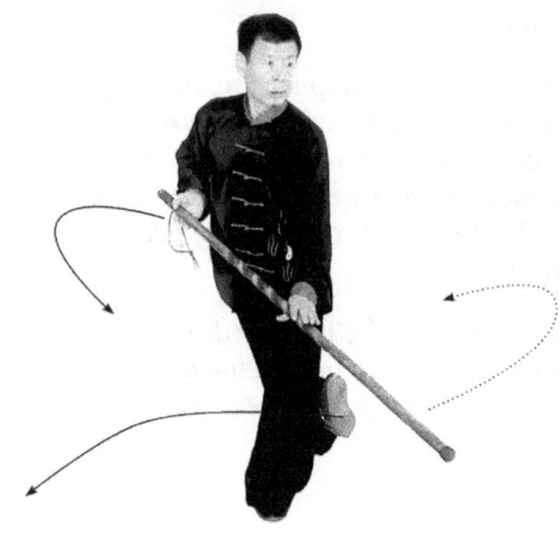

Photo 2-1

Movement 1

Kick the tail end of the staff with your right foot, propelling it forward with a strong and deliberate motion. As you do so, use your right hand to tilt back the head of the staff, guiding the tail end's forward strike. Simultaneously, your left hand moves in a controlled downward curve to catch the middle part of the staff, pushing the tail end toward your left front, as if you are fending off an attack from a rabid dog or coyote. The action should feel fluid yet powerful, emphasizing control and precision in your defense (Photo 2-1).

Movement 2

Immediately withdraw your right foot and step it back to your rear right, establishing a stable foundation. As you do this, guide the staff with your left hand in a smooth clockwise circle, bringing it from a low front position to guard in front of your left knee. Slide your left hand to a position about 20 inches from the tail end of the staff, with your left palm facing down and your right palm facing relatively upward at the outside of your right hip. Simultaneously, sink into a lower horse stance, ensuring your balance and stability. Hold the staff horizontally at knee height, with the tail end positioned just inside your left knee, pointing toward the front left corner (southeast). This stance not only protects your lower body but also sets you up for the next movement with a strong defensive posture (Photo 2-2).

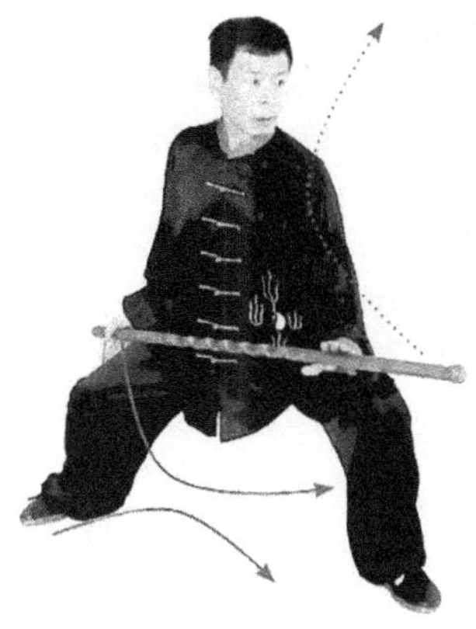

Photo 2-2

Key Points:

1) Ensure smooth coordination between your hand and foot movements, synchronizing the kick and tilt of the staff for an effective strike. The downward curve of your left hand is crucial for catching and directing the staff accurately.

2) Focus on maintaining a strong lower horse stance in Movement 2 to keep the staff at knee height, providing stability and control. Proper hand positioning and a firm squat enhance your ability to guard and maneuver the staff efficiently.

3) Use the big toe side arc of your right foot to kick the staff to make sure it goes in the direction you desired. Your left hand can be used to swing the staff to your front, but the right foot kick moves the staff tail end much faster.

4) This is a typical tai chi *peng-lu-ji-an* sequence based on the first move of the posture "Bodhidharma Warrior Pounding the Mortar" in Chen Tai Chi Old Frame. It is fundamental in tai chi practice, representing four of the primary energies: deflects an incoming force with an upward and outward motion; yields to force by turning and redirecting it to the side; presses in space; seals and pushes forward.

En español

Movimiento 1

Patea el extremo trasero del bastón con tu pie derecho, impulsándolo hacia adelante con un movimiento fuerte y deliberado. Mientras lo haces, usa tu mano derecha para inclinar hacia atrás la cabeza del bastón, guiando el golpe del extremo trasero hacia adelante. Simultáneamente, tu mano izquierda se mueve en una curva descendente controlada para atrapar la parte media del bastón, empujando el extremo trasero hacia tu frente izquierda, como si estuvieras defendiéndote de un ataque de un perro rabioso o un coyote. La acción debe sentirse fluida pero poderosa, enfatizando el control y la precisión en tu defensa (Foto 2-1).

Movimiento

Inmediatamente retira tu pie derecho y retrocede hacia la parte trasera derecha, estableciendo una base estable. Mientras lo haces, guía el bastón con tu mano izquierda en un círculo suave en el sentido de las agujas del reloj, llevándolo desde una posición baja al frente para proteger frente a tu rodilla izquierda. Desliza tu mano izquierda a una posición a unos 20 pulgadas del extremo trasero del bastón, con la palma izquierda hacia abajo y la palma derecha relativamente hacia arriba en el exterior de tu cadera derecha. Simultáneamente, hunde tu cuerpo en una postura de caballo baja, asegurando tu equilibrio y estabilidad. Sostén el bastón horizontalmente a la altura de la rodilla, con el extremo trasero posicionado justo dentro de tu rodilla izquierda, apuntando hacia la esquina delantera izquierda (sureste). Esta postura no solo protege tu parte inferior del cuerpo, sino que también te prepara para el siguiente movimiento con una postura defensiva fuerte (Foto 2-2).

Puntos Clave:

1) *Asegúrate de una coordinación suave entre los movimientos de tus manos y pies, sincronizando la patada y la inclinación del bastón para un golpe efectivo. La curva descendente de tu mano izquierda es crucial para atrapar y dirigir el bastón con precisión.*

2) *Concéntrate en mantener una postura de caballo baja y fuerte en el Movimiento 2 para mantener el bastón a la altura de la rodilla, proporcionando estabilidad y control. Una posición adecuada de las manos y una sentadilla firme mejoran tu capacidad para proteger y maniobrar el bastón de manera eficiente.*

3) *Usa el arco lateral del dedo gordo de tu pie derecho para patear el bastón y asegurarte de que vaya en la dirección deseada. Tu mano izquierda puede utilizarse para balancear el bastón hacia el frente, pero la patada con el pie derecho mueve el extremo trasero del bastón mucho más rápido.*

4) *Esta es una secuencia típica de tai chi peng-lu-ji-an basada en el primer movimiento de la postura "Guerrero Bodhidharma Golpeando el Mortero" en el Marco Antiguo de Chen Tai Chi. Es fundamental en la práctica de tai chi, representando cuatro de las energías primarias: desvía una fuerza entrante con un movimiento hacia arriba y hacia afuera; cede a la fuerza girando y dirigiéndose hacia un lado; presiona en el espacio; sella y empuja hacia adelante.*

Posture 3: Vajra Pounding 金刚捣碓

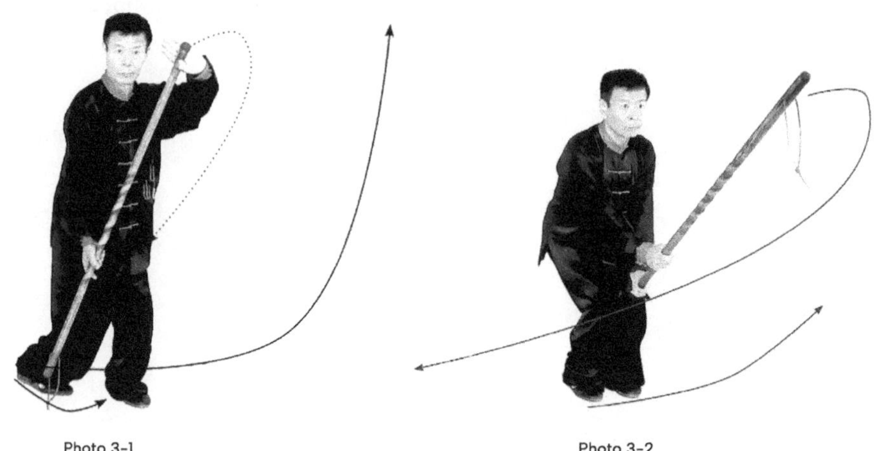

Photo 3-1

Photo 3-2

Movement 1

Twist the staff so that the tail end draws upward and backward to the front of your left shoulder while sliding your left hand to the end of the tail. Simultaneously, move the head end of the staff down with your right hand to guard the outside of your right knee. Make sure your left hand is wrapping around the tail end. This will set up a good left hand position to handle the staff for the next few postures (Photo 3-1).

Movement 2

Without a pause, move the staff head forward and upward, slide your right hand down toward your left hand and form a fulcrum. Jerk your left hand down to lift the head end of the staff, as if performing an uppercut strike with the staff head. At the same time, pull your right foot up next to your left foot to facilitate the upper strike. (打狗棒法之"棒挑癞犬") This is a rabid dog beating stick technique: "Using a stick to flip a mangy rabid dog" (Photo 3-2).

Movement 3

Swing the staff from your front left to your right in a lower curve, as if you are parrying an attack from your right front low. At the same time, swing your right foot to the left to balance the staff's right-side swing (Photo 3-3).

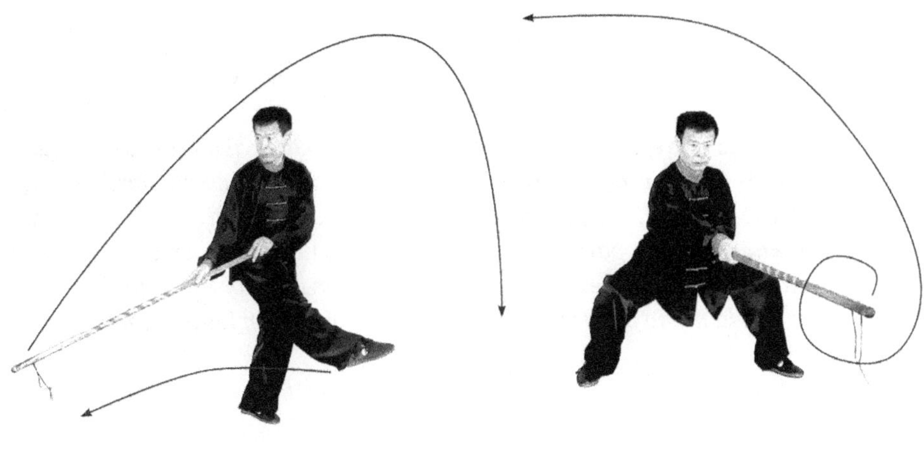

Photo 3-3

Photo 3-4

Movement 4

Raise the staff in front of your right shoulder, then strike the staff forward and downward to your front low. At the same time, land your right foot into a horse stance. To make sure the tail end of the staff is not poking your own abdomen, your left hand should wrap around the tail end with your right hand about ten inches upfront. The head of the staff points straight forward (south) at about knee height. (打狗棒法之"棒打疯狗头"). This is a rabid dog beating stick technique: "Strike rabid dog's head" (Photo 3-4).

Key Points:

1) The sequence involves smooth transitions between twisting, sliding, and swinging the staff, emphasizing coordinated hand movements for both defense and offense.

2) Proper footwork and stance adjustments are crucial, culminating in precise striking techniques that target specific areas with controlled force.

3) This posture is a combination of Chen style Tai Chi's Bodhidharma Warrior Pounding the Mortar and "Rabid-dog Beating Staff Technique" (打狗棒法). The staff is about one and half meter long, a traditional Chinese martial arts weapon used commonly by the Beggar Sect. The technique is known for its clever and versatile methods to subdue opponents, symbolized by the idea of beating or fending off attacking rabid dogs.

4) You can stomp your right foot into the horse stance to train your leg strength. Optionally, you can jump high while swinging the staff above your head, and use your body's landing momentum to power the strike.

En español

Movimiento 1

Gira el bastón de manera que el extremo trasero se eleve hacia arriba y hacia atrás hasta la parte frontal de tu hombro izquierdo, mientras deslizas tu mano izquierda hacia el extremo del bastón. Simultáneamente, mueve el extremo delantero del bastón hacia abajo con tu mano derecha para proteger el exterior de tu rodilla derecha. Asegúrate de que tu mano izquierda envuelva firmemente el extremo trasero. Esto establecerá una buena posición de la mano izquierda para manejar el bastón en las próximas posturas (Foto 3-1).

Movimiento 2

Sin hacer una pausa, mueve el extremo delantero del bastón hacia adelante y hacia arriba, desliza tu mano derecha hacia abajo en dirección a tu mano izquierda y forma un fulcro. Baja bruscamente tu mano izquierda para levantar el extremo delantero del bastón, como si realizarás un golpe ascendente con el extremo delantero del bastón. Al mismo tiempo, coloca tu pie derecho junto al izquierdo para facilitar el golpe ascendente. 打狗棒法之"棒挑癞犬". *Esta es una técnica del bastón para golpear perros rabiosos: "Usar un bastón para voltear a un perro rabioso sarnoso" (Foto 3-2).*

Movimiento 3

Balancea el bastón desde tu frente izquierda hacia la derecha en una curva baja, como si estuvieras desviando un ataque desde tu frente derecha baja. Al mismo tiempo, balancea tu pie derecho hacia la izquierda para equilibrar el movimiento del bastón hacia la derecha (Foto 3-3).

Movimiento 4

Levanta el bastón frente a tu hombro derecho, luego golpea el bastón hacia adelante y hacia abajo hasta tu frente baja. Al mismo tiempo, aterriza tu pie derecho en una postura de caballo. Para asegurarte de que el extremo trasero del bastón no te pinche el abdomen, tu mano izquierda debe envolver el extremo trasero mientras que tu mano derecha se coloca a unas diez pulgadas hacia adelante. El extremo delantero del bastón apunta directamente hacia adelante (sur) a la altura de la rodilla. 打狗棒法之"棒打疯狗头". *Esta es una técnica del bastón para golpear perros rabiosos: "Golpear la cabeza del perro rabioso" (Foto 3-4).*

Puntos Clave:

1) *La secuencia implica transiciones suaves entre girar, deslizar y balancear el bastón, enfatizando movimientos coordinados de las manos tanto para la defensa como para el ataque.*

2) *El trabajo de pies y los ajustes de postura son cruciales, culminando en técnicas de golpeo precisas que apuntan a áreas específicas con fuerza controlada.*

3) *Esta postura es una combinación del estilo Chen de Tai Chi "Guerrero Bodhidharma Golpeando el Mortero" y la técnica del bastón para golpear perros rabiosos. El bastón mide aproximadamente un metro y medio de largo, un arma tradicional de las artes marciales chinas comúnmente usada por la Secta de los Mendigos. La técnica es conocida por sus métodos ingeniosos y versátiles para someter a los oponentes, simbolizada por la idea de golpear o repeler a los perros rabiosos que atacan.*

4) *Puedes golpear tu pie derecho en la postura de caballo para entrenar la fuerza de tus piernas. Opcionalmente, puedes saltar alto mientras balanceas el bastón sobre tu cabeza, y usar el impulso de tu cuerpo al aterrizar para potenciar el golpe.*

Posture 4: Overlord Raises Flag 霸王举旗

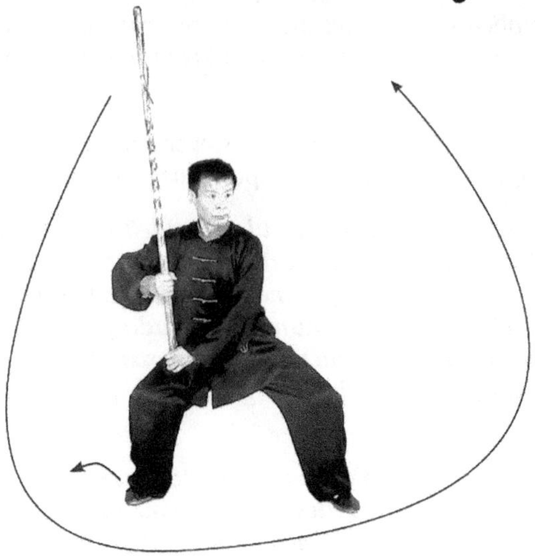

Photo 4-1

Movement 1

Begin by wrapping your left hand around the tail end of the hiking staff, positioning it against your belly button. Engage your core as you rotate your abdomen in a clockwise motion, using this movement to guide the staff in drawing a small clockwise circle in front of you. This motion is an effective method for training dantian rotation, which strengthens your core and helps you use your torso to drive the movement of your arms and hands as the staff circles. After completing the small circle, smoothly raise the staff to the front of your right shoulder, positioning it as if you were holding a baseball bat, ready to strike an incoming pitch. Simultaneously, shift your weight more onto your right leg (Photo 4-1). For an additional challenge that enhances leg strength and balance, you may choose to lift your left knee into a right rooster stance.

Movement 2

Smoothly swing the staff in a low arc across your front to the left front (southeast direction), bringing it to the front of your left shoulder. If you opted for the challenging roost stance in the previous movement, you need to step your left foot forward as you swing the staff to the left front. As you do this, shift your weight onto your left foot, settling into a left bow stance. Hold the staff vertically, as if holding a flagstaff, merging strength with grace as you complete the motion. Feel the power and stability in your stance, grounding yourself in the moment (Photo 4-2).

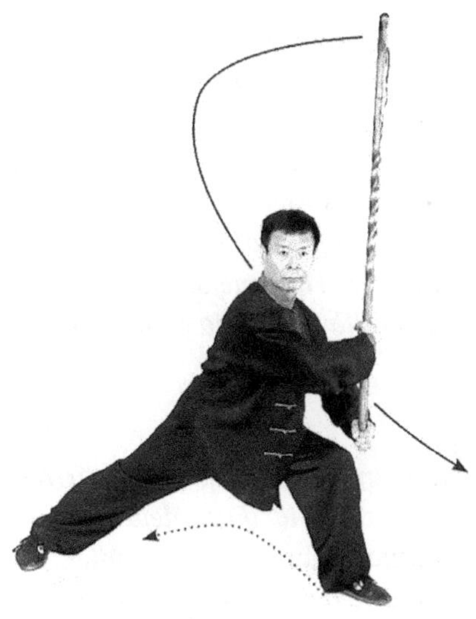

Photo 4-2

Key Points:

1) Focus on the rotation of your abdomen (dantian) to initiate and control the movement of the staff. This helps develop core strength and ensures that the motion is driven from your center, promoting stability and power in your movements.

2) Pay attention to the transition of weight from your right leg to your left as you step into the bow stance. The weight shift should be smooth and controlled, allowing for a fluid and powerful stance that supports the upward movement of the staff.

3) When holding the staff in the final position, ensure that it is vertical and that your body is aligned. This not only symbolizes the act of raising a flag but also reinforces the balance and coordination of your entire body.

4) If you opt to lift your knee into the rooster stance, focus on maintaining your balance and stabilizing your core. This variation adds an additional layer of difficulty, enhancing your overall strength and stability.

En español

Movimiento 1

Comienza envolviendo tu mano izquierda alrededor del extremo inferior del bastón de senderismo, posicionándote contra tu ombligo. Activa tu núcleo mientras giras el abdomen en un movimiento en el sentido de las agujas del reloj, usando este movimiento para guiar el bastón en un pequeño círculo en el mismo sentido frente a ti. Este movimiento es un método efectivo para entrenar la rotación del dantian, lo que fortalece tu núcleo y te ayuda a utilizar tu torso para impulsar el movimiento de tus brazos y manos mientras el bastón gira. Después de completar el pequeño círculo, levanta suavemente el bastón hasta la parte frontal de tu hombro derecho, posicionándote como si estuvieras sosteniendo un bate de béisbol, listo para golpear una pelota entrante. Al mismo tiempo, transfiere tu peso más hacia tu pierna derecha (Foto 4-1). Para un desafío adicional que mejora la fuerza de las piernas y el equilibrio, puedes optar por levantar tu rodilla izquierda en una postura de gallo derecho.

Movimiento 2

Mueve suavemente el bastón en un arco bajo a través de tu frente hacia el frente izquierdo (dirección sureste), llevándolo hacia la parte delantera de tu hombro izquierdo. Si optaste por la postura desafiante de gallo en el movimiento anterior, necesitas avanzar tu pie izquierdo mientras balanceas el bastón hacia el frente izquierdo. Al hacerlo, transfiere tu peso hacia tu pie izquierdo, asentándose en una postura de arco izquierda. Sostén el bastón verticalmente, como si estuvieras sosteniendo un asta de bandera, fusionando fuerza y gracia al completar el movimiento. Siente el poder y la estabilidad en tu postura, arraigándote en el momento (Foto 4-2).

Puntos Clave

1) *Enfócate en la rotación de tu abdomen (dantian) para iniciar y controlar el movimiento del bastón. Esto ayuda a desarrollar la fuerza central y asegura que el movimiento se impulse desde tu centro, promoviendo estabilidad y poder en tus movimientos.*

2) *Presta atención a la transición del peso de tu pierna derecha a la izquierda al dar el paso hacia la postura de arco. El cambio de peso debe ser suave y controlado, permitiendo una postura fluida y poderosa que apoye el movimiento ascendente del bastón.*

3) *Al sostener el bastón en la posición final, asegúrate de que esté vertical y que tu cuerpo esté alineado. Esto no solo simboliza el acto de levantar una bandera, sino que también refuerza el equilibrio y la coordinación de todo tu cuerpo.*

4) *Si optas por levantar la rodilla en la postura de gallo, concéntrate en mantener tu equilibrio y estabilizar tu núcleo. Esta variación añade una capa adicional de dificultad, mejorando tu fuerza y estabilidad en general.*

Posture 5: Divine Dragon Slings Its Tail 神龙摆尾

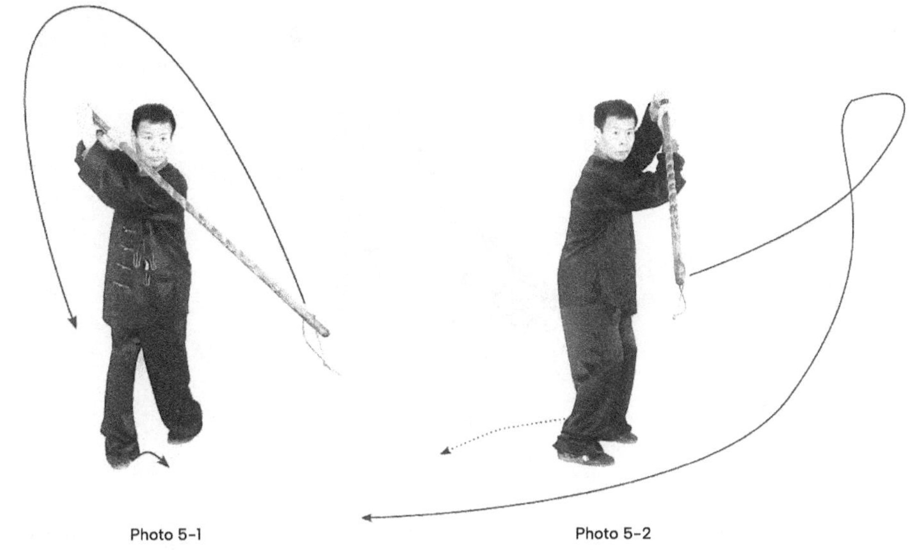

Photo 5-1 Photo 5-2

Movement 1

Circle the staff down behind your left shoulder while stepping your left foot back. Then, swing the staff upward and forward from the outside of your left leg to the front, with your torso turning slightly to the right. Use the twist of your torso to the left to initiate the staff's movement from your rear left low to sling up front high. Imagine your body like a coil spring creating a circular motion in the opposite direction. Relax your shoulders and let your arms follow your torso. Picture a dragon's movement originating from its core (Photo 5-1).

Movement 2

Following the movement of your torso to the right, lead the staff across your front to the right side. Without pausing, flick your right wrist to guide the staff in a circle back and down behind your right shoulder. Then, turn your torso and sling the staff upward and forward from the outside of your right leg to the front, with your torso turning to the left. This mirrors the previous movement, coiling from your right side to finish an infinite loop. This is a typical staff uppercut sling linked on both sides, like a dragon twisting and slinging its tail. Optionally, you can repeat a few more cycles to train your hip and waist strength. The right wrist plays a crucial role in guiding the staff in a circle back and down. The torso twist to the left should be fluid and controlled, creating a continuous movement that feels like an infinite loop (Photo 5-2).

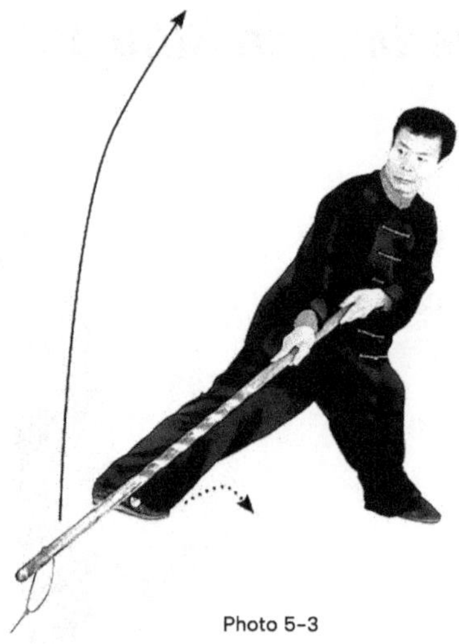

Photo 5-3

Movement 3

Following the movement of your torso to the left, lead the staff across your front. Then, let the head of the staff from your left front high make a U-turn down to swipe in a downward curve to your right front (southwest). Simultaneously, step your left foot behind your right foot into a crossing stance, lean your torso to the opposite direction of the staff sweep. This crossing stance provides you with better balance and more coiling sweep power to the staff (Photo 5-3).

Key Points:

1) The left and right side upward swings form a figure 8, with the crossing point in front of your head. Visualize this pattern to help guide your movements and ensure fluid transitions between each swing.

2) Use your hips to drive your torso, leading your arms for a smooth staff swing. The movement should originate from your center, with your hips initiating the twist and your torso following naturally. This coordination is key for maintaining balance and generating power. Imagine each movement as part of a continuous flow, similar to the smooth and elegant motions of a dragon. Each action should seamlessly transition into the next, creating a dynamic and unbroken sequence. Focus on the fluidity of your movements, allowing them to be both graceful and powerful.

3) This practice is derived from Shaolin stick fighting (少林棍术), which utilizes left and right swings to cover the body and parry attacks in front of you. The final movement includes a lower sweeping strike aimed at the opponent's legs, demonstrating both defensive and offensive techniques. Visualize the practical application of each movement. This imagery helps connect the movements to real-world scenarios, enhancing your understanding and execution of the technique.

En español

Movimiento 1

Gira el bastón hacia abajo detrás de tu hombro izquierdo mientras retrocedes con el pie izquierdo. Luego, mueve el bastón hacia arriba y hacia adelante desde el exterior de tu pierna izquierda hacia el frente, con tu torso girando ligeramente hacia la derecha. Usa el giro de tu torso hacia la izquierda para iniciar el movimiento del bastón desde tu posición baja trasera izquierda hacia el frente alto. Imagina tu cuerpo como un resorte creando un movimiento circular en la dirección opuesta. Relaja tus hombros y deja que tus brazos sigan a tu torso. Visualiza el movimiento de un dragón originándose desde su núcleo (Foto 5-1).

Movimiento 2

Siguiendo el movimiento de tu torso hacia la derecha, lleva el bastón a través de tu frente hacia el lado derecho. Sin detenerte, mueve tu muñeca derecha para guiar el bastón en un círculo hacia atrás y hacia abajo detrás de tu hombro derecho. Luego, gira tu torso y mueve el bastón hacia arriba y hacia adelante desde el exterior de tu pierna derecha hacia el frente, con tu torso girando hacia la izquierda. Esto refleja el movimiento anterior, enrollándose desde tu lado derecho para completar un bucle infinito. Este es un típico movimiento ascendente del bastón vinculado en ambos lados, como un dragón que gira y golpea con su cola. Opcionalmente, puedes repetir unos cuantos ciclos más para entrenar la fuerza de tus caderas y cintura. La muñeca derecha juega un papel crucial en guiar el bastón en un círculo hacia atrás y hacia abajo. El giro del torso hacia la izquierda debe ser fluido y controlado, creando un movimiento continuo que se sienta como un bucle infinito (Foto 5-2).

Movimiento 3

Siguiendo el movimiento de tu torso hacia la izquierda, lleva el bastón a través de tu frente. Luego, deja que la cabeza del bastón, desde tu frente izquierda alta, haga un giro en U hacia abajo para barrer en una curva descendente hacia tu frente derecha (suroeste). Simultáneamente, cruza tu pie izquierdo detrás de tu pie derecho en una postura cruzada. Esta postura cruzada te proporciona mejor equilibrio y más poder de barrido en espiral al bastón (Foto 5-3).

Puntos Clave:

1) *Los movimientos ascendentes hacia la izquierda y la derecha forman un ocho, con el punto de cruce frente a tu cabeza. Visualiza este patrón para guiar tus movimientos y asegurar transiciones fluidas entre cada balanceo.*

2) *Usa tus caderas para mover tu torso, llevando tus brazos para un suave balanceo del bastón. El movimiento debe originarse desde tu centro, con tus caderas iniciando el*

giro y tu torso siguiendo naturalmente. Esta coordinación es clave para mantener el equilibrio y generar poder. Imagina cada movimiento como parte de un flujo continuo, similar a los movimientos suaves y elegantes de un dragón. Cada acción debe transicionar sin problemas a la siguiente, creando una secuencia dinámica e ininterrumpida. Enfócate en la fluidez de tus movimientos, permitiendo que sean tanto gráciles como poderosos.

3) *Esta práctica se deriva de la lucha con bastón de Shaolin (少林棍术), que utiliza movimientos hacia la izquierda y la derecha para cubrir el cuerpo y desviar ataques frente a ti. El movimiento final incluye un golpe barrido bajo dirigido a las piernas del oponente, demostrando tanto técnicas defensivas como ofensivas. Visualiza la aplicación práctica de cada movimiento. Esta imagen ayuda a conectar los movimientos con escenarios del mundo real, mejorando tu comprensión y ejecución de la técnica.*

Posture 6: Fierce Tiger Seizes the Heart 猛虎掏心

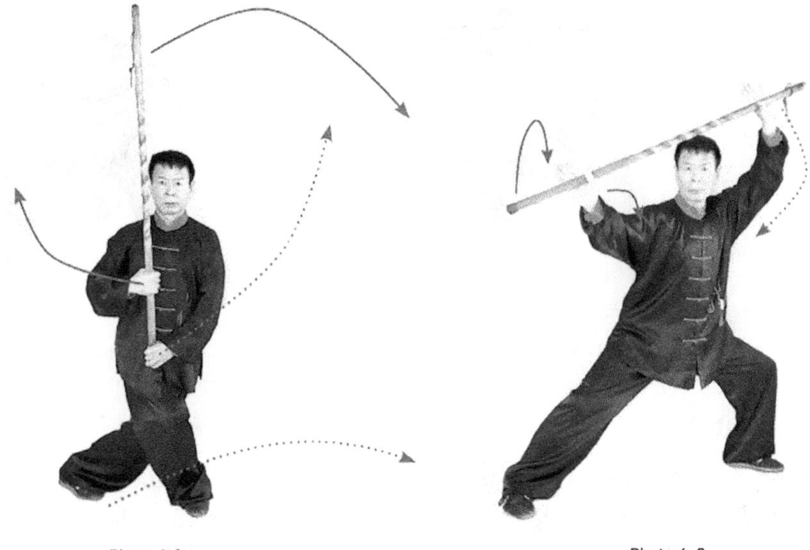

Photo 6-1

Photo 6-2

Movement 1

As you complete the low sweep, allow your body to follow the momentum while maintaining the crossing stance briefly. With your left hand press the tail end of the hiking staff downward, using your right hand as a fulcrum to snap the head end of the staff upward and curve your right hand from the low side of your right hip to chest height. At the same time, straighten your torso and relax your left leg by adjusting your left foot a little inward, hold the staff vertically in front of your right shoulder, as if preparing to fend off a potential attack. (Photo 6-1).

Movement 2

Without fully pausing, step your left foot back diagonally into a left bow stance and smoothly shift your weight to the left foot. Simultaneously, tilt the head end of the staff backward in front of your left forehead, and catch it with your left hand. Position both hands above your head, with the tail end of the staff pointing toward your right front (southwest). Ensure your left hand is higher than your right, forming a strong ward-off posture aimed at protecting your right front. This movement should feel fluid yet strong, as if creating an impenetrable barrier (Photo 6-2).

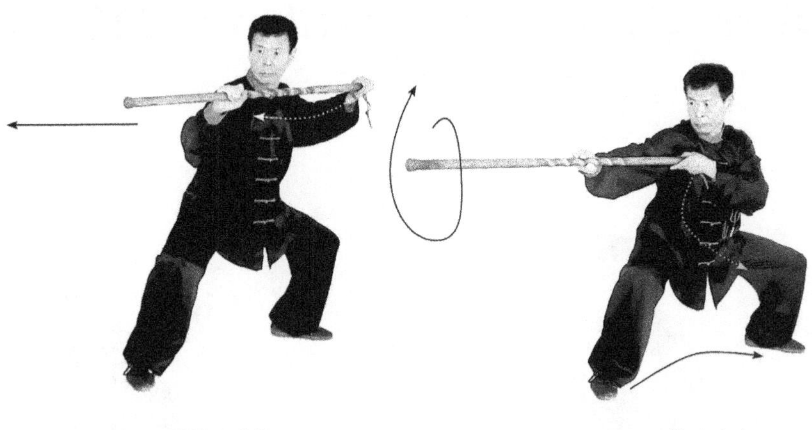

Photo 6-3 Photo 6-4

Movement 3

Push the staff forward with both hands and turn your right foot toes toward your right front (southwest) into a horse stance, as if pushing away an upcoming force targeting your head from above. Then, draw back the staff and hold it level in front of you at shoulder height, looking to your right front (Photo 6-3).

Movement 3

Push the staff forward with both hands and turn your right foot toes toward your right front (southwest) into a horse stance, as if pushing away an upcoming force targeting your head from above. Then, draw back the staff and hold it level in front of you at shoulder height, looking to your right front (Photo 6-3).

Movement 4

Wrap your left hand around the head of the staff and stand firmly in the horse stance, thrust the tail of the staff toward your right front (southwest). Push the head of the staff all the way under your right armpit (it is okay to level it in front of your right shoulder). At the same time, slide your right hand to the middle part of the staff, keeping your right arm stretched and your right hand palm facing down (Photo 6-4).

Key Points:

1) This posture is from the "Wing Chun Six and a Half Point Staff Technique" (咏春六点半棍法). Si Ping Ma Qiang (四平馬槍) is a traditional technique in Wing Chun martial arts, involving the use of a pole, often called a "dragon pole." The term "six and a half point" refers to the specific sequences and techniques used with the pole, emphasizing horse stance, combined whole body strength, and precision strikes.

2) Your left foot acts as a pusher, and your right foot serves as a post to drive the strength up to the hips, controlled by your waist and back for the final thrust. Ensure the staff is level to the ground during the thrust.

3) The phrase "Tiger Seizes the Heart" is often used to describe a powerful, decisive strike aimed at the opponent's chest or heart area. The imagery of a tiger, known for its strength and ferocity, emphasizes the force and intent behind the technique. It is part of a counter-attack in this posture, where the practitioner deflects an opponent's strike and immediately follows with this powerful technique to the chest.

En español

Movimiento 1

Al completar el barrido bajo, permite que tu cuerpo siga el impulso mientras mantienes brevemente la postura cruzada. Con tu mano izquierda, presiona el extremo trasero del bastón de senderismo hacia abajo, utilizando tu mano derecha como punto de apoyo para lanzar el extremo delantero del bastón hacia arriba y curva tu mano derecha desde el lado bajo de tu cadera derecha hasta la altura del pecho. Al mismo tiempo, endereza tu torso y relaja tu pierna izquierda ajustando un poco tu pie izquierdo hacia adentro, mantén el bastón verticalmente frente a tu hombro derecho, como si te prepararas para defenderte de un posible ataque (Foto 6-1).

Movimiento 2

Sin detenerte completamente, retrocede tu pie izquierdo en diagonal hacia una postura de arco izquierdo y desplaza suavemente tu peso hacia el pie izquierdo. Al mismo tiempo, inclina el extremo delantero del bastón hacia atrás frente a tu frente izquierda, y sujétalo con tu mano izquierda. Coloca ambas manos por encima de tu cabeza, con el extremo trasero del bastón apuntando hacia tu frente derecha (suroeste). Asegúrate de que tu mano izquierda esté más alta que tu derecha, formando una postura fuerte de defensa destinada a proteger tu frente derecho. Este movimiento debe sentirse fluido pero fuerte, como si estuvieras creando una barrera impenetrable (Foto 6-2).

Movimiento 3

Empuja el bastón hacia adelante con ambas manos y gira los dedos del pie derecho hacia tu frente derecha (suroeste) en una postura de caballo, como si estuvieras empujando una fuerza que se aproxima a tu cabeza desde arriba. Luego, retrae el bastón y sostenlo a la altura de los hombros, mirando hacia tu frente derecha (Foto 6-3).

Movimiento 4

Envuelve tu mano izquierda alrededor de la cabeza del bastón y párate firmemente en la postura de caballo, empuja el extremo trasero del bastón hacia tu frente derecha (suroeste). Empuja la cabeza del bastón completamente bajo tu axila derecha (está bien nivelarlo frente a tu hombro derecho). Al mismo tiempo, desliza tu mano derecha hacia la parte media del bastón, manteniendo tu brazo derecho extendido y tu palma derecha hacia abajo (Foto 6-4).

Puntos Clave:

1) *Esta postura proviene de la "Técnica del Bastón de Seis y Media Puntos de Wing Chun" (咏春六点半棍法). Si Ping Ma Qiang (四平馬槍) es una técnica tradicional en las artes marciales Wing Chun, que implica el uso de un bastón, a menudo llamado "bastón dragón". El término "seis y medio puntos" se refiere a las secuencias y técnicas específicas utilizadas con el bastón, enfatizando la postura de caballo, la fuerza combinada de todo el cuerpo y los golpes precisos.*

2) *Tu pie izquierdo actúa como un empujador, y tu pie derecho sirve como un poste para dirigir la fuerza hacia las caderas, controlado por tu cintura y espalda para el empuje final. Asegúrate de que el bastón esté nivelado al suelo durante el empuje.*

3) *La frase "El Tigre Captura el Corazón" se utiliza a menudo para describir un golpe poderoso y decisivo dirigido al área del pecho o corazón del oponente. La imagen de un tigre, conocido por su fuerza y ferocidad, enfatiza la fuerza y la intención detrás de la técnica. Es parte de un contraataque en esta postura, donde el practicante desvía el golpe del oponente y sigue inmediatamente con esta técnica poderosa al pecho.*

Posture 7: Lion Shakes Its Head 狮子摇頭

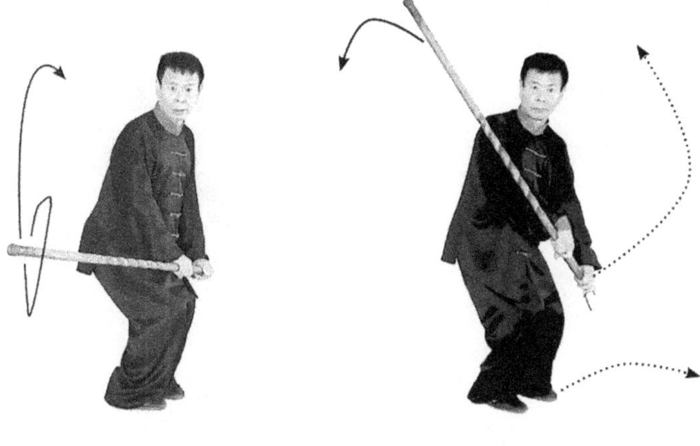

Photo 7-1 Photo 7-2

Movement 1

Begin by withdrawing your right foot backward, sliding your right hand toward your left hand so that both hands are now holding the head end of the staff with palms facing down. Your left hand should firmly wrap around the end, while your right hand positions itself about ten inches away. Lower your hips, sinking into a contracted stance that brings your torso closer to the ground. As you stabilize your position, begin stirring the tail end of the staff in two controlled, clockwise vertical circles. The first circle is smaller, the second is about one meter in diameter. This motion is designed to deflect any incoming weapon from the front. Ensure that your left hand is positioned near the inner side of your right hip, and use the rotation of your abdomen (dantian) to drive your arms and hands, powering the staff's movement. This exercise is excellent for developing core strength and teaching your body to utilize your center to generate force (Photo 7-1 and 7-2).

Movement 2

Smoothly transition by raising the staff above your head, sliding your right hand toward the tail end as you continue the motion. Maintain the clockwise flow from the vertical circles, transforming it into a horizontal circle above your head. Visualize the staff spinning away any potential attacks from above, creating a protective shield as it moves. The continuity of the movement is crucial, ensuring a seamless and fluid transition between the vertical and horizontal planes (Photo 7-3).

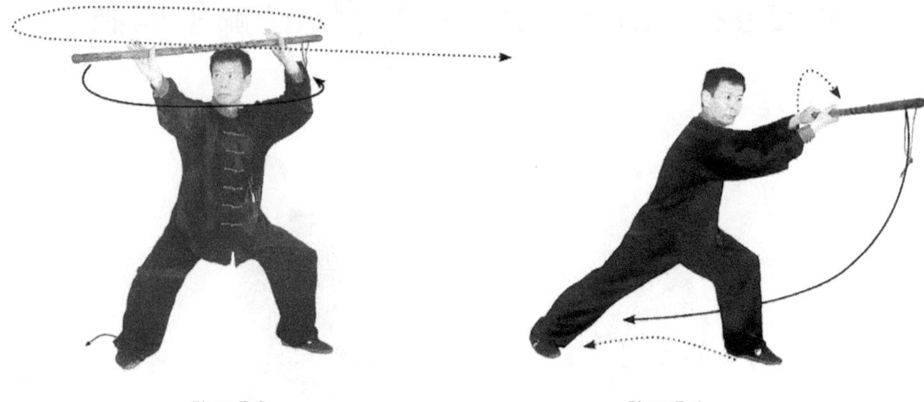

Photo 7-3 Photo 7-4

Movement 3

As the staff rotates above your head, allow your left hand to push the staff to your right. Release your grip on the head end and quickly re-grasp the tail end behind your right hand. With this adjustment, step your left foot to the left (east), transitioning into a left bow stance. Simultaneously, the staff continues its spin, covering your head as it moves to your right. Finish this movement by striking the head end of the staff toward your left front (southeast), keeping it horizontal to the ground at neck level. This strike should be delivered with precision and control, utilizing the momentum generated by the previous movements (Photo 7-4).

Key Points:

1) Lion Shakes Its Head (狮子摇頭) emphasizes strong, sweeping motions that mimic the shaking of a lion's head, symbolizing power with your core engaged from your waist and hips, not just your arms. This is a typical adapting bare-hand tai chi move for use with a staff method (以拳化棍方法), based on Chen style tai chi's roll-back with a returning split strike (捋打回头便为挒).

2) It is also a striking technique from "Shanxi Whip Staff Kung Fu," (山西鞭杆功夫), known as "returning head twice" (二回头). Shanxi Whip Staff Kung Fu is a traditional Chinese martial art originating from Shanxi Province. It features the use of a whip staff, a medium-long stick weapon typically around 1.2 meters in length. This style emphasizes offensive strikes such as chopping, sweeping, poking, lifting, and defensive techniques like blocking or wrapping to counter attacks from multiple directions.

3) The rotation of the dantian is essential for driving the movement of the staff. Focus on engaging your core to power your arms, ensuring that the strength originates from your center coordinating with your entire body, Later, in Posture #16, you will practice the roll-back with a returning split strike to the right side.

4) Each movement should flow seamlessly into the next. The circular motions in Movement 1 and 2 are not just for show; they are designed to deflect and protect. Visualize each circle as a defense against incoming attacks, reinforcing the purpose behind each motion. The transition from vertical to horizontal circles, as well as the re-grasping of the staff, requires fluidity and precision to maintain the momentum of the staff. This is a complicated posture, suggest you check the video clip the author created for reader's reference on his YouTube channel: https://www.youtube.com/@taichitsao; or get his instructional video on: https://taichihealthways.com/all-dvds/

En español

Movimiento 1

Comienza retirando tu pie derecho hacia atrás, deslizando tu mano derecha hacia tu mano izquierda de modo que ambas manos sostienen el extremo delantero del bastón con las palmas hacia abajo. Tu mano izquierda debe envolver firmemente el extremo, mientras que tu mano derecha se posiciona aproximadamente a diez pulgadas de distancia. Baja las caderas, hundiéndome en una postura contraída que acerque tu torso al suelo. Al estabilizar tu posición, comienza a mover el extremo trasero del bastón en dos círculos verticales controlados en sentido horario. El primer círculo es más pequeño, el segundo tiene aproximadamente un metro de diámetro. Este movimiento está diseñado para desviar cualquier arma que venga de frente. Asegúrate de que tu mano izquierda esté posicionada cerca del lado interno de tu cadera derecha y usa la rotación de tu abdomen (dantian) para impulsar tus brazos y manos, alimentando el movimiento del bastón. Este ejercicio es excelente para desarrollar la fuerza del núcleo y enseñar a tu cuerpo a utilizar tu centro para generar fuerza (Foto 7-1 y 7-2).

Movimiento 2

Transición suavemente levantando el bastón por encima de tu cabeza, deslizando tu mano derecha hacia el extremo trasero mientras continúas el movimiento. Mantén el flujo en sentido horario desde los círculos verticales, transformándolo en un círculo horizontal por encima de tu cabeza. Visualiza el bastón girando para desviar cualquier posible ataque desde arriba, creando un escudo protector a medida que se mueve. La continuidad del movimiento es crucial asegurando una transición sin interrupciones y fluida entre los planos vertical y horizontal (Foto 7-3).

Movimiento 3

A medida que el bastón gira por encima de tu cabeza, permite que tu mano izquierda empuje el bastón hacia tu derecha. Suelta el extremo delantero y rápidamente vuelve a agarrar el extremo trasero detrás de tu mano derecha. Con este ajuste, mueve tu pie izquierdo hacia la izquierda (este), transicionando a una postura de arco izquierda. Simultáneamente, el bastón continúa su giro, cubriendo tu cabeza mientras se mueve hacia tu derecha. Termina este movimiento golpeando el extremo delantero del bastón hacia tu frente izquierda (sureste), manteniéndolo horizontal al suelo a la altura del cuello. Este golpe debe ser ejecutado con precisión y control, utilizando el impulso generado por los movimientos anteriores (Foto 7-4).

Puntos Clave:

1) *Lion Shakes Its Head (狮子摇头) enfatiza movimientos fuertes y barridos que imitan el sacudir de la cabeza de un león, simbolizando poder con el núcleo comprometido desde la cintura y las caderas, no solo con los brazos. Este es un método típico de adaptación de un movimiento de tai chi sin armas para usar con un bastón (以拳化棍方法), basado en el retroceso con un golpe dividido de retorno del estilo Chen de tai chi (捋打回头便为捌).*

2) *También es una técnica de golpeo del "Shanxi Whip Staff Kung Fu" (山西鞭杆功夫), conocida como "retorno de cabeza dos veces" (二回头). El Shanxi Whip Staff Kung Fu es un arte marcial chino tradicional originario de la provincia de Shanxi. Presenta el uso de un bastón de látigo, un arma de palo de longitud media, típicamente alrededor de 1.2 metros de longitud. Este estilo enfatiza golpes ofensivos como cortar, barrer, empujar, levantar, y técnicas defensivas como bloquear o envolver para contrarrestar ataques desde múltiples direcciones.*

3) *La rotación del dantiano es esencial para impulsar el movimiento del bastón. Enfócate en involucrar tu núcleo para impulsar tus brazos, asegurando que la fuerza se origine desde tu centro coordinándose con todo tu cuerpo. Más adelante, en la Postura #16, practicarás el retroceso con un golpe dividido de retorno hacia el lado derecho.*

4) *Cada movimiento debe fluir sin interrupciones al siguiente. Los movimientos circulares en los Movimientos 1 y 2 no son solo para exhibición; están diseñados para desviar y proteger. Visualiza cada círculo como una defensa contra ataques entrantes, reforzando el propósito detrás de cada movimiento. La transición de círculos verticales a horizontales, así como el agarre del bastón, requiere fluidez y precisión para mantener el impulso del bastón. Esta es una postura complicada; le sugiero que vea el video que el autor creó como referencia para los lectores en su canal de YouTube: https://www.youtube.com/@taichitsao, o que obtenga su video instructivo en: https://taichihealthways.com/all-dvds/*

Posture 8: Single Whip 单鞭

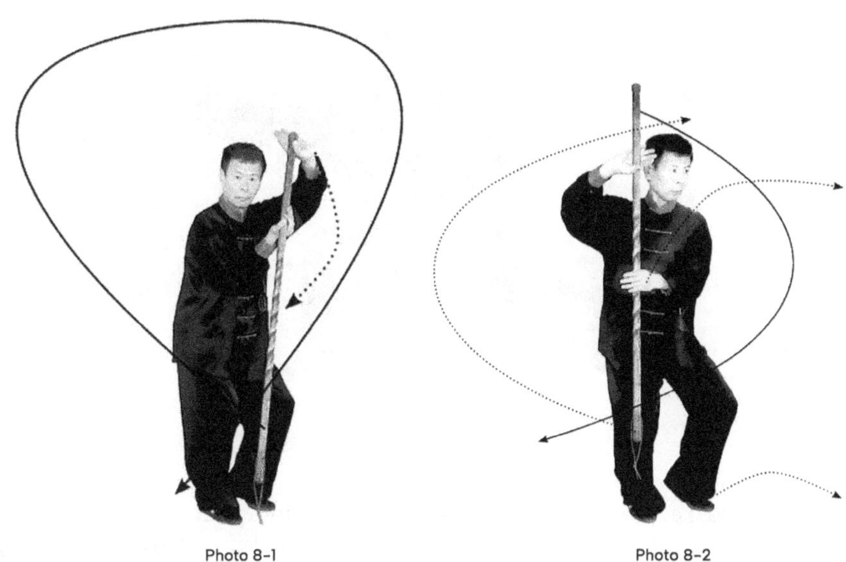

Photo 8-1

Photo 8-2

Movement 1

Lift your left hand in front of your forehead while hooking the head of the staff downward, parrying it across your right front to prevent an attack to your lower right front. Simultaneously, draw your left foot back near your right foot and turn your torso to your right front. Your hands should work in coordination to twist the staff, moving it paddle-like on your right side (Photo 8-1). Visualize the staff creating a protective barrier, effectively blocking any low attack.

Movement 2

Without pausing, spin the head of the staff from your right rear area to the front of your face, creating another hook motion to parry an attack at face level. Follow through by dropping the head of the staff low to the side of your right leg, using your left hand to push the middle part of the staff to facilitate the spinning motion (Photo 8-2). Optionally, you can lift your left foot into a right rooster stance to train your balance and leg strength. This added complexity not only improves your stability but also enhances your overall control and agility.

Movement 3

Step your left foot to the left (east) into a left bow stance. Circle your left hand from your right side chest across your chest center, whipping it to your left side (east). In the final position, bend up your left wrist so your palm is vertical with fingertips

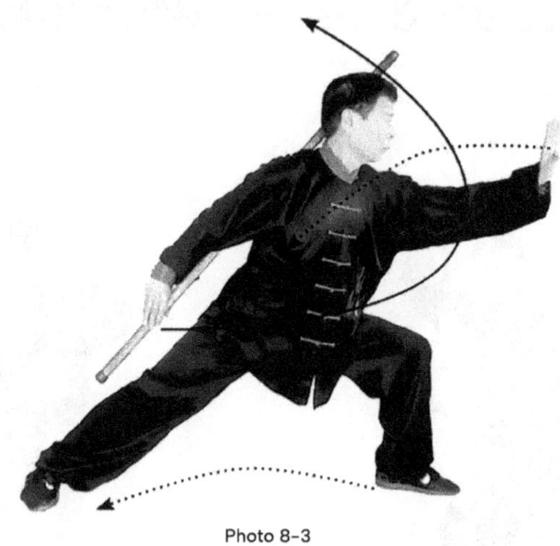

Photo 8-3

pointing up, and keep your right arm stretched behind your back with the staff diagonally aligned with your extended right leg (Photo 8-3). This motion should feel expansive and powerful, as if you are sweeping away obstacles with a forceful, controlled motion.

Key Points:

1) Derived from Yang Style tai chi Single Whip, this posture incorporates the staff head as a right-hand hook to clear away an attack from your front right, emphasizing the defensive and counter attacking capabilities of the movement. This posture also draws inspiration from the Chen style Tai Chi Guandao (陈太极尖刀背刀式),

2) Ensure smooth coordination between your hands when transitioning the staff from horizontal to vertical. Use your torso and leg movements to generate power, ensuring the motion is fluid and integrated.

En español

Movimiento 1

Levanta tu mano izquierda frente a tu frente mientras enganchas la cabeza del bastón hacia abajo, desviándose hacia tu frente derecha para prevenir un ataque en tu parte inferior derecha. Simultáneamente, retrocede tu pie izquierdo cerca de tu pie derecho y gira tu torso hacia tu frente derecho. Tus manos deben trabajar en coordinación para girar el bastón, moviéndolo como una paleta en tu lado derecho (Foto 8-1). Visualiza el bastón creando una barrera protectora, bloqueando efectivamente cualquier ataque bajo.

Movimiento 2

Sin pausar, gira la cabeza del bastón desde tu área trasera derecha hasta el frente de tu cara, creando otro movimiento de gancho para desviar un ataque a nivel de la cara. Sigue adelante dejando caer la cabeza del bastón hacia el lado de tu pierna derecha, usando tu mano izquierda para empujar la parte media del bastón y facilitar el movimiento giratorio (Foto 8-2). Opcionalmente, puedes levantar tu pie izquierdo en una posición de gallo derecho para entrenar tu equilibrio y fuerza en las piernas. Esta complejidad añadida no solo mejora tu estabilidad sino que también mejora tu control y agilidad general.

Movimiento 3

Pisa con tu pie izquierdo hacia la izquierda (esté) en una postura de arco izquierdo. Circula tu mano izquierda desde el área de tu pecho derecho a través del centro de tu pecho, moviéndola con fuerza hacia tu lado izquierdo (este). En la posición final, dobla tu muñeca izquierda hacia arriba para que tu palma esté vertical con las yemas de los dedos apuntando hacia arriba, y mantén tu brazo derecho estirado detrás de tu espalda con el bastón alineado diagonalmente con tu pierna derecha extendida (Foto 8-3). Este movimiento debe sentirse expansivo y poderoso, como si estuvieras barriendo obstáculos con un movimiento fuerte y controlado.

Puntos Clave:

1) *Derivada del Latigazo Simple del estilo Yang de Tai Chi, esta postura incorpora la cabeza del bastón como un gancho con la mano derecha para despejar un ataque desde tu frente derecho, enfatizando las capacidades defensivas y de contraataque del movimiento. Esta postura también se inspira en el Guandao del estilo Chen de Tai Chi (陈太极关刀背刀式).*

2) *Asegúrate de una coordinación suave entre tus manos al transicionar el bastón de horizontal a vertical. Usa los movimientos de tu torso y piernas para generar poder, asegurando que el movimiento sea fluido e integrado.*

Posture 9: Wind Demon Staff 风魔杖

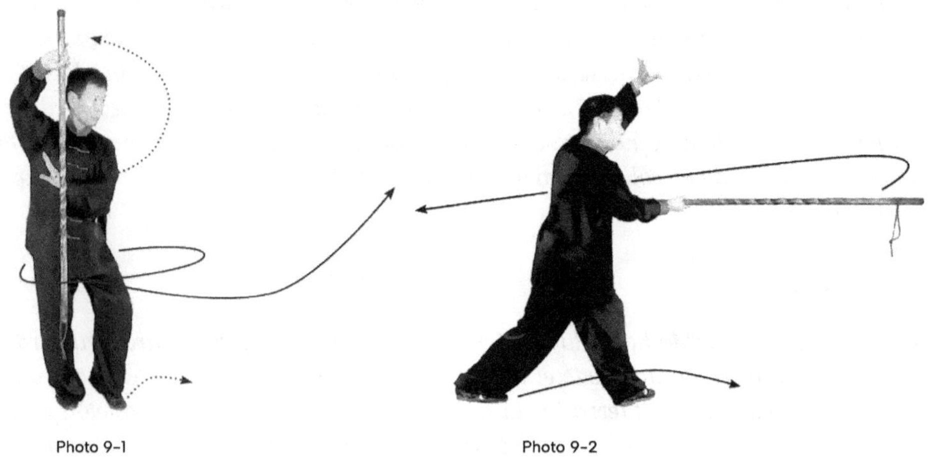

Photo 9-1 Photo 9-2

Movement 1

Pull back your left foot, resting on the toes near your right foot, into a left empty stance. Withdraw your left hand close to your right chest while moving your right hand up in front of your head from behind. Hold the staff relatively vertical to guard your body. Ensure your left hand is inside of the staff protection (Photo 9-1).

Movement 2

Step out with your left foot, toes pointing outward to your left (northeast), opening your left hip. Wrap the staff vertically from your front, through the outside of your left shoulder, across the back of your head, to the outside of your right shoulder. Lower your right hand to sweep the staff horizontally at waist level to the front (east) of your torso. At the same time, raise your left hand above your head with your palm facing upward and forward (Photo 9-2).

Movement 3

Continue the staff's horizontal sweep across your front to your left rear in a smooth and continuous motion, finally resting the staff under your left armpit with the head pointing to your back (west). The momentum of the horizontal sweep brings your right foot forward about half a step in front of your left leg (Photo 9-3 and Photo 9-3 reverse).

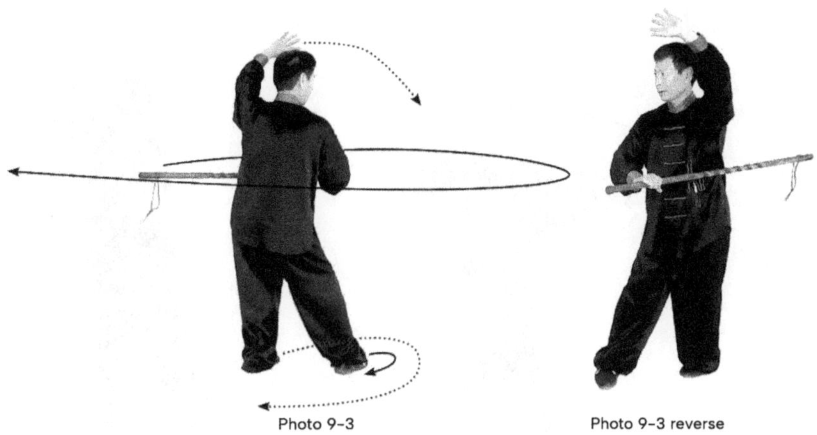

Photo 9-3

Photo 9-3 reverse

Movement 4

Turn your right foot outward (southwest) to initiate a twist to your right, and sweep the staff horizontally from your left side to your right side (west) at waist level. Your left hand should move down at shoulder level to the left to balance the staff's right-side sweep. Follow the staff's right-side sweeping momentum by stepping your left foot across the front to your right side (Photo 9-4).

Movement 5

Spin your torso to the right to continue the staff's sweep, completing a 360-degree turn. Move your right hand up from the outside of your right shoulder to hold the staff vertically, and wrap it across the back of your head. You are now facing backward (north). At the same time, close in your left palm under your right armpit (Photo 9-5).

Movement 6

Continue turning your torso to face the east, moving your right hand downward from your left shoulder to the front of your right hip. Pull the staff into a diagonal vertical position in front of your torso, with your left palm facing out in front of your left shoulder, supporting the middle part of the staff (Photo 9-6).

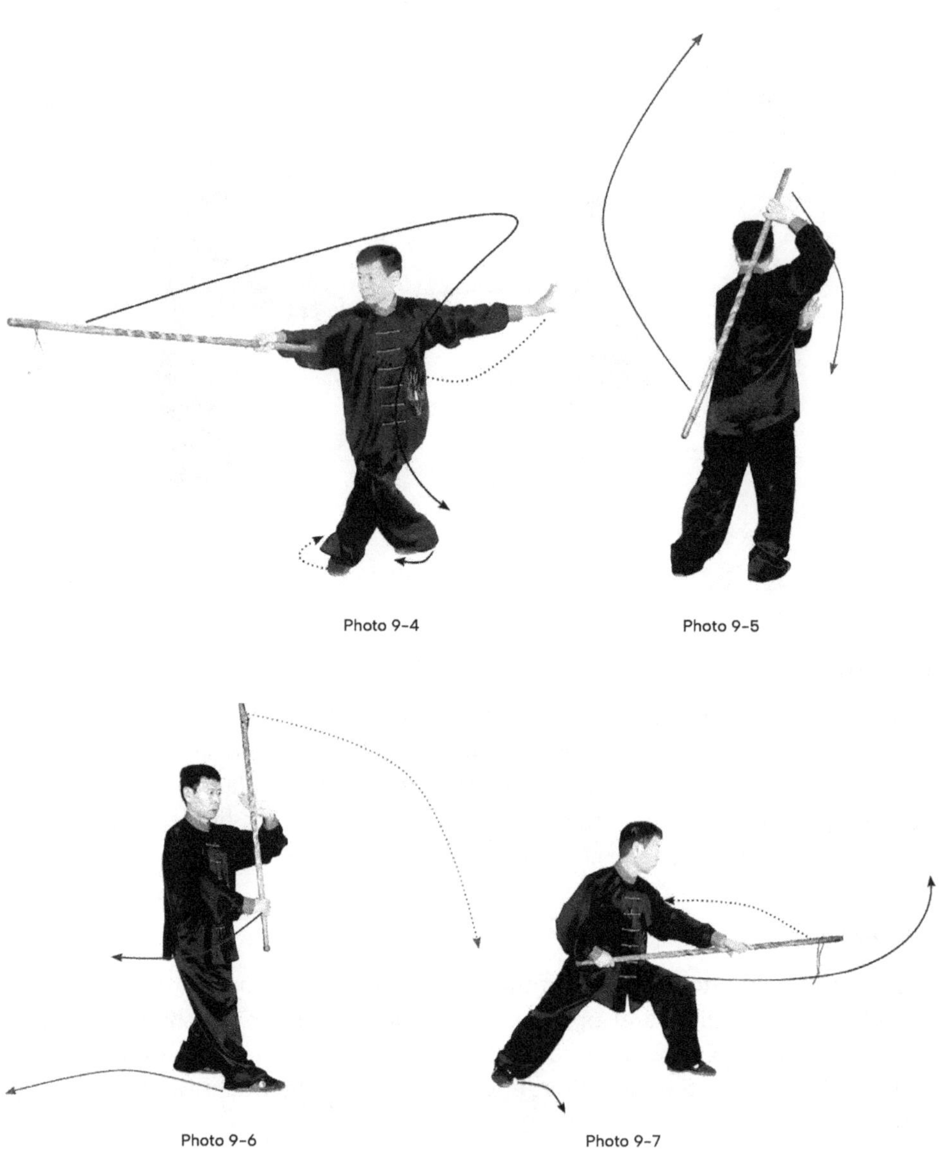

Photo 9-4

Photo 9-5

Photo 9-6

Photo 9-7

Movement 7

Take your right foot back behind your left foot. Simultaneously strike the head of the staff to your left front (east), and bend your left leg at the knee into a left bow stance. The staff is at waist height, with your left palm pressing on top of the staff and your right hand holding the staff's tail end against your right rib side (Photo 9-7).

Key Points:

1) The movements involve transitioning the staff from vertical guarding to horizontal sweeping, ensuring continuous fluidity and coverage around the body.
2) The sequence highlights the importance of opening the hips and using torso spin movements to guide the staff, enhancing the range and effectiveness of each sweep and strike.
3) Proper foot positioning and a 360-degree spin are crucial for maintaining balance and stability, enabling smooth transitions, and delivering powerful strikes.
4) This is a combination technique derived from the single saber's "Wrapping the Head and Covering the Face" (缠头裹脑), a posture from the practice of the "Wind Chasing Saber" (追风刀), characterized by its swift speed and fluid movements with agility; and the "Wind Demon Staff" (风魔杖), a traditional Chinese martial arts weapon, which emphasizes sweeping, striking, blocking, and spinning movements.

En español

Movimiento 1:

Retrae tu pie izquierdo, descansando sobre los dedos cerca de tu pie derecho, en una posición vacía izquierda. Retira tu mano izquierda cerca de tu pecho derecho mientras mueves tu mano derecha hacia arriba frente a tu cabeza desde atrás. Sostén el bastón relativamente vertical para proteger tu cuerpo. Asegúrate de que tu mano izquierda esté dentro de la protección del bastón (Foto 9-1).

Movimiento 2:

Da un paso hacia afuera con tu pie izquierdo, con los dedos apuntando hacia afuera a tu izquierda (noreste), abriendo tu cadera izquierda. Envuelve el bastón verticalmente desde tu frente, a través del exterior de tu hombro izquierdo, detrás de tu cabeza, hasta el exterior de tu hombro derecho. Baja tu mano derecha para barrer el bastón horizontalmente a nivel de la cintura frente a tu torso (esté). Al mismo tiempo, levanta tu mano izquierda por encima de tu cabeza con la palma hacia arriba y hacia adelante (Foto 9-2).

Movimiento 3:

Continúa el barrido horizontal del bastón a través de tu frente hacia tu parte trasera izquierda en un movimiento suave y continuo, descansando finalmente el bastón debajo de tu axila izquierda con la punta apuntando hacia tu espalda (oeste). El impulso del barrido horizontal lleva tu pie derecho hacia adelante aproximadamente medio paso delante de tu pierna izquierda (Foto 9-3 y Foto 9-3 inversa).

Movimiento 4:

Gira tu pie derecho hacia afuera (suroeste) para iniciar un giro hacia tu derecha, y barre el bastón horizontalmente desde tu lado izquierdo hacia tu lado derecho (oeste) a nivel de la cintura. Tu mano izquierda debe moverse hacia abajo a nivel del hombro hacia la izquierda para equilibrar el barrido hacia la derecha del bastón. Sigue el impulso del barrido hacia la derecha del bastón dando un paso con tu pie izquierdo cruzando al frente hacia tu lado derecho (Foto 9-4).

Movimiento 5:

Gira tu torso hacia la derecha para continuar el barrido del bastón, completando un giro de 360 grados. Mueve tu mano derecha hacia arriba desde el exterior de tu hombro derecho para sostener el bastón verticalmente, y envuélvelo detrás de tu cabeza. Ahora estás mirando hacia atrás (norte). Al mismo tiempo, cierra tu palma izquierda debajo de tu axila derecha (Foto 9-5 y Foto 9-5 vista trasera).

Movimiento 6:

Continúa girando tu torso para mirar hacia el este, moviendo tu mano derecha hacia abajo desde tu hombro izquierdo hacia el frente de tu cadera derecha. Tira del bastón en una posición vertical diagonal frente a tu torso, con tu palma izquierda mirando hacia afuera frente a tu hombro izquierdo, sosteniendo la parte media del bastón (Foto 9-6).

Movimiento 7:

Lleva tu pie derecho hacia atrás detrás de tu pie izquierdo. Simultáneamente golpea con la punta del bastón hacia tu frente izquierda (este), y dobla tu pierna izquierda en la rodilla en una posición de arco izquierdo. El bastón está a la altura de la cintura, con tu palma izquierda presionando la parte superior del bastón y tu mano derecha sosteniendo el extremo del bastón contra tu costado derecho (Foto 9-7).

Puntos clave:

1) *Transición y Protección: Los movimientos implican la transición del bastón de una posición vertical de protección a un barrido horizontal, asegurando fluidez continua y cobertura alrededor del cuerpo.*

2) *Engagement de Caderas y Torso: La secuencia destaca la importancia de abrir las caderas y utilizar movimientos de giro del torso para guiar el bastón, mejorando el alcance y la efectividad de cada barrido y golpe.*

3) *Equilibrio y Estabilidad: La correcta posición de los pies y el giro de 360 grados son cruciales para mantener el equilibrio y la estabilidad, permitiendo transiciones suaves y golpes poderosos.*

4) *Esta es una técnica combinada derivada del sable simple "Envolver la Cabeza y Cubrir la Cara" (缠头裹脑), una postura de la práctica del "Sable que Persigue el Viento" (追风刀), caracterizada por su velocidad rápida y movimientos fluidos con agilidad; y el "Bastón del Demonio del Viento" (风魔杖), un arma tradicional de las artes marciales chinas, que enfatiza los movimientos de barrido, golpeo, bloqueo y giro.*

Refer to the series of illustration photos to practice Section I

Consulta la serie de fotos ilustrativas para practicar la Sección I

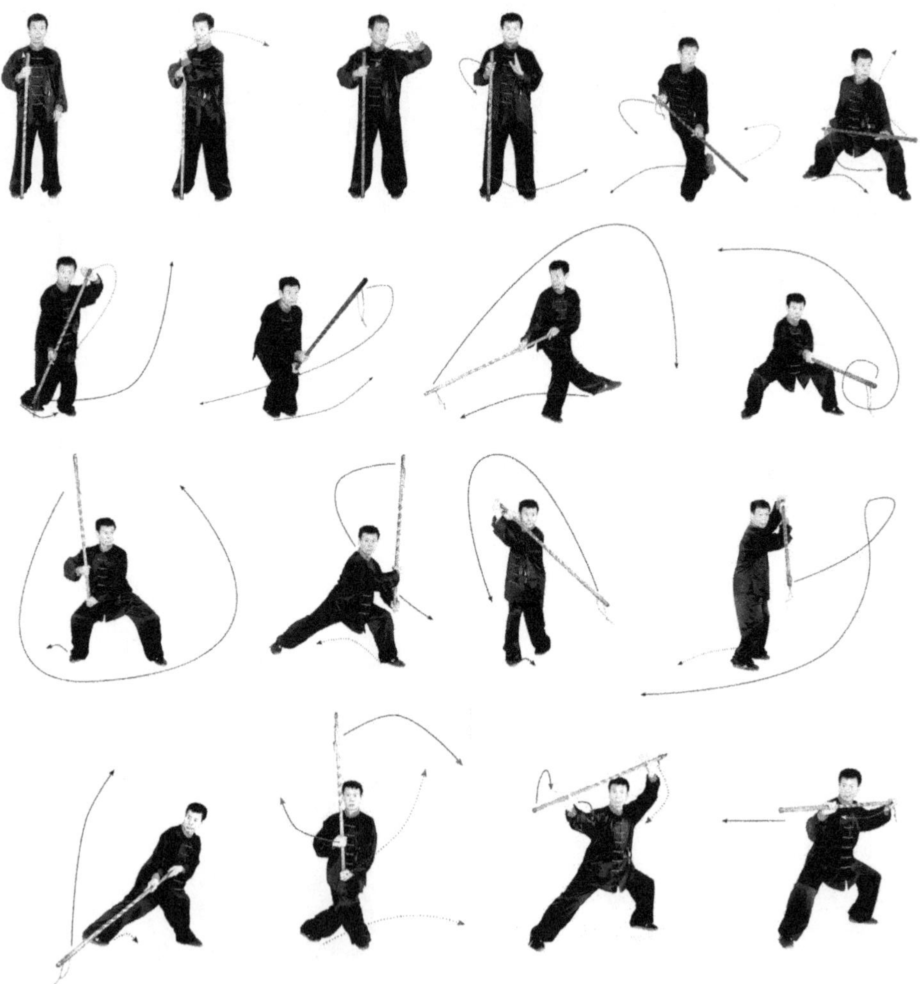

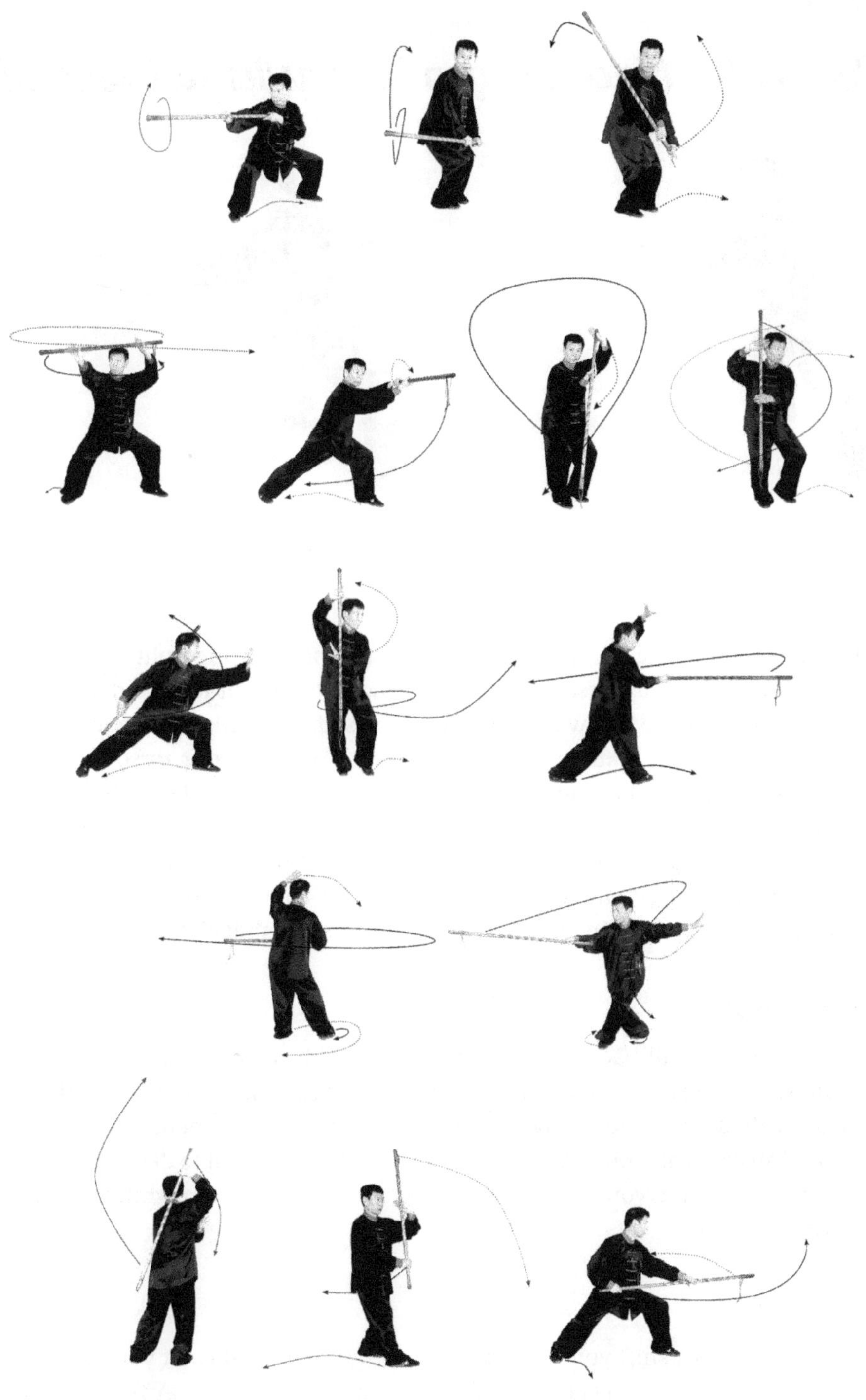

Posture 10: Black Dragon Swings Its Tail 乌龍扫尾

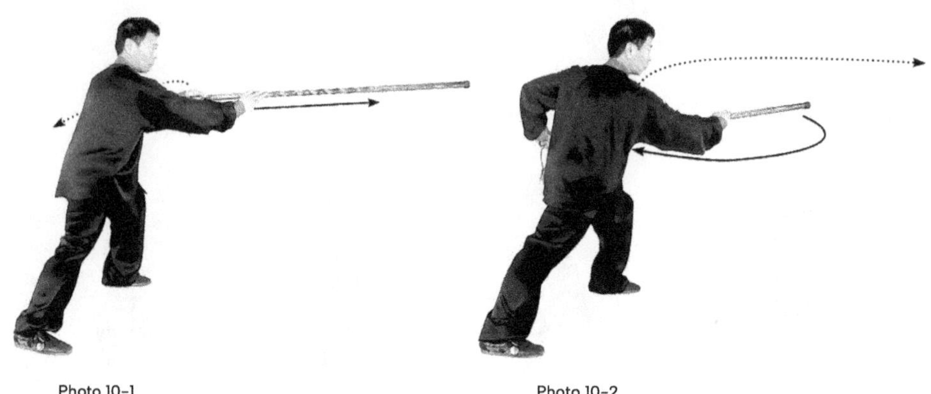

Photo 10-1

Photo 10-2

Movement 1

Twist your torso to the left and use your waist to power your right hand to move the staff away from your torso. At the same time, extend your left hand toward your left front (northeast) to throw the tail end of the staff forward, with your right hand sliding back to let the staff reach far in front of you. Use your torso to lead your left arm, swinging out the staff. The momentum of your torso's left twist, combined with the staff's sweeping strike, brings your right foot into a side step to your right. Maintain your weight mainly on your left leg in a left bow stance, sinking your left hip toward the heel (Photo 10-1). This movement should feel like an expansive, powerful gesture, embodying the breadth and grace of a dragon's tail sweep.

Movement 2

Without pausing, pull back your left hand and hold the staff against your left rib side, allowing the staff to slide back through your right hand until the tail end of the staff is about 20 inches away from your right hand. Movement 1 is a motion of throw and strike, while Movement 2 is a motion of withdrawal to defense (Photo 10-2). Imagine retracting your energy, preparing for the next action while maintaining a defensive posture.

Movement 3

Pause momentarily, shift your weight to your right foot, and twist your torso to the right. Use your waist to power your left hand to move the staff away from your torso. At the same time, extend your right hand toward your right front (southeast) to

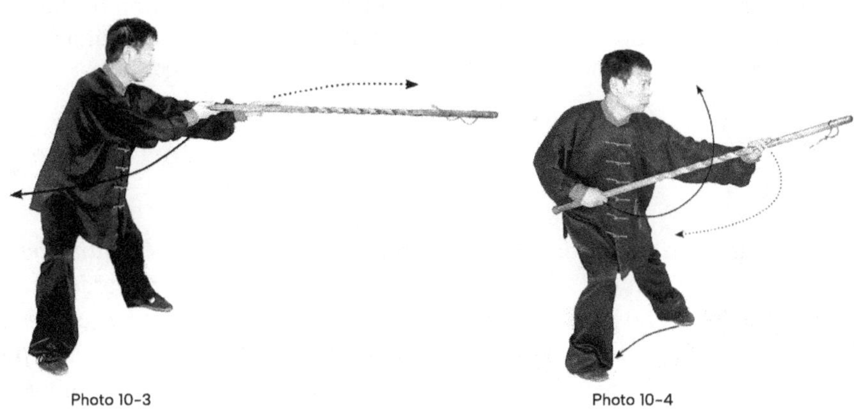

Photo 10-3

Photo 10-4

throw the head end of the staff forward, with your left hand sliding back to let the staff reach far in front of you. Use your torso to lead your right arm, swinging out the staff (Photo 10-3). This should feel like a mirror image of Movement 1, maintaining the same fluidity and power.

Movement 4

Without pausing, pull back your right hand and hold the staff against your right rib side, allowing the staff to slide back through your left hand until the head end of the staff is about 20 inches away from your left hand. Finish your motion in a defensive guarding position, maintaining your weight mainly on your right leg, and sinking your left hip toward the heel (Photo10-4). This position should feel stable and ready, embodying the calm before the next strike.

Key Points:

1) This technique, "Throw strike far and withdraw to defend" (放长击远), is a striking technique from "Shanxi Whip Staff Kung Fu" (山西鞭杆功夫). Ensure to use your waist and torso to generate power for both offensive and defensive movements, ensuring smooth, fluid, and efficient staff handling. This mirrors the image of a dragon gracefully moving its tail in a broad, sweeping motion.

2) Pay attention to the position of your hands as they slide along the staff. Proper hand placement is crucial for control and leverage. Coordinate your foot movements with the staff techniques. Side steps and weight shifts are essential

for maintaining balance and power. The connection between your lower and upper body ensures stability and effectiveness.

3) When withdrawing to a defensive position, ensure that the staff is held close to your body and that your weight is properly distributed to provide stability and readiness for the next move. Keep your eyes on the direction of the staff's movement to improve accuracy and responsiveness to any counterattacks. This mindfulness will enhance your ability to react swiftly and precisely.

En español

Movimiento 1

Gira tu torso hacia la izquierda y utiliza tu cintura para impulsar tu mano derecha y alejar el bastón de tu torso. Al mismo tiempo, extiende tu mano izquierda hacia tu frente izquierda (noreste) para lanzar el extremo posterior del bastón hacia adelante, deslizando tu mano derecha hacia atrás para permitir que el bastón alcance lejos frente a ti. Usa tu torso para guiar tu brazo izquierdo, balanceando el bastón. El impulso del giro a la izquierda de tu torso, combinado con el golpe barrido del bastón, lleva tu pie derecho a dar un paso lateral hacia tu derecha. Mantén tu peso principalmente sobre tu pierna izquierda en una postura de arco izquierda, hundiendo tu cadera izquierda hacia el talón (Foto 10-1). Este movimiento debe sentirse como un gesto expansivo y poderoso, que encarna la amplitud y la gracia del barrido de la cola de un dragón.

Movimiento 2

Sin hacer una pausa, tira de tu mano izquierda hacia atrás y sujeta el bastón contra tu costado izquierdo, permitiendo que el bastón se deslice hacia atrás a través de tu mano derecha hasta que el extremo posterior del bastón esté a unos 20 pulgadas de tu mano derecha. El Movimiento 1 es un movimiento de lanzamiento y golpe, mientras que el Movimiento 2 es un movimiento de retirada para la defensa (Foto 10-2). Imagina que retraes tu energía, preparándote para la próxima acción mientras mantienes una postura defensiva.

Movimiento 3

Pausa momentáneamente, desplaza tu peso hacia tu pie derecho y gira tu torso hacia la derecha. Usa tu cintura para impulsar tu mano izquierda y alejar el bastón de tu torso. Al mismo tiempo, extiende tu mano derecha hacia tu frente derecha (sureste) para lanzar el extremo delantero del bastón hacia adelante, deslizando tu mano izquierda hacia atrás para permitir que el bastón alcance lejos frente a ti. Usa tu torso para guiar tu brazo derecho, balanceando el bastón (Foto 10-3). Esto debe sentirse como una imagen espejo del Movimiento 1, manteniendo la misma fluidez y poder.

Movimiento 4

Sin hacer una pausa, tira de tu mano derecha hacia atrás y sujeta el bastón contra tu costado derecho, permitiendo que el bastón se deslice hacia atrás a través de tu mano izquierda hasta que el extremo delantero del bastón esté a unos 20 pulgadas de tu mano izquierda. Termina tu movimiento en una posición defensiva de guardia, manteniendo tu peso principalmente sobre tu pierna derecha y hundiendo tu cadera izquierda hacia el talón (Foto 10-4). Esta posición debe sentirse estable y lista, encarnando la calma antes del próximo golpe.

Puntos Clave:

1) *Esta técnica, "Lanzar golpe lejos y retirar para defender" (放长击远), es una técnica de golpeo del "Kung Fu del Bastón de Látigo de Shanxi" (山西鞭杆功夫). Asegúrate de usar tu cintura y torso para generar poder tanto en movimientos ofensivos como defensivos, asegurando un manejo del bastón suave, fluido y eficiente. Esto refleja la imagen de un dragón moviendo su cola con gracia en un amplio movimiento barrido.*

2) *Presta atención a la posición de tus manos mientras se deslizan a lo largo del bastón. Una colocación adecuada de las manos es crucial para el control y la palanca. Coordina tus movimientos de pies con las técnicas del bastón. Los pasos laterales y los cambios de peso son esenciales para mantener el equilibrio y la potencia. La conexión entre tu parte inferior y superior del cuerpo asegura estabilidad y eficacia.*

3) *Cuando te retires a una posición defensiva, asegúrate de que el bastón esté cerca de tu cuerpo y que tu peso esté distribuido adecuadamente para proporcionar estabilidad y estar listo para el próximo movimiento. Mantén tus ojos en la dirección del movimiento del bastón para mejorar la precisión y la capacidad de respuesta a cualquier contraataque. Esta atención plena mejorará tu capacidad para reaccionar de manera rápida y precisa.*

Posture 11: Coiling Dragon Whips Its Tail 盘龍鞭尾

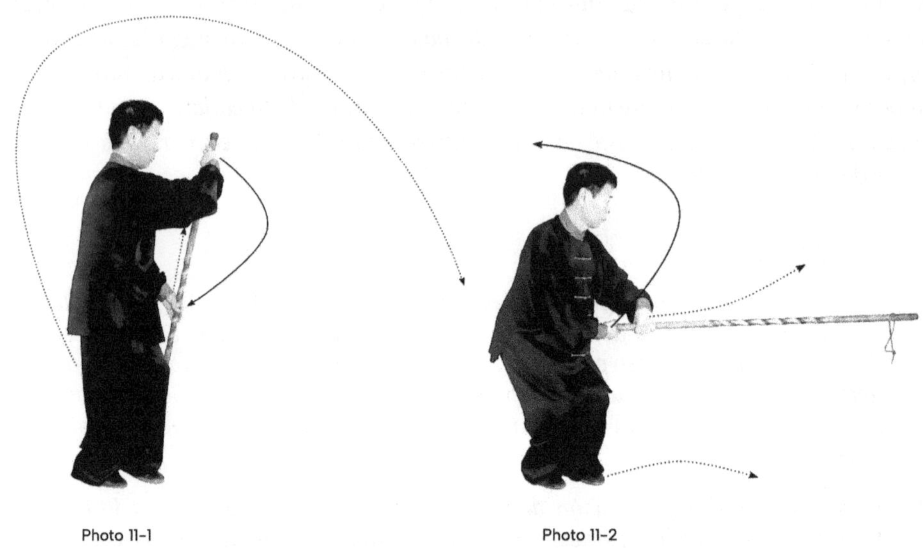

Photo 11-1 Photo 11-2

Movement 1

Twist the staff from horizontal to vertical by lifting the right-hand end to head height and pressing the left-hand end below knee height. Simultaneously, turn your chest to face left (east) to parry the vertical staff to the outside of your left hip. Draw your left foot closer to your right foot, positioning it inside the vertical staff's protection (Photo 11-1). Ensure your left hand is firmly gripping the staff, creating a stable base to deflect any incoming force. Visualize creating a protective barrier with the staff, similar to a dragon shielding itself with its tail.

Movement 2

Press down with your right hand to circle the staff head end up from your left rear, sliding your left hand up toward your right hand so both hands are on the tail end of the staff. Strike the head end of the staff forward from the outside of your left shoulder toward the east. You can stamp your left foot to enhance the power of the strike. Ensure you use the whipping motion of your forward-bending back; the power should come from your torso, not your arm. At the end, the staff should be about hip height (Photo 11-2). Focus on maintaining a strong, stable stance with your feet grounded firmly, enhancing the force and precision of your strike.

Key Points:

1) Ensure smooth coordination between your hands when transitioning the staff from horizontal to vertical and vice versa.

2) Generate power from your torso and back, not just your arms. Use the whipping motion of your body for stronger strikes, ensuring the motion is fluid and integrated with your left foot stamping and upper body movements. This mimics a dragon coiling and whipping its tail, emphasizing the fluidity and strength of the motion.

3) This move is from "Shanxi Whip Staff Kung Fu" 山西鞭杆功夫, but is also associated with Chen style tai chi "Step Back and Press Elbow" 退步压肘. It leverages the power of your waist and back for added force to the staff's whipping. Visualize the staff as an extension of your body, moving with the same fluidity and precision as a dragon's tail. This mental imagery can help improve the fluidity and power of your movements, connecting your body and the staff as one seamless unit. The initial parry with the vertical staff is designed to deflect an incoming strike, while the subsequent whip strike serves as a powerful counterattack. This dual focus on defense and offense enhances your overall martial arts proficiency.

En español

Movimiento 1

Gira el bastón de horizontal a vertical levantando el extremo derecho a la altura de la cabeza y presionando el extremo izquierdo por debajo de la altura de la rodilla. Simultáneamente, gira tu pecho hacia la izquierda (este) para desviar el bastón vertical hacia el exterior de tu cadera izquierda. Acerca tu pie izquierdo al derecho, posicionándote dentro de la protección del bastón vertical (Foto 11-1). Asegúrate de que tu mano izquierda esté firmemente agarrada al bastón, creando una base estable para desviar cualquier fuerza entrante. Visualiza la creación de una barrera protectora con el bastón, similar a un dragón protegiéndose con su cola.

Movimiento 2

Presiona hacia abajo con tu mano derecha para girar el extremo del bastón desde tu parte trasera izquierda, deslizando tu mano izquierda hacia tu mano derecha para que ambas manos estén en el extremo del bastón. Golpea el extremo del bastón hacia adelante desde el exterior de tu hombro izquierdo hacia el este. Puedes estampar tu pie izquierdo para aumentar la potencia del golpe. Asegúrate de utilizar el movimiento de látigo de tu espalda inclinada hacia adelante; la potencia debe venir de tu torso, no de tu brazo. Al final, el bastón debe estar a la altura de la cadera (Foto 11-2). Concéntrate en mantener una postura fuerte y estable con tus pies firmemente en el suelo, aumentando la fuerza y la precisión de tu golpe.

Puntos Clave:

1) *Asegura una coordinación suave entre tus manos al pasar el bastón de horizontal a vertical y viceversa.*

2) *Genera poder desde tu torso y espalda, no solo desde tus brazos. Usa el movimiento de látigo de tu cuerpo para golpes más fuertes, asegurando que el movimiento sea fluido e integrado con el estampado de tu pie izquierdo y los movimientos de la parte superior del cuerpo. Esto imita a un dragón enrollando y moviendo su cola, enfatizando la fluidez y la fuerza del movimiento.*

3) *Este movimiento proviene del "Kung Fu del Bastón de Látigo de Shanxi" (山西鞭杆功夫), pero también se asocia con el estilo Chen de tai chi "Retroceder y Presionar el Codo" (退步压肘). Aprovecha la fuerza de tu cintura y espalda para añadir potencia al movimiento de látigo del bastón. Visualiza el bastón como una extensión de tu cuerpo, moviéndote con la misma fluidez y precisión que la cola de un dragón. Esta imagen mental puede ayudar a mejorar la fluidez y potencia de tus movimientos, conectando tu cuerpo y el bastón como una unidad sin fisuras. La parada inicial con el bastón vertical está diseñada para desviar un golpe entrante, mientras que el golpe de látigo subsiguiente sirve como un poderoso contraataque. Este doble enfoque en defensa y ataque mejora tu destreza general en las artes marciales.*

Posture 12: Black Bear Turns Its Back and Strikes 黑熊翻背

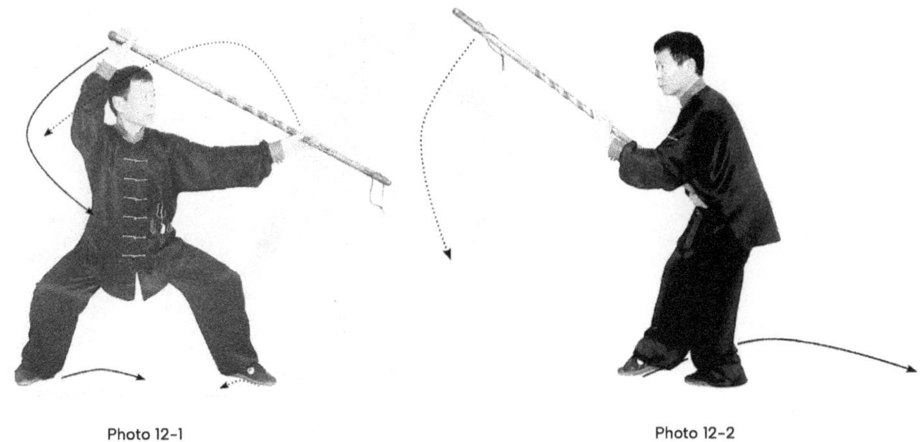

Photo 12-1

Photo 12-2

Movement 1

Step your left foot to the east while pushing the staff in that direction. Lift the staff with your right hand in front of your forehead, positioning it as if guarding the left side with the staff above your head. Ensure your body is angled slightly to the right, creating a defensive posture with the staff shielding your upper body (Photo 12-1).

Movement 2

Shift your weight to your left leg and pivot on the heel of your left foot to turn the toes inward toward the southwest. As you pivot, raise your left hand and swing the staff across your head to the right (west). Draw your right foot half a step toward your left foot while keeping your weight primarily on your left leg. This motion should feel smooth and coordinated, allowing for a seamless transition (Photo 12-2).

Movement 3

Step your right foot back to the west while simultaneously striking the head end of the staff forward to the east at hip height. As you execute the strike, bend your left leg at the knee into a left bow stance. Your left knee should be deeply bent, and your right leg stretched out, creating a strong and stable foundation (Photo 12-3).

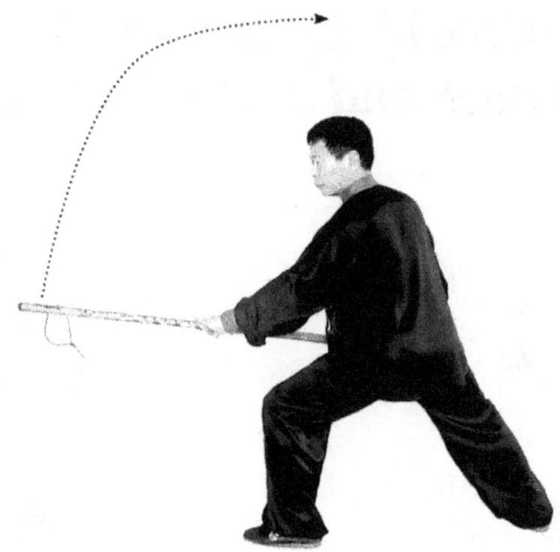

Photo 12-3

Key Points:

1) Ensure the backward step with the right foot and the forward strike with the staff are perfectly synchronized for maximum effectiveness.

2) Focus on a fluid transition between movements, utilizing the pivot to generate momentum and flow from one position to the next.

3) This technique is derived from Chen style Tai Chi's "Fan Through Back" (闪通背), which is similar to Judo's "Over Back Throw" (挑胯过背摔). In Judo, this technique uses the hip to lift the opponent while pulling him over the back. It requires both hip and upper body strength for leverage, emphasizing the coordination and power necessary to execute the movement effectively.

En español

Movimiento 1:

Da un paso con tu pie izquierdo hacia el este mientras empujas el bastón en esa dirección. Levanta el bastón con tu mano derecha frente a tu frente, colocándolo como si estuvieras protegiendo el lado izquierdo con el bastón por encima de tu cabeza. Asegúrate de que tu cuerpo esté ligeramente inclinado hacia la derecha, creando una postura defensiva con el bastón protegiendo tu parte superior (Foto 12-1).

Movimiento 2:

Desplaza tu peso a tu pierna izquierda y gira sobre el talón de tu pie izquierdo para que los dedos apunten hacia adentro en dirección suroeste. Mientras giras, levanta tu mano izquierda y mueve el bastón sobre tu cabeza hacia la derecha (oeste). Acerca tu pie derecho medio paso hacia tu pie izquierdo mientras mantienes tu peso principalmente sobre la pierna izquierda. Este movimiento debe sentirse suave y coordinado, permitiendo una transición sin problemas (Foto 12-2).

Movimiento 3:

Da un paso con tu pie derecho hacia atrás en dirección oeste mientras golpeas simultáneamente la punta del bastón hacia adelante en dirección este a la altura de la cadera. Al ejecutar el golpe, dobla tu pierna izquierda en la rodilla formando una postura de arco izquierda. Tu rodilla izquierda debe estar profundamente doblada y tu pierna derecha estirada, creando una base fuerte y estable (Foto 12-3).

Puntos clave:

1) *Asegúrate de que el paso hacia atrás con el pie derecho y el golpe hacia adelante con el bastón estén perfectamente sincronizados para una máxima efectividad.*

2) *Concéntrate en una transición fluida entre los movimientos, utilizando el giro para generar impulso y fluidez de una posición a la siguiente.*

3) *Esta técnica se deriva del "Fan Through Back" (闪通背) del estilo Chen de Tai Chi, similar al "Over Back Throw" (挑胯过背摔) del Judo. En Judo, esta técnica utiliza la cadera para levantar al oponente mientras lo tira por la espalda. Requiere tanto fuerza en la cadera como en la parte superior del cuerpo para obtener ventaja, enfatizando la coordinación y el poder necesarios para ejecutar el movimiento de manera efectiva.*

Posture 13: Returning Horse Spear 回馬枪

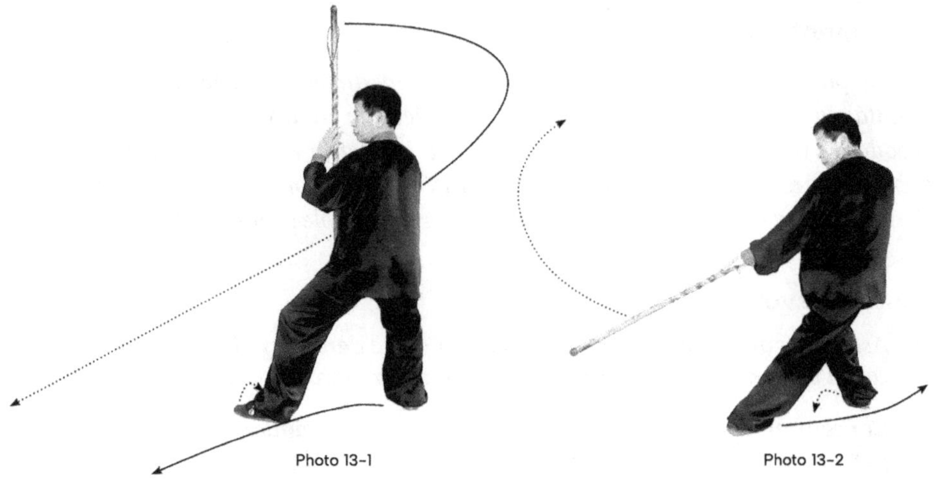

Photo 13-1

Photo 13-2

Movement 1

Raise the head end of the staff above your head and shift your weight to your right leg. Simultaneously, turn your torso to face northwest, parrying the staff from your left side across your centerline to a relatively vertical position, guarding your front (Photo 13-1).

Movement 2

As you parry the head end of the staff to your right front (northwest), release your right hand from the tail end and catch the head end in front of your right shoulder. Shift your weight to your left leg and step your right foot behind your left into a right crossing stance. Thrust the tail end of the staff low toward your left rear (southwest). Slide your left hand appropriately to ensure the low thrust can reach further (Photo 13-2 and Photo 13-2 reverse).

Key Points:

1) Ensure smooth and coordinated weight shifting between legs while raising and parrying the staff. This helps maintain balance and control throughout the movements.

2) Focus on proper hand placement and sliding to maximize the reach and effectiveness of your thrusts and parries. This enhances the fluidity and precision of the technique.

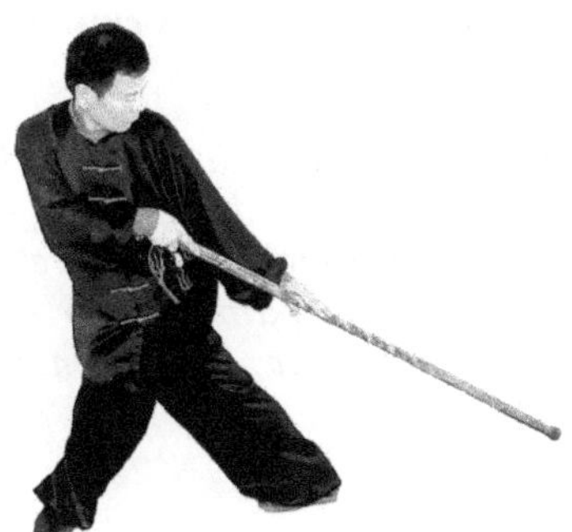

Photo 13-2 reverse

3) This posture is rooted in traditional Chinese martial arts' spear technique known as the "Returning Horse Spear" (回馬枪). This maneuver involves a practitioner feigning retreat or movement in one direction, then swiftly turning back to strike the opponent. It's a deceptive technique used to catch an opponent off guard, combining both evasive and offensive movements.

En español

Movimiento 1:

Levanta el extremo de la cabeza del bastón por encima de tu cabeza y desplaza tu peso a tu pierna derecha. Simultáneamente, gira tu torso para mirar hacia el noroeste, bloqueando el bastón desde tu lado izquierdo a través de tu línea central a una posición relativamente vertical, protegiendo tu frente (Foto 13-1).

Movimiento 2:

Mientras bloqueas el extremo de la cabeza del bastón hacia tu frente derecha (noroeste), suelta tu mano derecha del extremo posterior y agarra la cabeza del bastón frente a tu hombro derecho. Desplaza tu peso a tu pierna izquierda y coloca tu pie derecho detrás del izquierdo en una postura cruzada derecha. Empuja el extremo posterior del bastón hacia abajo en dirección a tu parte trasera izquierda (suroeste). Desliza tu mano izquierda adecuadamente para asegurar que el empuje bajo alcance más lejos (Foto 13-2 y Foto 13-2 reverso).

Puntos Clave:

1) *Asegúrate de que el cambio de peso entre las piernas sea suave y coordinado mientras levantas y bloqueas el bastón. Esto ayuda a mantener el equilibrio y el control durante los movimientos.*

2) *Concéntrate en la colocación y desplazamiento adecuados de las manos para maximizar el alcance y la efectividad de tus empujes y bloqueos. Esto mejora la fluidez y precisión de la técnica.*

3) *Esta postura tiene sus raíces en la técnica de lanza de las artes marciales chinas tradicionales conocida como "Lanza del Caballo que Regresa" (回馬枪). Esta maniobra implica que el practicante finge una retirada o movimiento en una dirección, luego gira rápidamente para golpear al oponente. Es una técnica engañosa utilizada para sorprender al oponente, combinando movimientos evasivos y ofensivos.*

Posture 14: Cobra Attack 眼镜蛇

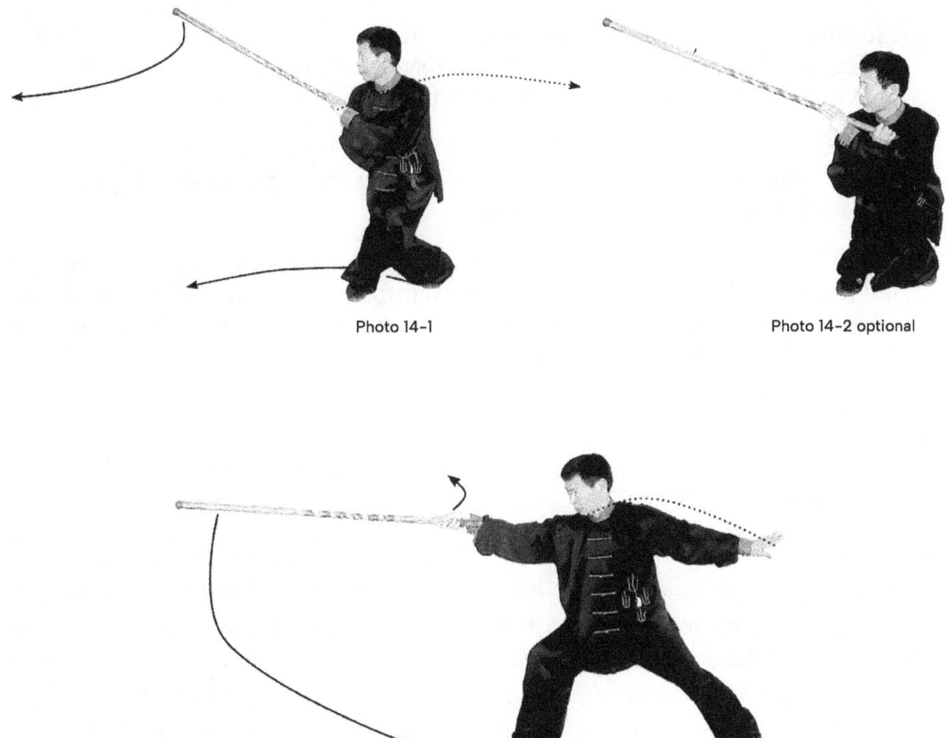

Photo 14-1

Photo 14-2 optional

Photo 14-3

Movement 1

Tilt your right hand down and lift the tail end of the staff in a clockwise half-circle to parry in front of you. Simultaneously, move your right foot behind the left foot and twist your legs to power the staff's coiling move, turning your torso to face the southwest. Adjust your right foot to facilitate the twist, and point your left foot's toes southwest to line up with your knee pointing direction. This is a defensive move to guard yourself with the staff covering the front of you (Photo 14-1). Optionally, squat into a resting stance if you are flexible enough (Photo 14-2).

Movement 2

Step your right foot forward to the west into a right bow stance, thrusting the tail end of the staff in that direction. Move your left hand backward to the east to balance the forward momentum. Optionally, follow with a half step of your left foot to power the forward thrust, keeping the staff at shoulder height and parallel to the ground (Photo 14-3).

Key Points:

1) Movement 1 imitates a coiling cobra before its attack. You can imaginate the coiling allows the cobra to prepare for a swift and powerful strike, giving it a better chance to effectively bite and inject venom into its target.

2) Ensure proper adjustment of your feet to facilitate leg twisting and prevent knee strain. Align your left foot's toes southwest, step back and reposition your right foot for better balance and movement.

3) Maintain coordination between the thrusting and balancing actions. Move your left hand backward to balance the forward thrust of the staff, and optionally use a half step with your left foot to add the thrust power. This is derived from Sun style tai chi's stepping technique.

En español

Movimiento 1:

Inclina tu mano derecha hacia abajo y levanta el extremo posterior del bastón en un semicírculo en el sentido de las agujas del reloj para bloquearlo frente a ti. Simultáneamente, mueve tu pie derecho detrás del pie izquierdo y gira tus piernas para dar fuerza al movimiento de enrollamiento del bastón, girando tu torso para mirar hacia el suroeste. Ajusta tu pie derecho para facilitar el giro y apunta los dedos del pie izquierdo hacia el suroeste alineados con la dirección de la rodilla. Este es un movimiento defensivo para protegerse con el bastón cubriendo tu frente (Foto 14-1). Opcionalmente, agáchate en una postura de descanso si eres lo suficientemente flexible (Foto 14-2).

Movimiento 2:

Avanza tu pie derecho hacia el oeste en una postura de arco derecha, empujando el extremo posterior del bastón en esa dirección. Mueve tu mano izquierda hacia atrás hacia el este para equilibrar el impulso hacia adelante. Opcionalmente, sigue con medio paso de tu pie izquierdo para dar más fuerza al empuje hacia adelante, manteniendo el bastón a la altura del hombro y paralelo al suelo (Foto 14-3).

Puntos Clave:

1) *Movimiento 1 Imitación de Cobra: El movimiento 1 imita una cobra enrollada antes de su ataque. Puedes imaginar que el enrollamiento permite a la cobra prepararse para un golpe rápido y poderoso, dándole una mejor oportunidad de morder e inyectar veneno en su objetivo.*

2) *Ajuste de los pies: Asegúrate de ajustar adecuadamente tus pies para facilitar el giro de las piernas y evitar la tensión en las rodillas. Alinea los dedos del pie izquierdo hacia el suroeste, retrocede y reposiciona tu pie derecho para un mejor equilibrio y movimiento.*

3) *Mantén la coordinación entre las acciones de empuje y equilibrio. Mueve tu mano izquierda hacia atrás para equilibrar el empuje hacia adelante del bastón, y opcionalmente usa un medio paso con tu pie izquierdo para agregar potencia al empuje. Esto se deriva de la técnica de pasos del estilo Sun del Tai Chi.*

Posture 15: Needle at the Sea Bottom 海底针

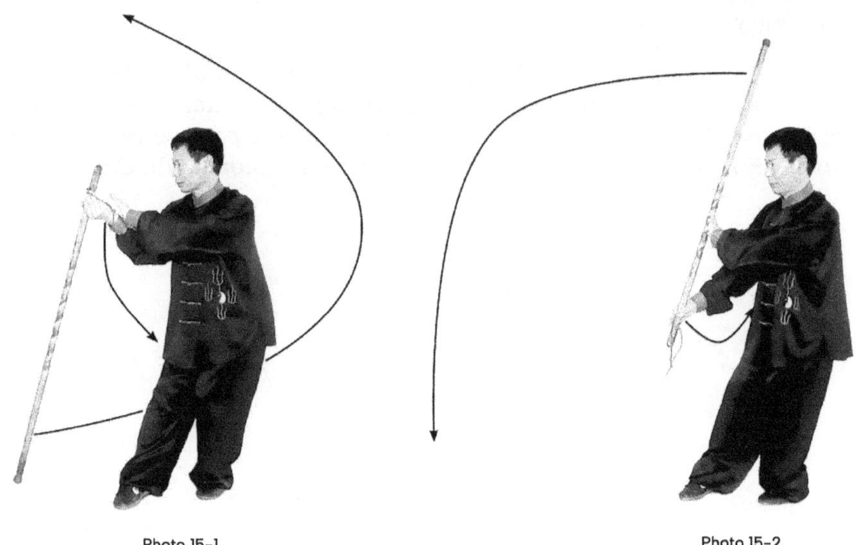

Photo 15-1 Photo 15-2

Movement 1

Begin by retrieving your left foot if you had taken a half step forward in the previous movement. As you do this, draw your right foot back by half a step, aligning your body for the next series of actions. Simultaneously, engage your right hand in a clockwise turn, ensuring that the thumb side faces outward towards the north. This motion will allow the tail end of the staff to drop, positioning itself as a guard in front of your right foot. At the same time, move your left hand close to your right hand, positioning it near the wrist and the head end of the staff. This placement is crucial as the left hand can either push the head end of the staff to deflect the tail end or assist in the upcoming wrist twist. This coordinated action creates a robust defensive posture (Photo 15-1).

Movement 2

The next movement involves a more dynamic and protective maneuver. Begin by twisting your right wrist to drive the staff in a controlled half-circle motion. This arc should start from your front low position, circling through the outside of your right shoulder, and culminating in front of your shoulder. Throughout this motion, ensure the staff remains relatively vertical, creating a formidable guard in front of you, specifically towards the west. Your left hand plays a supportive role here, moving in front of your chest to brace the staff approximately one-third of the way from the head end. Your right hand should maintain its grip near the head end of the staff. This positioning not only supports the staff but also prepares you for any

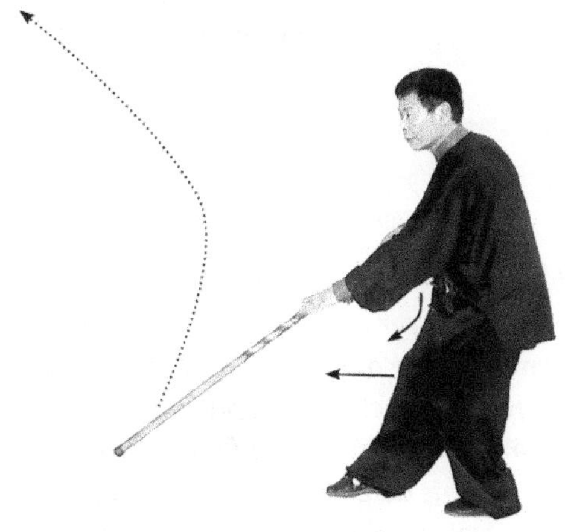

Photo 15-3

defensive actions. Visualize this vertical half-circle on your right side as a shield, capable of deflecting any potential attacks from that direction (Photo 15-2).

Movement 3

Bend your torso forward while simultaneously pulling back your right hand to your right rib side, and pressing down with your left hand. This coordinated action will lower the tail end of the staff in front of your right foot at an approximate 45-degree angle. Ensure the tail end of the staff remains a few inches above the ground, maintaining readiness for any subsequent movements. It is important to keep the same right empty stance throughout this motion. The head end of the staff should be firmly held in your right hand, positioned against the outside of your right hip. This movement not only strikes forward and downward, but also reinforces your defensive capabilities and prepares you for a swift transition into the next movement (Photo 15-3).

Key Points:

1) Ensure smooth coordination between your right wrist twist and left hand support. This alignment helps maintain control and precision in transitioning the staff's movements.

2) Maintain proper footwork and torso alignment. Adjust your feet and bend your torso as needed to ensure stability and effectiveness in guarding and the downward pecking motions.

3) This movement is derived from the well-known tai chi posture "Needle at the Sea Bottom" (海底针). It is effective for parrying and deflecting low attacks and striking back with a precise, pecking motion.

En español

Movimiento 1

Comienza recuperando tu pie izquierdo si habías dado un medio paso hacia adelante en el movimiento anterior. Al hacer esto, retrae tu pie derecho medio paso, alineando tu cuerpo para la siguiente serie de acciones. Simultáneamente, gira tu mano derecha en sentido horario, asegurando que el lado del pulgar mire hacia afuera, hacia el norte. Este movimiento permitirá que el extremo inferior del bastón caiga, posicionándote como una guardia frente a tu pie derecho. Al mismo tiempo, mueve tu mano izquierda cerca de tu mano derecha, colocándola cerca de la muñeca y el extremo superior del bastón. Esta colocación es crucial, ya que la mano izquierda puede empujar el extremo superior del bastón para desviar el extremo inferior o asistir en el próximo giro de muñeca. Esta acción coordinada crea una postura defensiva robusta (Foto 15-1).

Movimiento 2

El siguiente movimiento implica una maniobra más dinámica y protectora. Comienza girando tu muñeca derecha para mover el bastón en un arco controlado de medio círculo. Este arco debe comenzar desde tu posición baja frontal, rodeando el exterior de tu hombro derecho y culminando frente a tu hombro. A lo largo de este movimiento, asegura que el bastón permanezca relativamente vertical, creando una guardia formidable frente a ti, específicamente hacia el oeste. Tu mano izquierda juega un papel de apoyo aquí, moviéndote frente a tu pecho para sostener el bastón aproximadamente a un tercio del extremo superior. Tu mano derecha debe mantener su agarre cerca del extremo superior del bastón. Esta posición no solo apoya el bastón, sino que también te prepara para cualquier acción defensiva. Visualiza este medio círculo vertical en tu lado derecho como un escudo, capaz de desviar cualquier ataque potencial desde esa dirección (Foto 15-2).

Movimiento 3

Dobla tu torso hacia adelante mientras simultáneamente retraes tu mano derecha hacia el lado de tus costillas y presionas hacia abajo con tu mano izquierda. Esta acción coordinada bajará el extremo inferior del bastón frente a tu pie derecho en un ángulo aproximado de 45 grados. Asegúrate de que el extremo inferior del bastón permanezca a unos pocos centímetros del suelo, manteniéndote listo para cualquier movimiento subsiguiente. Es importante mantener la misma postura vacía con el pie derecho durante este movimiento. El extremo superior del bastón debe estar firmemente sostenido en tu mano derecha, posicionado contra el exterior de tu cadera derecha. Este movimiento no solo golpea hacia adelante y hacia abajo, sino que también refuerza tus capacidades defensivas y te prepara para una transición rápida al siguiente movimiento (Foto 15-3).

Puntos Clave

1) *Asegúrate de una coordinación suave entre el giro de tu muñeca derecha y el soporte de tu mano izquierda. Esta alineación ayuda a mantener el control y la precisión en la transición de los movimientos del bastón.*

2) *Mantén una postura y alineación del torso adecuadas. Ajusta tus pies y dobla tu torso según sea necesario para asegurar la estabilidad y efectividad en las guardias y los movimientos de picoteo descendente.*

3) *Este movimiento se deriva de la conocida postura de Tai Chi "Aguja en el Fondo del Mar" (海底针). Es efectivo para desviar y desviar ataques bajos y contraatacar con un movimiento de picoteo preciso.*

Posture 16: Lion Shakes Its Head Again 狮子再摇頭

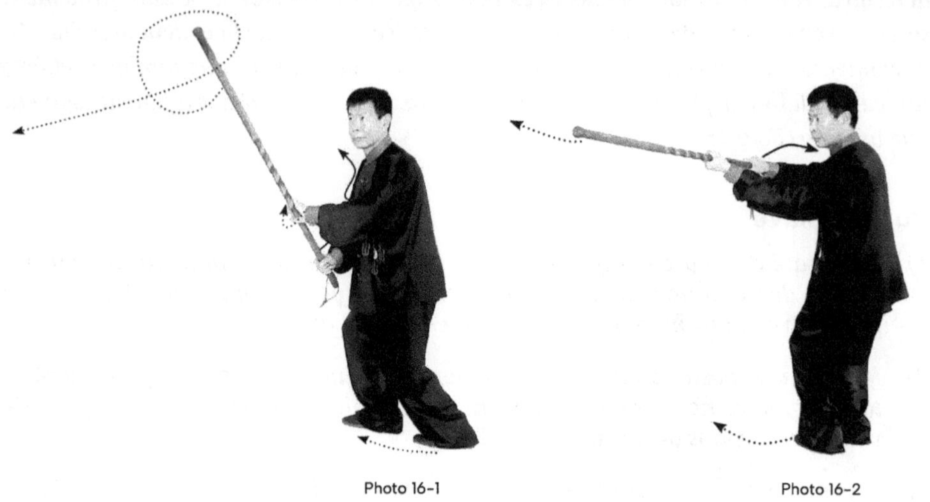

Photo 16-1

Photo 16-2

Movement 1

Begin by raising the tail end of the staff in a counterclockwise coiling motion, directing it to parry above your head towards your left (south). This coiling motion should originate from your torso and be firmly rooted in your feet. You may find it necessary to twist your right foot outward so that your toes point towards the northwest corner. Concurrently, shift your weight onto your right leg, ensuring a stable and balanced stance. This coordinated movement will enhance the effectiveness of your parry (Photo 16-1).

Movement 2

Continue the coiling motion of the staff in a complete counterclockwise circle until the tail end points towards the southwest. During this circular motion, adjust your left hand grip from palm facing down to palm facing up. Lower the tail end of the staff to about shoulder height, positioning the staff horizontally in front of your chest. Your right palm should face down, and your left palm should face up. Simultaneously, draw your left foot close to your right foot, allowing it to lightly touch the ground while keeping your weight on your right leg. Focus your gaze on the tail end of the staff, with your chest facing the northwest, preparing for the next movement (Photo 16-2).

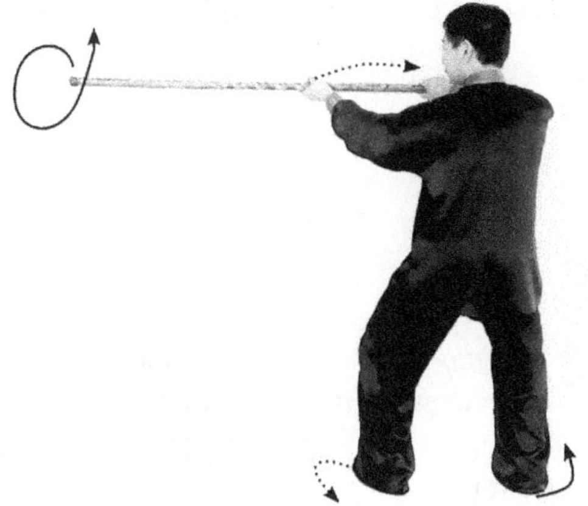

Photo 16-3

Movement 3

Step your left foot half a step to the west and swiftly snap your torso to the right, using this rotation to power the staff strike from the southwest to your right. At the end of the movement, the tail end of the staff should point west, with a slight angle towards the northwest due to the momentum of the strike. To enhance the striking power, you can stamp your left foot forcefully as you complete the motion. This powerful and dynamic strike should be executed with precision and control (Photo 16-3).

Key Points:

1) Emphasize the importance of originating the staff's coiling and striking motions from your torso, rooted in your feet, while maintaining a strong, stable stance and engaging your core muscles for balance and control. This foundational technique ensures that the power and precision of your movements are maximized. Imagine you mimic a powerful lion shaking its head, harnessing the raw strength and fluid grace of the animal. Just as a lion's power emanates from its core and radiates through its entire body, let the force of your motions flow from your torso down to your legs and feet. This imagery not only reinforces the connection between your upper and lower body but also instills a sense of fierce determination and control in your practice.

2) Focus on coordinating your torso rotation with the staff movements to maximize the power and precision of your strikes, utilizing techniques like outward toe twisting and foot stamping to enhance striking force.

3) This is the matched strike of Posture #7 which is striking to the left.

4) The target should be the opponent's neck. A strike to the large artery in the neck can result in a knockout.

En español

Movimiento 1

Comience elevando el extremo del bastón en un movimiento de enrollamiento en sentido antihorario, dirigiéndose para desviar por encima de su cabeza hacia su izquierda (sur). Este movimiento de enrollamiento debe originarse desde su torso y estar firmemente arraigado en sus pies. Puede que necesite girar los dedos del pie derecho hacia afuera para que apunten hacia la esquina noroeste. Al mismo tiempo, transfiera su peso a la pierna derecha, asegurando una postura estable y equilibrada. Este movimiento coordinado mejorará la efectividad de su parada (Foto 16-1).

Movimiento 2

Continúe el movimiento de enrollamiento del bastón en un círculo completo en sentido antihorario hasta que el extremo del bastón apunte hacia el suroeste. Durante este movimiento circular, ajuste el agarre de su mano izquierda de palma hacia abajo a palma hacia arriba. Baje el extremo del bastón hasta la altura de los hombros, posicionándolo horizontalmente frente a su pecho. Su palma derecha debe estar hacia abajo y su palma izquierda hacia arriba. Simultáneamente, acerque su pie izquierdo al pie derecho, permitiendo que toque ligeramente el suelo mientras mantiene el peso en su pierna derecha. Enfoque su mirada en el extremo del bastón, con el pecho hacia el noroeste, preparándose para el siguiente movimiento (Foto 16-2).

Movimiento 3

Avance con el pie izquierdo medio paso hacia el oeste y gire rápidamente el torso hacia la derecha, utilizando esta notación para potenciar el golpe del bastón desde el suroeste hacia su derecha. Al final del movimiento, el extremo del bastón debe apuntar hacia el oeste, con un ligero ángulo hacia el noroeste debido al impulso del golpe. Para aumentar la potencia del golpe, puede golpear con fuerza el pie izquierdo al completar el movimiento. Este golpe poderoso y dinámico debe ejecutarse con precisión y control (Foto 16-3).

Puntos Clave:

1) *Enfatice la importancia de originar los movimientos de enrollamiento y golpeo del bastón desde su torso, arraigado en sus pies, mientras mantiene una postura fuerte y estable y engage sus músculos centrales para equilibrio y control. Esta técnica fundamental asegura que la potencia y precisión de sus movimientos se maximicen. Imagine que imita a un poderoso león sacudiendo su cabeza, aprovechando la fuerza bruta y la gracia fluida del animal. Así como el poder de un león emana de su núcleo y se irradia por todo su cuerpo, deje que la fuerza de sus movimientos fluya desde su torso hacia sus piernas y pies. Esta imagen no solo refuerza la conexión entre la parte superior e inferior de su cuerpo, sino que también infunde un sentido de determinación y control feroz en su práctica.*

2) *Concéntrese en coordinar la rotación de su torso con los movimientos del bastón para maximizar la potencia y precisión de sus golpes, utilizando técnicas como el giro de los dedos hacia afuera y el golpe del pie para mejorar la fuerza del golpe.*

3) *Este es el golpe correspondiente a la Postura #7, que golpea hacia la izquierda.*

4) *El objetivo debe ser el cuello del oponente. Un golpe a una gran arteria en el cuello puede resultar en un desmayo.*

Posture 17: Tornado Swirling 龙卷风

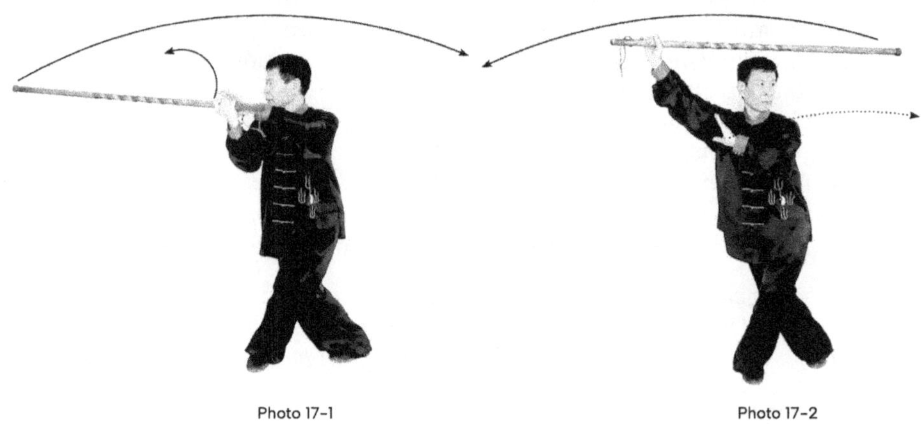

Photo 17-1 Photo 17-2

Movement 1

Begin by turning your left foot toes towards the southwest by pivoting on your left heel. Simultaneously, twist your torso to your left to guide your right arm in coiling the tail end of the staff in a small clockwise circle, with your right hand's palm facing your right shoulder. Release and move your left hand back, allowing your right hand to have sole control of the staff, and hold your left hand in front of your chest with the palm facing your right hand. At the end of this movement, the tail end of the staff should point west, your chest should face southwest, and your legs should be twisted. Adjust your right foot by pivoting on the ball to turn the heel outward towards the northeast (Photo 17-1).

Movement 2

Raise the staff with your right hand and sweep it from front to back (east) while your left hand guards in front of your chest (Photo 17-2). Without pausing, whip the staff from the east to the west, completing a flat circle above your head and returning the staff to the same position pointing west. At the same time, extend your left palm to the east to balance the staff's strike to the west (Photo 17-3).

Movement 3

Without stopping, follow the momentum of the staff's circular sweep by turning to your left and continuing the sweep in a larger flat circle. Extend your arm to allow the staff to reach further. This large circular move should come from your torso's spinning through your right arm to the staff, without needing to move your right arm. Step your right foot across your left leg to the back (east) and momentarily support your weight to allow your left foot to adjust its direction, facilitating your torso's spin (Photo 17-4).

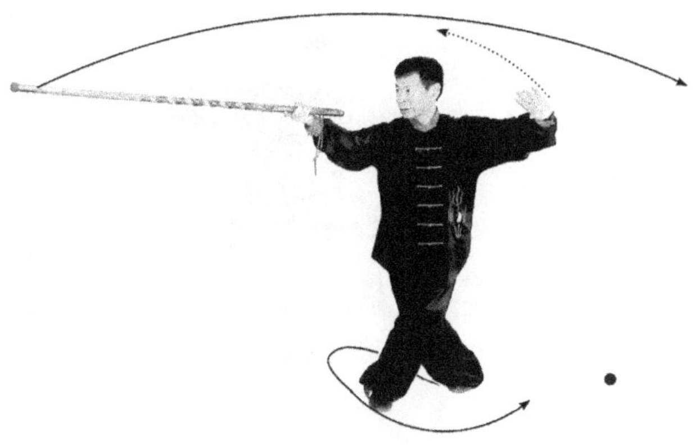

Photo 17-3

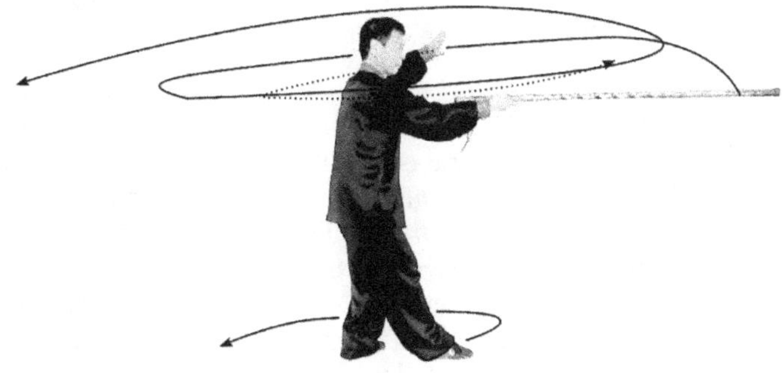

Photo 17-4

Movement 4

Continue the torso's spin to your left and step your right foot to the west into a right bow stance. Follow the spinning momentum to twirl the staff for another flat circle above your head, then strike it to the west. At the end, your left palm extended to the back (east) at shoulder height to balance the staff's strike. Optionally, if you have the agility and leg strength, you can make a 360-degree torso spin without your right foot making an intermediate stop. Imagine a funnel-shaped tornado swirling with immense power and speed, with the staff spinning horizontally over your head, transitioning from small circles of protection to a large circle and strike (Photo 17-5).

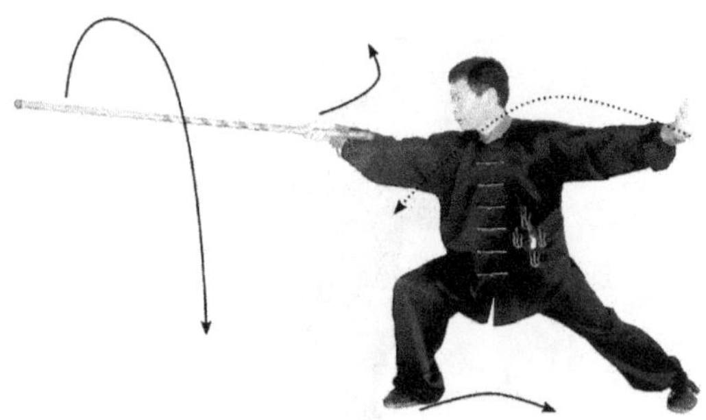

Photo 17-5

Key Points:

1) *Pivot your left foot and twist your torso to lead the staff's movements, ensuring smooth transitions and maintaining balance.*

2) *Release your left hand for right-hand control of the staff, using your left hand for balance and protection during movements.*

3) *Follow the momentum of the staff to create large, sweeping motions, culminating in another flat circle above your head before delivering the final powerful strike. There are a total of four clockwise circles involved in this movement. The initial small circle begins with the coiling motion of your torso, transferring to your right arm. Your right arm then swings the staff in a medium-sized circle above your head, which in turn initiates a spin of your torso. This spin leads your right arm and the staff into an even larger circle. Finally, as you step your right foot to the west, while performing another medium-sized flat circle above your head. This is a complex posture, so it's recommended to check the video clip the author created for reference on his YouTube channel: https://www.youtube.com/@taichitsao; or get his instructional video on: https://taichihealthways.com/all-dvds/*

4) *This posture is derived from Shaolin Staff techniques (少林棍术). The choice of the staff over more lethal blade weapons like swords and knives is intrinsically linked to the monks' commitment to non-violence, and at the same time achieving effective protection. This sweeping technique is particularly useful in dealing with multiple attackers. A well-executed sweep can cover a wide area, effectively dispersing groups of attackers and managing a large-scale threat.*

En español

Movimiento 1:

Comienza girando los dedos del pie izquierdo hacia el suroeste, pivotando sobre el talón izquierdo. Simultáneamente, gira el torso hacia la izquierda para guiar su brazo derecho en un pequeño círculo en el sentido de las agujas del reloj, con la palma de la mano derecha mirando hacia su hombro derecho. Libere y mueva la mano izquierda hacia atrás, permitiendo que la mano derecha tenga el control exclusivo del bastón, y coloque la mano izquierda frente a su pecho con la palma hacia su mano derecha. Al final de este movimiento, el extremo del bastón debe apuntar hacia el oeste, su pecho debe estar orientado hacia el suroeste y sus piernas deben estar torcidas. Ajuste su pie derecho pivotando sobre la bola del pie para girar el talón hacia el noreste (Foto 17-1).

Movimiento 2:

Levante el bastón con su mano derecha y bórralo de adelante hacia atrás (este) mientras su mano izquierda se guarda frente a su pecho (Foto 17-2). Sin detenerse, azote el bastón de este a oeste, completando un círculo plano por encima de su cabeza y regresando el bastón a la misma posición apuntando hacia el oeste. Al mismo tiempo, extienda su palma izquierda hacia el este para equilibrar el golpe del bastón hacia el oeste (Foto 17-3).

Movimiento 3:

Sin detenerse, siga el impulso del barrido circular del bastón girando hacia su izquierda y continúe el barrido en un círculo plano más grande. Extienda su brazo para permitir que el bastón alcance más lejos. Este movimiento circular grande debe provenir del giro de su torso a través de su brazo derecho hasta el bastón, sin necesidad de mover su brazo derecho. Cruce su pie derecho por detrás de su pierna izquierda hacia el este y apoye momentáneamente su peso para permitir que su pie izquierdo ajuste su dirección, facilitando el giro de su torso (Foto 17-4).

Movimiento 4:

Continúe el giro del torso hacia la izquierda y coloque su pie derecho hacia el oeste en una postura de arco derecha. Siga el impulso giratorio para hacer girar el bastón en otro círculo plano por encima de su cabeza, luego golpéelo hacia el oeste. Al final, su palma izquierda se extiende hacia atrás (este) a la altura del hombro para equilibrar el golpe del bastón. Opcionalmente, si tiene la agilidad y la fuerza en las piernas, puede hacer un giro de torso de 360 grados sin que su pie derecho haga una parada intermedia. Imagine un tornado en forma de embudo girando con inmensa potencia y velocidad, con el bastón girando horizontalmente sobre su cabeza, pasando de pequeños círculos de protección a un gran círculo y golpe (Foto 17-5).

Puntos Clave:

1) *Gire su pie izquierdo y el torso para guiar los movimientos del bastón, asegurando transiciones suaves y manteniendo el equilibrio.*
2) *Libere su mano izquierda para el control de la mano derecha del bastón, usando su mano izquierda para el equilibrio y la protección durante los movimientos.*

3) *Siga el impulso del bastón para crear grandes movimientos de barrido, culminando en otro círculo plano por encima de su cabeza antes de dar el golpe final poderoso. Hay un total de cuatro círculos en el sentido de las agujas del reloj involucrados en este movimiento. El círculo pequeño inicial comienza con el movimiento de enrollado de su torso, trasladándose a su brazo derecho. Su brazo derecho luego balancea el bastón en un círculo de tamaño mediano por encima de su cabeza, lo que a su vez inicia un giro de su torso. Este giro lleva su brazo derecho y el bastón a un círculo aún más grande. Finalmente, mientras coloca su pie derecho hacia el oeste, realiza otro círculo plano de tamaño mediano por encima de su cabeza. Esta es una postura compleja, por lo que se recomienda revisar el video que el autor creó como referencia en su canal de YouTube: https://www.youtube.com/@taichitsao; o conseguir su video instructivo en: https://taichihealthways.com/all-dvds/*

4) *Esta postura se deriva de las técnicas de bastón de Shaolin (少林棍术). La elección del bastón sobre armas más letales como espadas y cuchillos está intrínsecamente ligada al compromiso de los monjes con la no violencia, y al mismo tiempo logrando una protección efectiva. Esta técnica de barrido es particularmente útil para enfrentar a múltiples atacantes. Un barrido bien ejecutado puede cubrir un área amplia, dispersando eficazmente grupos de atacantes y gestionando una amenaza a gran escala.*

Posture 18: Stabilizing Sea God Needle 定海神针

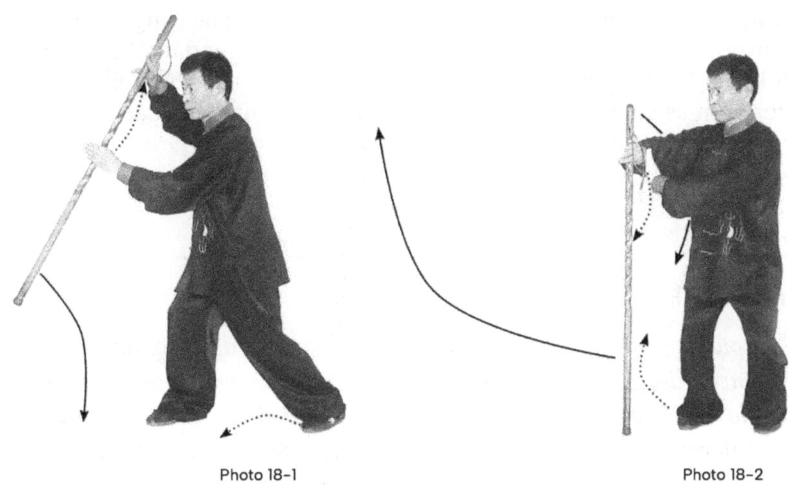

Photo 18-1 Photo 18-2

Movement 1

Withdraw your right foot back toward your left leg as you coil your right hand inward, parrying the staff to the left in a counterclockwise half-circle. Bring the staff into a diagonally vertical position in front of your right leg. As you do this, move your left hand to support the middle part of the staff, ensuring it is steady and balanced. This action sets up a strong defensive posture, with the staff ready to intercept or redirect any incoming force (Photo 18-1).

Movement 2

Drop the tail end of the staff in front of your right leg while stepping forward with your left foot. Grip the head end of the staff with your right hand, positioning your thumb low and your small finger on top, so that your right palm faces outward. Round your right forearm, applying ward-off strength to create a strong, defensive barrier. Move your left hand up and lightly touch the back of your right wrist area to provide additional support. You can momentarily rest in this position, using the vertical staff as a stabilizing point. Keep your gaze focused through the staff handle, directing your attention toward the west, maintaining awareness of your surroundings and readying yourself for the next movement (Photo 18-2).

Key Points:

1) Emphasize the importance of proper hand positioning and wrist movement to maintain control and prevent strain, especially during the twisting and parrying actions.

2) Utilize the vertical staff position as a support point to rest momentarily while maintaining readiness for the next movement.

3) Stabilizing Sea God Needle (定海神针) is a reference to a magical weapon in Chinese mythology and literature, most famously appearing in the classic novel "Journey to the West" (西游记), featuring the legendary Monkey King, Sun Wukong. It is a powerful staff-like weapon that has the ability to change its size, from as small as a needle to as large as a pillar that can stabilize the seas, symbolizing immense power and control.

En español

Movimiento 1

Retrae tu pie derecho hacia tu pierna izquierda mientras enrollas tu mano derecha hacia adentro, desviando el bastón hacia la izquierda en un semicírculo en sentido antihorario. Coloca el bastón en una posición diagonal vertical frente a tu pierna derecha. Mientras haces esto, mueve tu mano izquierda para apoyar la parte media del bastón, asegurándose de que esté firme y equilibrado. Esta acción establece una postura defensiva fuerte, con el bastón listo para interceptar o redirigir cualquier fuerza entrante (Foto 18-1).

Movimiento 2

Deja caer el extremo posterior del bastón frente a tu pierna derecha mientras avanzas con tu pie izquierdo. Agarra el extremo delantero del bastón con tu mano derecha, posicionando tu pulgar hacia abajo y tu dedo meñique arriba, de modo que la palma de tu mano derecha quede hacia afuera. Redondea tu antebrazo derecho, aplicando fuerza de desvío para crear una barrera defensiva fuerte. Mueve tu mano izquierda hacia arriba y toca ligeramente la parte posterior de tu muñeca derecha para proporcionar apoyo adicional. Puedes descansar momentáneamente en esta posición, utilizando el bastón vertical como un punto de estabilización. Mantén la mirada enfocada a través del mango del bastón, dirigiendo tu atención hacia el oeste, manteniendo la conciencia de tu entorno y preparándote para el siguiente movimiento (Foto 18-2).

Puntos clave:

1) *Enfatiza la importancia de la posición adecuada de las manos y el movimiento de la muñeca para mantener el control y evitar tensiones, especialmente durante las acciones de torsión y desvío.*

2) *Utiliza la posición vertical del bastón como un punto de apoyo para descansar momentáneamente mientras mantienes la preparación para el siguiente movimiento.*

3) *Aguja de Fijar el Mar (定海神针) es una referencia a un arma mágica en la mitología y literatura china, que aparece de manera destacada en la novela clásica "Viaje al Oeste" (西游记), protagonizada por el legendario Rey Mono, Sun Wukong. Es un arma similar a un bastón que tiene la capacidad de cambiar de tamaño, desde tan pequeño como una aguja hasta tan grande como un pilar que puede estabilizar los mares, simbolizando un poder y control inmensos.*

Refer to the series of illustration photos to practice Section II

Consulta la serie de fotos ilustrativas para practicar la Sección II

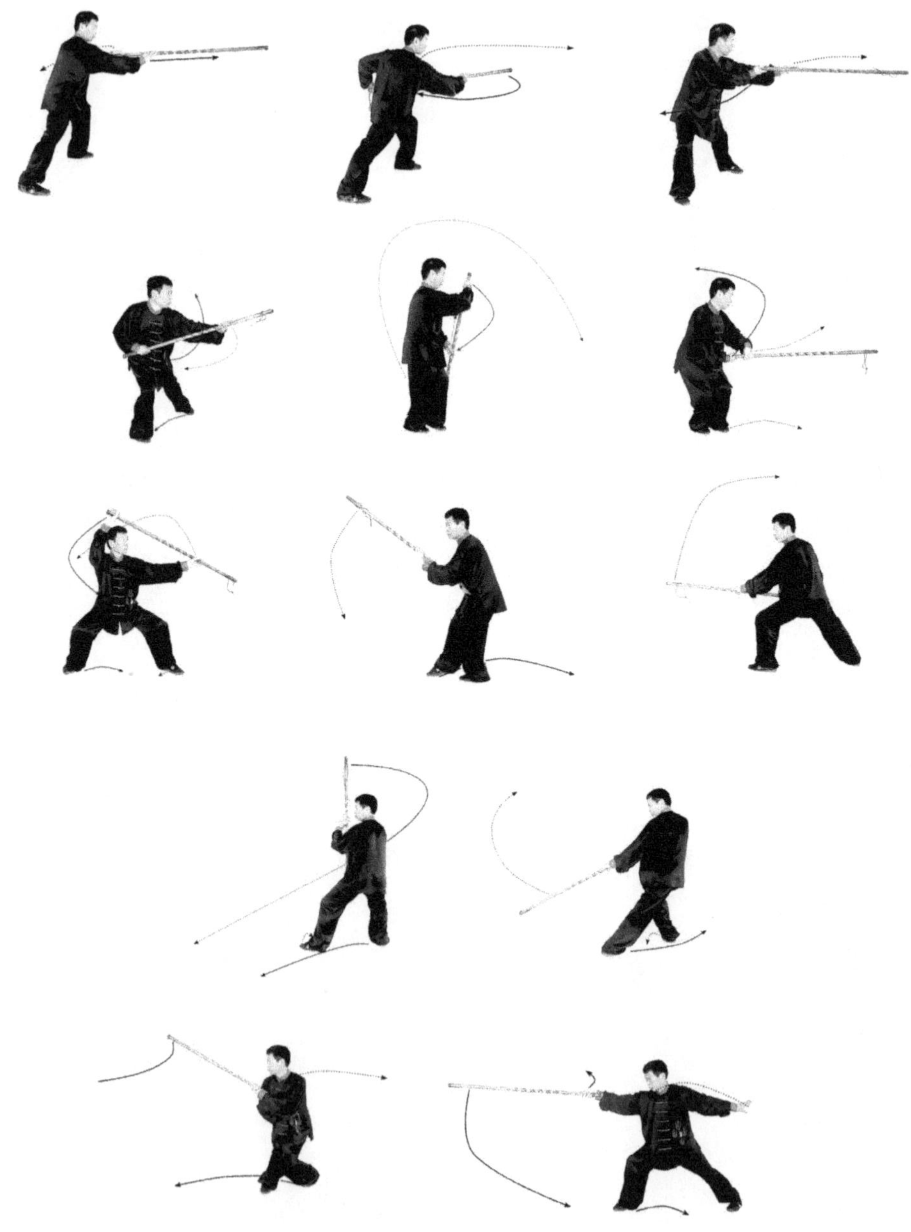

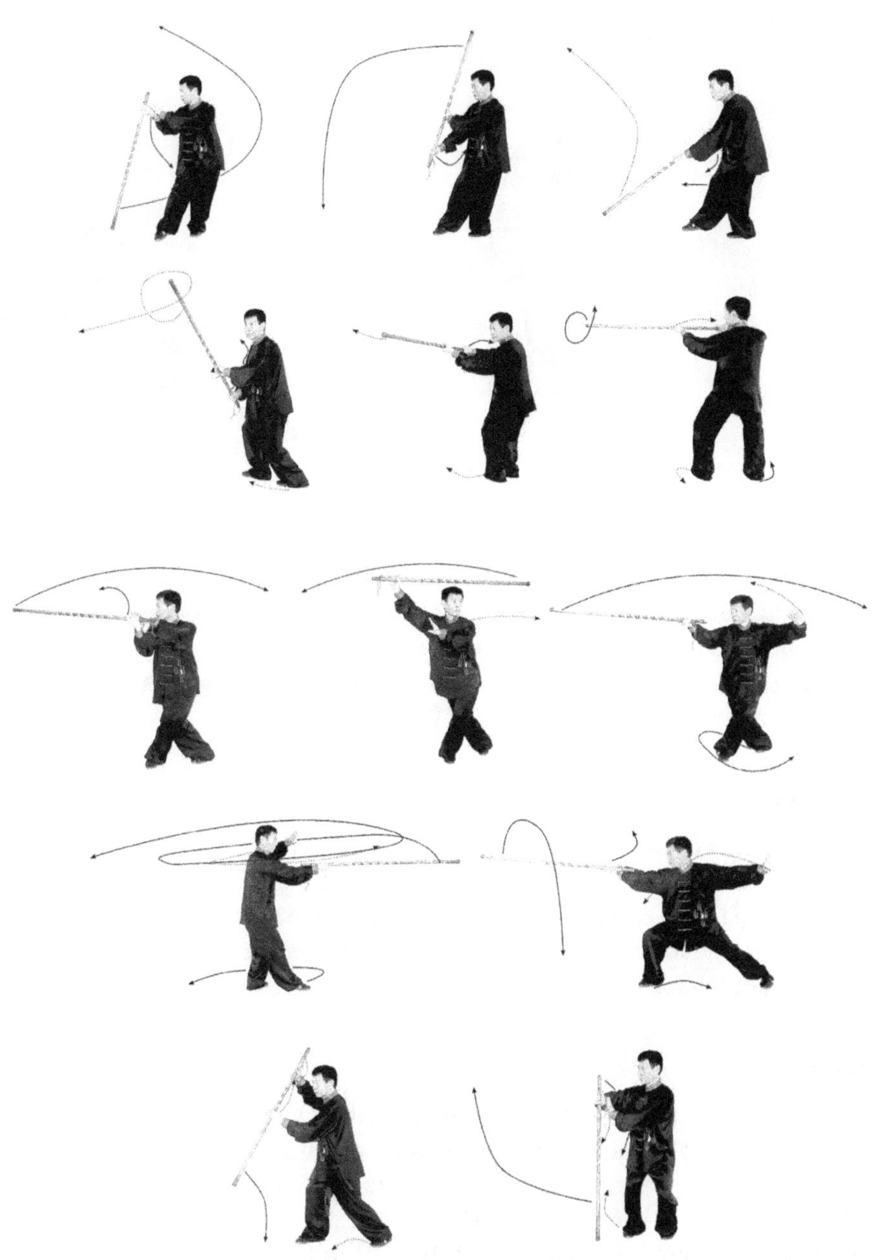

Posture 19: Wasp Enters the Cave 黄蜂入洞

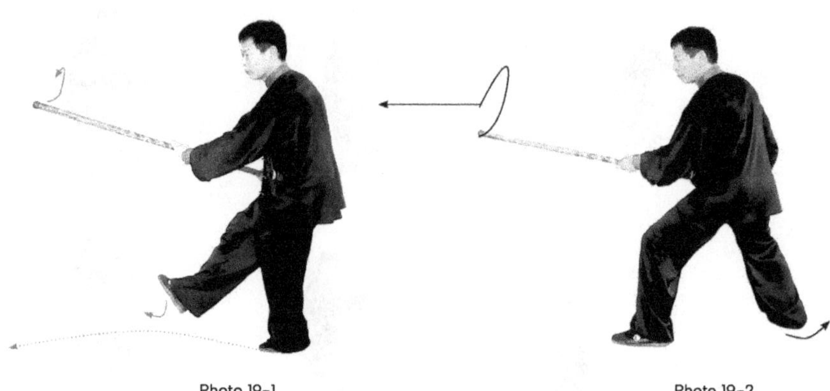

Photo 19-1

Photo 19-2

Movement 1

Raise the tail end of the staff and twist your right wrist outward to deflect the staff to your right front (northwest), with your left palm aiding the outward motion. The tail end of the staff should be at shoulder height and the head end at hip level, positioning the staff diagonally in front of you. At the same time, step out with your right foot, toes pointing to the northwest corner (Photo 19-1).

Movement 2

Follow the staff's outward deflection, land your right foot, as if the staff's deflection covers/protects your right step. Move the tail end of the staff in a clockwise circle as an additional parry to cover your front (west). Simultaneously, step your left foot into a horse stance and lower the staff's tail end to chest height, with cautious precision, like a wasp aiming for an entry (Photo 19-2).

Movement 3

Shift your weight forward onto your left foot into a left bow stance and thrust the staff to the west. The movement needs to be executed with speed and accuracy, emphasizing a sharp, direct motion towards a target. The staff should be at shoulder height and parallel to the ground, with your left arm stretching up and your right hand wrapping around the head end of the staff in front of your left armpit (Photo 19-3).

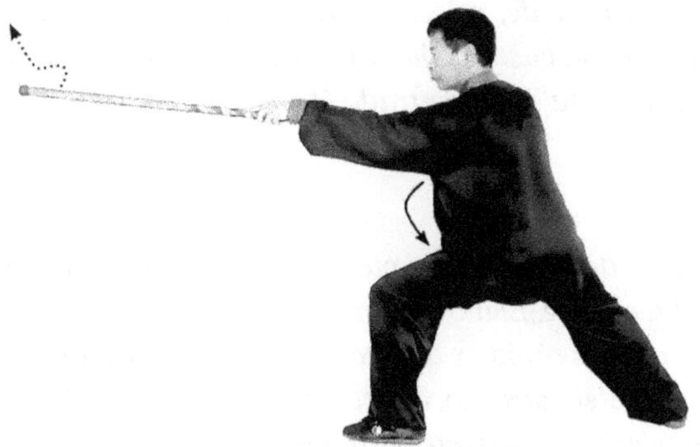

Photo 19-3

Key Points:

1) Focus on the smooth deflection and proper positioning of the staff, ensuring it is held diagonally in front of you at the correct heights for both defense and offense.

2) Emphasize the importance of coordinated footwork, transitioning between stances (such as stepping out, horse stance, and bow stance) to maintain balance and power throughout the movements.

3) Maintain precise control of the staff with coordinated hand and wrist movements, ensuring each parry and thrust is executed with accuracy and intent.

4) This posture is derived from Yang style tai chi's "Deflect, Parry, and Punch" (搬拦捶), which is a fundamental technique that demonstrates the principles of redirection, control, and striking. Each part of the sequence flows smoothly into the next, embodying the fluid and continuous nature of tai chi.

En español

Movimiento 1

Levanta el extremo posterior del bastón y gira tu muñeca derecha hacia afuera para desviar el bastón hacia tu frente derecha (noroeste), con la palma izquierda ayudando en el movimiento hacia afuera. El extremo posterior del bastón debe estar a la altura del hombro y el extremo delantero a la altura de la cadera, colocando el bastón en diagonal frente a ti. Al mismo tiempo, da un paso con el pie derecho, con los dedos apuntando hacia la esquina noroeste (Foto 19-1).

Movimiento 2

Sigue el desvío del bastón, aterrizando con el pie derecho, como si el desvío del bastón cubriera/protegiera tu paso derecho. Mueve el extremo posterior del bastón en un círculo en el sentido de las agujas del reloj como un desvío adicional para cubrir tu frente (oeste). Simultáneamente, coloca el pie izquierdo en una postura de caballo y baja el extremo posterior del bastón a la altura del pecho, con una precisión cautelosa, como una avispa que apunta a una entrada (Foto 19-2).

Movimiento 3

Desplaza tu peso hacia adelante sobre el pie izquierdo en una postura de arco izquierda y lanza el bastón hacia el oeste. El movimiento debe ejecutarse con velocidad y precisión, enfatizando un movimiento rápido y directo hacia un objetivo. El bastón debe estar a la altura del hombro y paralelo al suelo, con tu brazo izquierdo estirado hacia arriba y tu mano derecha envolviendo el extremo delantero del bastón frente a tu axila izquierda (Foto 19-3).

Puntos clave:

1) *Enfócate en el desvío suave y en la posición adecuada del bastón, asegurándose de que se mantenga en diagonal frente a ti a las alturas correctas tanto para la defensa como para el ataque.*

2) *Resalta la importancia de una coordinación adecuada en el trabajo de pies, haciendo la transición entre posturas (como el paso hacia adelante, postura de caballo y postura de arco) para mantener el equilibrio y la potencia a lo largo de los movimientos.*

3) *Mantén un control preciso del bastón con movimientos coordinados de manos y muñecas, asegurándose de que cada desvío y embestida se ejecute con precisión e intención.*

4) *Esta postura se deriva del "Desviar, Desviar y Golpear" (搬拦捶) del estilo Yang de tai chi, que es una técnica fundamental que demuestra los principios de dirección, control y golpeo. Cada parte de la secuencia fluye suavemente hacia la siguiente, encarnando la naturaleza fluida y continua del tai chi.*

Posture 20: A Lone Wild Goose Leaves the Flock 孤雁出群

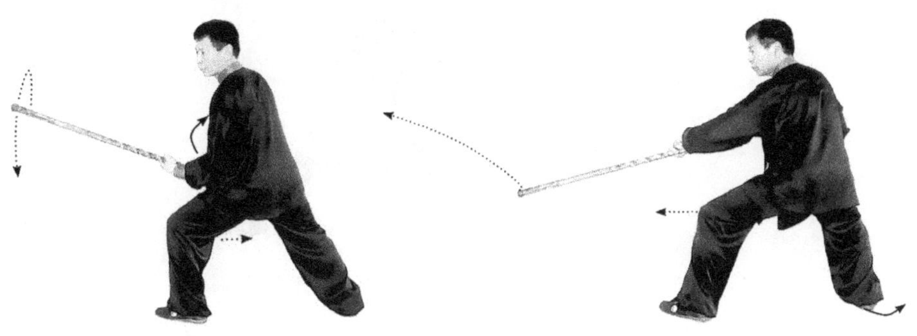

Photo 20-1 Photo 20-2

Movement 1

Drop your hands to hip height and draw them back toward your torso, with your right hand holding the head end of the staff against your belly and your left hand above your left knee. Move the tail end of the staff in a counterclockwise half-circle by twisting your left hand and forearm outward to the south. Simultaneously, twist your right hand so the thumb side moves toward the palm center, enhancing the staff tail block/intercept diagonally to deflect an opponent's weapon or strike. Ensure that your legs and torso's energy are integrated to power the outward block (Photo 20-1).

Movement 2

Without pausing, reverse the twisting of your arms to drive the tail end of the staff in a clockwise half-circle inward, holding the tail end about your knee height. Shift your weight back slightly to the middle, adopting a high horse stance, and focus on the tail of the staff. This movement, immediately following the outward deflecting, is used to seize or control the opponent's returning attack (Photo 20-2).

Movement 3

Without pausing, shift your weight onto your left foot to form a left bow stance and thrust the staff directly to the west with both arms extended and hands holding at the very end of the staff head to make the thrust reach far. Keep the staff at shoulder height and parallel to the ground. This is the decisive strike to the opponent following the interception and seizing, aiming for a vulnerable target such as the opponent's heart (Photo 20-3).

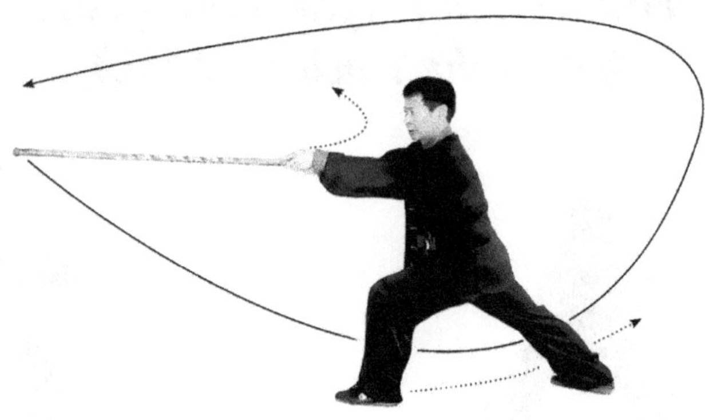

Photo 20-3

Key Points:

1) Ensure the power for the blocks and thrusts comes from the coordinated movement of your legs, torso, and arms, maintaining a unified and fluid motion throughout each movement.

2) Move smoothly from one action to the next without pausing, maintaining a continuous flow to keep the opponent off balance and unable to counter.

3) Pay attention to the positioning and movement of your hands and the staff, using precise control to effectively block, seize, and strike, keeping the staff at the correct height and angle for each maneuver.

4) This is a technique derived from spear application (枪术), a traditional martial arts sequence involving three key movements: intercepting, seizing, and thrusting (拦-拿-扎). This sequence exemplifies the dynamic and versatile nature of spear techniques in Chinese martial arts.

En español

Movimiento 1

Baja tus manos a la altura de las caderas y llévalas hacia tu torso, con tu mano derecha sosteniendo el extremo superior del bastón contra tu abdomen y tu mano izquierda por encima de tu rodilla izquierda. Mueve el extremo inferior del bastón en un semicírculo en sentido antihorario al girar tu mano y antebrazo izquierdo hacia afuera, hacia el sur. Al mismo tiempo, gira tu mano derecha de modo que el lado del pulgar se mueve hacia el centro de la palma, mejorando el bloqueo/interceptación diagonal del extremo inferior del bastón para desviar el arma o golpe del oponente. Asegúrate de que la energía de tus piernas y torso esté integrada para potenciar el bloqueo hacia afuera (Foto 20-1).

Movimiento 2

Sin detenerte, invierte el giro de tus brazos para mover el extremo inferior del bastón en un semicírculo en sentido horario hacia adentro, sosteniendo el extremo inferior a la altura de la rodilla. Desplaza tu peso ligeramente hacia el centro, adoptando una postura alta de caballo, y enfoca tu atención en el extremo inferior del bastón. Este movimiento, que sigue inmediatamente al desvío hacia afuera, se utiliza para agarrar o controlar el ataque de retorno del oponente (Foto 20-2).

Movimiento 3

Sin detenerte, desplaza tu peso sobre tu pie izquierdo para formar una postura de arco izquierda y empuja el bastón directamente hacia el oeste con ambos brazos extendidos y las manos sosteniendo el extremo superior del bastón para lograr el mayor alcance posible. Mantén el bastón a la altura del hombro y paralelo al suelo. Este es el golpe decisivo al oponente tras la interceptación y el agarre, apuntando a un objetivo vulnerable como el corazón del oponente (Foto 20-3).

Puntos clave:

1) *Asegúrate de que la potencia de los bloqueos y empujes provenga del movimiento coordinado de tus piernas, torso y brazos, manteniendo un movimiento unificado y fluido en cada acción.*

2) *Desplázate suavemente de una acción a la siguiente sin detenerte, manteniendo un flujo continuo para desequilibrar al oponente e impedirle contraatacar.*

3) *Presta atención a la posición y el movimiento de tus manos y el bastón, utilizando un control preciso para bloquear, agarrar y golpear eficazmente, manteniendo el bastón a la altura y el ángulo correctos en cada maniobra.*

4) *Esta técnica se deriva de la aplicación de la lanza (枪术), una secuencia tradicional de artes marciales que involucra tres movimientos clave: interceptar, agarrar y empujar (拦-拿-扎). Esta secuencia ejemplifica la naturaleza dinámica y versátil de las técnicas de lanza en las artes marciales chinas.*

Posture 21: Phoenix Turns Its Head 鳳凰回首

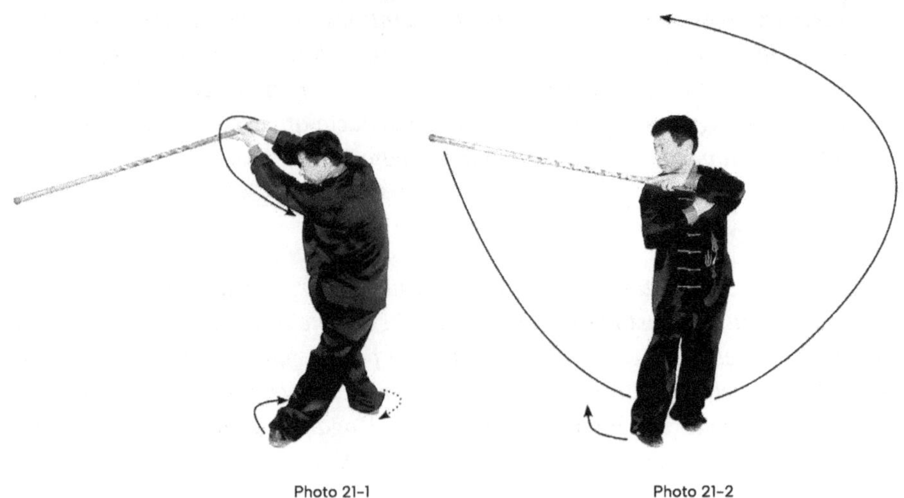

Photo 21-1 Photo 21-2

Movement 1

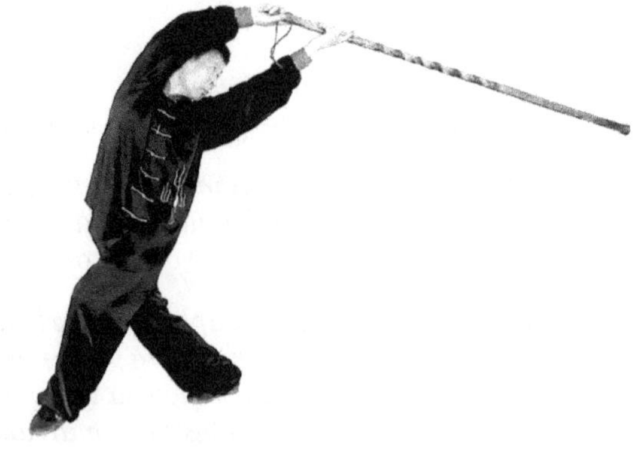

Photo 21-1 reversed

Drop the tail end of the staff and sweep it low from the west side through a large curve to the high northeast corner, powered by turning your torso to your right rear. Without pausing, immediately flip the tail end and whip it back through a large high curve to the west. Simultaneously, step your left foot across your right leg toward the northeast into a crossing stance. This step is necessary to smooth the staff sweeping momentum, following the low curve sweep to the northeast and countering the high curve sweep to the west. Keep your torso twisted and arched, with both hands above your head, reaching as far as possible to the west. The tail end of the staff should be lower than the handle end. Your torso is relatively facing the back (north), but you are peeking to the west (Photo 21-1 and Photo 21-1 reversed).

Movement 2

Turn your torso to your right to face the front (south) while keeping the staff in the same position with both hands high above your head, guarding your back during the turn. Right after the turn, drop your hands and hold the head end of the staff in front of your chest. Adjust your left foot so the toes point relatively south by pivoting on the heel to facilitate your torso's right turn; at the end, your right foot also needs to pull back the heel by pivoting on the toes to adjust right toes pointing direction. Keep your eyes on the tail end of the staff (Photo 21-2).

Key Points:

1) Emphasize the continuous flow of motion, ensuring that the sweeps and steps are executed smoothly without pauses to maintain momentum and balance.
2) Focus on the coordinated movement of the torso and legs, using the twist and turn of the body to generate power and facilitate direction changes in the staff's path.
3) Maintain control over the staff's trajectory while extending both arms fully to maximize reach, ensuring the staff is effectively used for both offense and defense.
4) This is a posture derived from Chinese spear martial arts, "Phoenix Turns Its Head" (鳳凰回首), which translates to which is a technique that embodies the grace and agility of the mythical phoenix. This movement is typically characterized by a swift, elegant turn of the body and spear, showcasing both defensive and offensive capabilities.

En español

Movimiento 1

Baja el extremo trasero del bastón y barrelo en un arco bajo desde el lado oeste hasta la esquina noreste alta, impulsado por el giro de tu torso hacia la parte trasera derecha. Sin detenerte, inmediatamente gira el extremo trasero y látigo de vuelta a través de un gran arco alto hacia el oeste. Al mismo tiempo, cruza tu pie izquierdo sobre tu pierna derecha hacia el noreste en una postura cruzada. Este paso es necesario para suavizar el impulso del barrido del bastón, siguiendo el barrido en arco bajo hacia el noreste y contrarrestando el barrido en arco alto hacia el oeste. Mantén el torso torcido y arqueado, con ambas manos por encima de la cabeza, alcanzando lo más lejos posible hacia el oeste. El extremo trasero del bastón debe estar más bajo que el extremo del mango. Tu torso está relativamente hacia la parte trasera (norte), pero estás mirando hacia el oeste (Foto 21-1).

Movimiento 2

Gira el torso hacia la derecha para mirar al frente (sur), manteniendo el bastón en la misma posición con ambas manos altas sobre la cabeza, protegiendo tu espalda durante el giro. Justo después del giro, baja las manos y sujeta el extremo del mango del bastón frente a tu pecho. Ajusta tu pie izquierdo para que los dedos apunten relativamente hacia el sur, girando sobre el talón para facilitar el giro de tu torso hacia la derecha; al final, también necesitas retroceder el talón del pie derecho girando sobre los dedos para ajustar la dirección de los dedos del pie derecho. Mantén la mirada en el extremo trasero del bastón (Foto 21-2).

Puntos Clave:

1) *Enfatiza el flujo continuo del movimiento, asegurando que los barridos y los pasos se ejecuten de manera fluida sin pausas para mantener el impulso y el equilibrio.*

2) *Concéntrate en la coordinación del movimiento del torso y las piernas, utilizando el giro del cuerpo para generar potencia y facilitar los cambios de dirección en el camino del bastón.*

3) *Mantén el control sobre la trayectoria del bastón mientras extiendes ambos brazos por completo para maximizar el alcance, asegurando que el bastón se utilice de manera efectiva tanto para la ofensiva como para la defensa.*

4) *Esta postura está derivada de las artes marciales chinas con lanza, "El Fénix gira la cabeza" (鳳凰回首), que es una técnica que encarna la gracia y agilidad del mítico fénix. Este movimiento se caracteriza por un giro rápido y elegante del cuerpo y la lanza, mostrando capacidades tanto defensivas como ofensivas.*

Posture 22: Monkey King's Might Cudgel 金猴奋起千钧棒

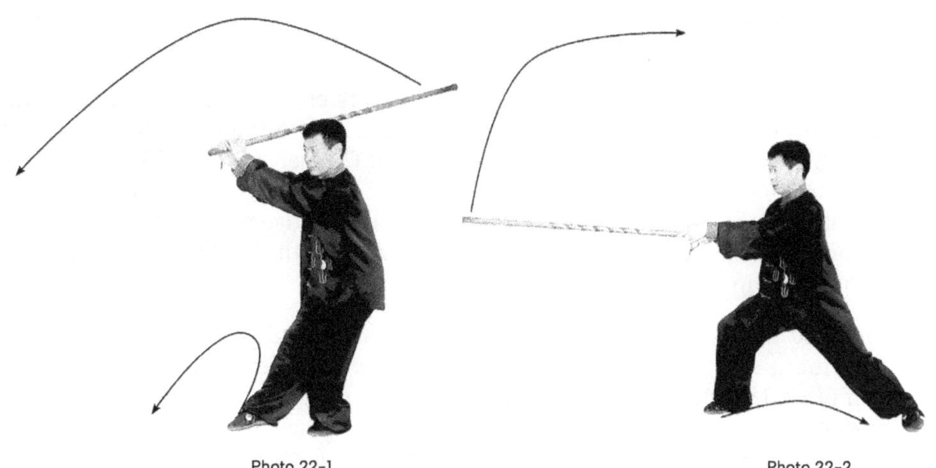

Photo 22-1

Photo 22-2

Movement 1

Continue turning your torso to the right, so you are facing west. At the same time, push your left hand to parry the staff outside of your right shoulder, and twist your right wrist outward by curling your small finger side toward the palm center. Following the right wrist twist, bend the wrist out and downward to twirl the staff in a circle outside the right side of your body, forming a deflection sector from the outside of your right foot through a low curve to the high position of the outside rear corner of your right shoulder. Following your torso's turning, move your right foot a half step toward the west and adjust your toes direction for comfort, pivoting on the balls to pull the heels backward, so your right foot toes face west and your left foot toes face southwest (Photo 22-1).

Movement 2

Step your right foot to the west into a right bow stance, and at the same time, hack the staff in a strong downward strike, aiming to break through an opponent's defense or deliver a powerful blow. The movement should be decisive and forceful, utilizing the full weight and momentum of the staff along with the strength from your legs, waist, and back. Your right foot should point west with a slight angle to the southwest to prevent knee strain as you sink your center of gravity primarily to your right heel. You may also need to open your left foot toes a bit more toward the south. Keep the staff parallel to the ground in front of you at chest height (Photo 22-2).

Key Points:

1) Emphasize the coordinated movement of turning your torso and twisting your wrist to achieve a smooth and effective deflection on your right side.

2) Ensure proper foot positioning and pivoting to maintain comfort and balance while executing the movements.

3) Focus on generating power from the legs and back engaging the core to generate force for a strong, decisive strike. Keeping the staff parallel to the ground at chest height at the end. "Monkey King's Might Cudgel" (金猴奋起千钧棒) draws from Chinese mythology, specifically referencing the Monkey King, whose staff is a symbol of great might, that emphasizes the overwhelming force of the action. It is also called "Forcefully Splitting Mount Hua" (力劈华山) in Chinese broadsword martial arts action.

4) Pay close attention to the difference between this finishing pose and Posture 20, Movement 3. While they both end in what appears to be a bow stance with the staff extended outward, there are key distinctions. In this pose, the movement is more dynamic, characterized by a powerful forward step into a right bow stance, followed by a downward hack of the staff from a high position. In contrast, Posture 20 features a left bow stance with the staff being thrust forward from chest level. The energy and direction of the strikes, as well as the positioning of the staff, reflect these differences in intent and technique.

En español

Movimiento 1

Continúa girando tu torso hacia la derecha, de manera que quedes mirando hacia el oeste. Al mismo tiempo, empuja con tu mano izquierda para desviar el bastón hacia afuera de tu hombro derecho y gira tu muñeca derecha hacia afuera, enrollando el lado del dedo meñique hacia el centro de la palma. Siguiendo el giro de la muñeca derecha, dóblala hacia afuera y hacia abajo para hacer girar el bastón en un círculo por el exterior del lado derecho de tu cuerpo, formando un sector de desvío desde el exterior de tu pie derecho a través de una curva baja hasta la posición alta en la esquina trasera del exterior de tu hombro derecho. Siguiendo el giro de tu torso, mueve tu pie derecho medio paso hacia el oeste y ajusta la dirección de los dedos de los pies para mayor comodidad, pivotando sobre las plantas para llevar los talones hacia atrás, de modo que los dedos del pie derecho apunten hacia el oeste y los dedos del pie izquierdo apuntan hacia el suroeste (Foto 22-1).

Movimiento 2

Da un paso con el pie derecho hacia el oeste en una postura de arco derecho, y al mismo tiempo, realiza un golpe descendente fuerte con el bastón, con el objetivo de romper la defensa del oponente o dar un golpe poderoso. El movimiento debe ser decisivo y contundente, utilizando todo el peso y el impulso del bastón junto con la fuerza de tus piernas, cintura y espalda. Tu pie derecho debe apuntar hacia el oeste con un ligero ángulo hacia el suroeste para evitar tensión en la rodilla mientras hundes tu centro de gravedad, principalmente en el talón derecho. También puede ser necesario abrir un poco más los dedos del pie izquierdo hacia el sur. Mantén el bastón paralelo al suelo frente a ti a la altura del pecho (Foto 22-2).

Puntos Clave:

1) *Enfatiza el movimiento coordinado de girar el torso y torcer la muñeca para lograr un desvío suave y efectivo en el lado derecho.*

2) *Asegúrate de una correcta posición de los pies y pivotar para mantener la comodidad y el equilibrio mientras ejecutas los movimientos.*

3) *Concéntrate en generar potencia desde las piernas y la espalda, comprometiendo el núcleo para crear fuerza en un golpe fuerte y decisivo, manteniendo el bastón paralelo al suelo a la altura del pecho al final. "El Poderoso Bastón del Rey Mono" (金猴奋起千钧棒) se inspira en la mitología china, refiriéndose específicamente al Rey Mono, cuyo bastón es un símbolo de gran poder, lo que enfatiza la fuerza abrumadora de la acción. También se llama "Partiendo Fuerza el Monte Hua" (力劈华山) en la acción de artes marciales con sable chino.*

4) *Presta especial atención a la diferencia entre esta postura final y la del Movimiento 3 de la Postura 20. Aunque ambas terminan en lo que parece ser una postura de arco con el bastón extendido hacia afuera, hay distinciones clave. En esta postura, el movimiento es más dinámico, caracterizado por un paso fuerte hacia adelante en una postura de arco hacia la derecha, seguido de un golpe descendente del bastón desde una posición alta. En cambio, la Postura 20 presenta una postura de arco hacia la izquierda, con el bastón siendo empujado hacia adelante a la altura del pecho. La energía y la dirección de los golpes, así como la posición del bastón, reflejan estas diferencias en la intención y la técnica.*

Posture 23: Rooster Pecking a Centipede 公鸡斗蜈蚣

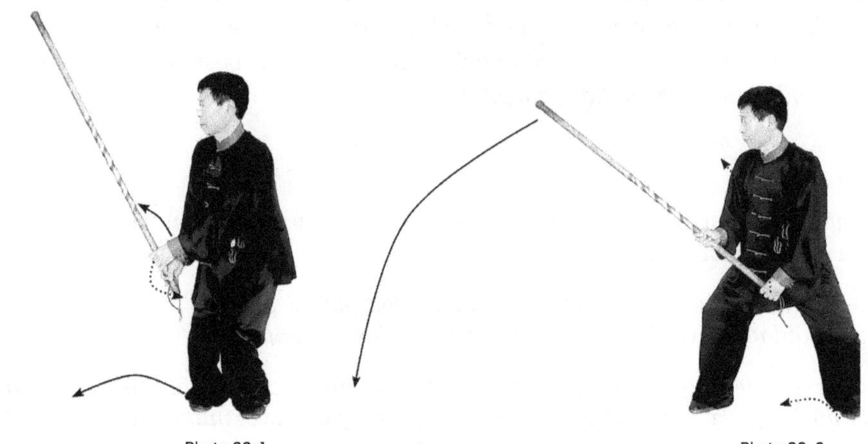

Photo 23-1 Photo 23-2

Movement 1

Quickly lift the staff from the low position in front of you to intercept and deflect an incoming attack aimed at your upper body, with the tail end of the staff higher in front of your head. Simultaneously, pull back your right foot into a right empty stance. Ensure you can move your right foot quickly and efficiently, adjusting your stance and position to maintain balance and stability during the deflection. The primary motion is a swift, controlled lift of the staff from a low position to a high one, intercepting the attack before it reaches your upper body. The movement should be sharp and precise, with the staff angled correctly to deflect the incoming strike to the outside of your right shoulder, rather than merely stopping it. This redirection helps to reduce the impact of the blow toward your. Proper angling ensures that the force of the attack is diverted, preventing it from penetrating your defense (Photo 23-1).

Movement 2

Step your right foot up into a position to transition into a counterattack stance, moving your right hand in front of your left hand for an offensive ready staff holding. The right hand changing position is necessary because it is wrapping on the head end of the staff in the previous posture. You have to move it in front of your left hand to be ready for the pecking with a stance of the right foot in front (Photo 23-2).

Movement 3

Shift weight to your right foot and execute a quick, precise pecking strike with the staff's tail end, using the wrists and arms to control the movement. Take advantage of the opponent's momentary vulnerability, directing the peck at their vulnerable

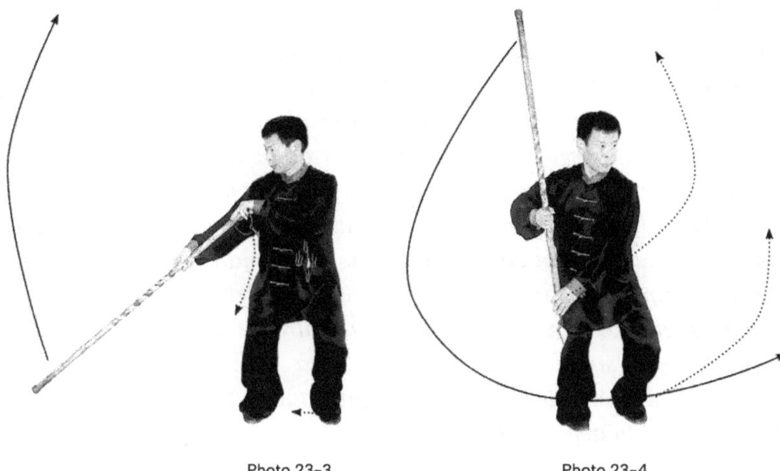

Photo 23-3 Photo 23-4

points, such as the groin or knees. The forward low pecking momentum will draw your left foot up in a half step with toes touching the ground into a left empty stance (Photo 23-3).

Movement 4

Jerk the staff tail up in a swift motion in front of you and turn your head to look at your left side. Maintain awareness of your surroundings and be prepared to adapt your technique as necessary according to your opponent's reaction (Photo 23-4).

Key Points:

1) Focus on the upward lift and proper angling of the staff to deflect the opponent's attack and reduce its impact, ensuring the strike is redirected outside your right shoulder.

2) Emphasize quick, efficient foot movement and adjusting stances to maintain balance and stability throughout the deflection and subsequent movements.

3) Transition smoothly from defense to offense by positioning your hands and feet for a quick, precise pecking strike, targeting the opponent's vulnerable areas.

4) This posture is derived from "Rooster Pecking a Centipede" (公鸡斗蜈蚣), a technique found in Chinese spear fighting. This technique mimics the quick, precise pecking motion of a rooster attacking a centipede, symbolizing rapid and targeted thrusts with the spear.

En español

Movimiento 1

Rápidamente levanta el bastón desde la posición baja frente a ti para interceptar y desviar un ataque dirigido a la parte superior de tu cuerpo, con el extremo inferior del bastón más alto frente a tu cabeza. Simultáneamente, retrae tu pie derecho hacia una postura vacía derecha. Asegúrate de poder mover tu pie derecho de manera rápida y eficiente, ajustando tu postura y posición para mantener el equilibrio y la estabilidad durante el desvío. El movimiento principal es un levantamiento rápido y controlado del bastón desde una posición baja a una alta, interceptando el ataque antes de que alcance la parte superior de tu cuerpo. El movimiento debe ser preciso, con el bastón correctamente angulado para desviar el ataque entrante hacia afuera de tu hombro derecho, en lugar de simplemente detenerlo. Esta redirección ayuda a reducir el impacto del golpe. Un ángulo adecuado asegura que la fuerza del ataque se desvíe, evitando que penetre tu defensa (Foto 23-1).

Movimiento 2

Da un paso hacia adelante con tu pie derecho para pasar a una postura de contraataque, moviendo tu mano derecha frente a la izquierda para preparar el bastón en posición ofensiva. El cambio de posición de la mano derecha es necesario porque en la postura anterior está envuelta en el extremo del bastón. Debes moverla frente a tu mano izquierda para estar listo para la acción de picoteo con una postura del pie derecho delante (Foto 23-2).

Movimiento 3

Desplaza el peso hacia tu pie derecho y ejecuta un golpe de picoteo rápido y preciso con el extremo del bastón, usando las muñecas y los brazos para controlar el movimiento. Aprovecha la vulnerabilidad momentánea del oponente, dirigiendo el picoteo a puntos vulnerables, como la ingle o las rodillas. El impulso hacia adelante del picoteo bajo atraerá tu pie izquierdo hacia arriba en un medio paso, con los dedos tocando el suelo en una postura vacía izquierda (Foto 23-3).

Movimiento 4

Mueve bruscamente el extremo del bastón hacia arriba en un movimiento rápido frente a ti y gira la cabeza para mirar hacia tu lado izquierdo. Mantén la conciencia de tu entorno y prepárate para adaptar tu técnica según la reacción de tu oponente (Foto 23-4).

Puntos Clave:

1) *Enfócate en el levantamiento hacia arriba y el ángulo adecuado del bastón para desviar el ataque del oponente y reducir su impacto, asegurando que el golpe se redirija fuera de tu hombro derecho.*

2) *Enfatiza movimientos rápidos y eficientes de los pies, ajustando las posturas para mantener el equilibrio y la estabilidad durante el desvío y los movimientos posteriores.*

3) *Transita suavemente de la defensa al ataque posicionando correctamente tus manos y pies para un golpe de picoteo rápido y preciso, apuntando a las áreas vulnerables del oponente.*

4) *Esta postura se deriva de "Gallo Picoteando un Ciempiés" (公鸡斗蜈蚣), una técnica de lucha con lanza china. Esta técnica imita el rápido y preciso movimiento de picoteo de un gallo atacando a un ciempiés, simbolizando estocadas rápidas y dirigidas con la lanza.*

Posture 24: Spinning Jump Waving Sleeves 翻花舞袖

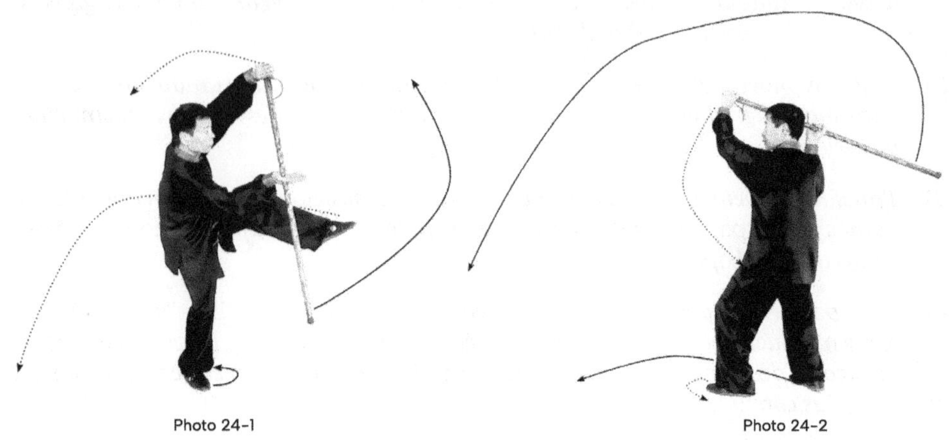

Photo 24-1 Photo 24-2

Movement 1

Turn your torso to the left and swing the staff by raising your left hand high above your head, leading the tail end of the staff from the west in a large, sweeping downward curve across your right leg toward the east. As you initiate this motion, lift your left leg off the ground to begin a set up of the following motion (Photo 24-1). The left leg lift helps create the momentum for the turn, allowing for a fluid transition in movement and setting up the next position with balance and control.

Movement 2

Continue to turn your torso to your left, and land your left foot to the west, with the right foot following closely behind your left foot and adjusting your right foot toes point to the northwest to complete the body's rotation. Both hands should hold the staff in a wide arc above your head, following the momentum of the turn, momentarily positioning the staff above your right shoulder. This arc should feel like a continuous, flowing motion, maintaining control as the staff's path transitions from the east to the west (Photo 24-2). The twist of your torso is essential to fully transfer the generated power from the turn into the next movement.

Movement 3

Step your right foot forward into a low horse stance, planting your feet firmly as you bring the staff forcefully down in a hacking motion toward the west. Keep the staff parallel to the ground, at knee height, aiming for a powerful strike. Adjust your toes to point relatively south to maintain stability and avoid unnecessary strain on your knees. The weight of your body should sink into the low stance, contributing to the power of the downward chop with the staff (Photo 24-3). Your legs, core, and arms should work together to maximize the impact of the strike.

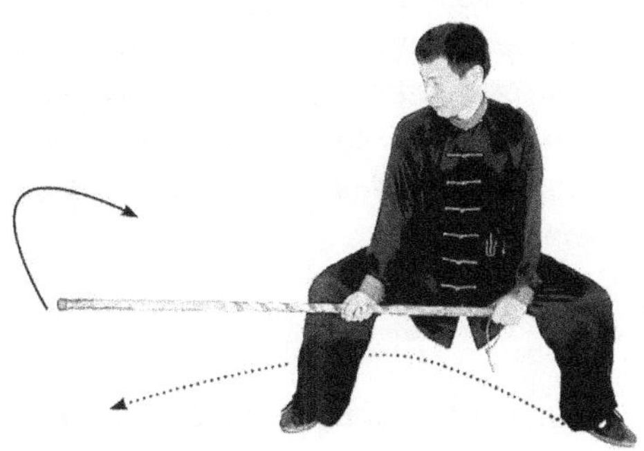

Photo 24-3

Optionally, in Movement 2, instead of stepping, push off with your right leg and leap into the air, using the momentum of the left arm swing and torso twist to guide the movement. The left foot should lead the jump, landing first to the west, followed by the right foot landing in front of the left. This variation adds an airborne twist to the transition, requiring both agility and strength from your legs and core to execute the jump smoothly and maintain balance upon landing. The turning jump enhances the dynamism of the movement, adding a swift and decisive flow to the sequence.

Key Points:

1) The left hand lifts high to lead the staff's downward curve, synchronizing with the torso's turn to the left.
2) The left leg initiates the spin in the air, leveraging the momentum for the turn.
3) Ensure a stable low horse stance upon landing, directing a powerful, parallel-to-the-ground chop with the staff at knee height. This is a much lower strike compared with the strike in "Monkey King's Might Cudgel."
4) This is a posture derived from Chan style tai chi Cannon Fist's "Spin Jump Waving Sleeves" (翻花舞袖), and Chen style tai chi Guandao's jump and turn around with a downward chop (关刀翻身跳劈). It carries the fluid, circular movements of the arms and hands turning to lead sleeves waving gracefully before the strong strike upon the landing of feet.

En español

Movimiento 1

Gira tu torso hacia la izquierda y balancea el bastón levantando la mano izquierda por encima de tu cabeza, guiando el extremo inferior del bastón desde el oeste en una gran curva descendente que pasa por tu pierna derecha hacia el este. Al iniciar este movimiento, levanta la pierna izquierda del suelo para preparar el siguiente movimiento (Foto 24-1). El levantamiento de la pierna izquierda ayuda a generar el impulso para el giro, permitiendo una transición fluida en el movimiento y estableciendo la siguiente posición con equilibrio y control.

Movimiento 2

Continúa girando tu torso hacia la izquierda y aterriza con el pie izquierdo hacia el oeste, seguido de cerca por el pie derecho detrás del pie izquierdo, ajustando los dedos del pie derecho apuntando hacia el noroeste para completar la rotación del cuerpo. Ambas manos deben sostener el bastón en un amplio arco por encima de la cabeza, siguiendo el impulso del giro y posicionando momentáneamente el bastón sobre tu hombro derecho. Este arco debe sentirse como un movimiento continuo y fluido, manteniendo el control mientras la trayectoria del bastón transiciona del este al oeste (Foto 24-2). El giro del torso es esencial para transferir completamente la potencia generada por el giro al siguiente movimiento.

Movimiento 3

Avanza con el pie derecho hacia una postura baja de caballo, plantando firmemente los pies mientras llevas el bastón hacia abajo con fuerza en un movimiento cortante hacia el oeste. Mantén el bastón paralelo al suelo, a la altura de las rodillas, apuntando a un golpe poderoso. Ajusta los dedos de los pies apuntando relativamente hacia el sur para mantener la estabilidad y evitar una tensión innecesaria en las rodillas. El peso de tu cuerpo debe hundirse en la postura baja, contribuyendo a la potencia del golpe descendente con el bastón (Foto 24-3). Tus piernas, torso y brazos deben trabajar en conjunto para maximizar el impacto del golpe.

Opcionalmente, en el Movimiento 2, en lugar de dar un paso, impúlsate con la pierna derecha y salta en el aire, utilizando el impulso del giro del brazo izquierdo y la torsión del torso para guiar el movimiento. El pie izquierdo debe liderar el salto, aterrizando primero hacia el oeste, seguido por el pie derecho aterrizando delante del pie izquierdo. Esta variación agrega un giro aéreo a la transición, requiriendo tanto agilidad como fuerza en tus piernas y torso para ejecutar el salto con suavidad y mantener el equilibrio al aterrizar. El giro en el salto mejora la dinámica del movimiento, agregando fluidez y rapidez a la secuencia.

Puntos Clave:

1) *La mano izquierda se levanta alto para guiar la curva descendente del bastón, sincronizándose con el giro del torso hacia la izquierda.*

2) *La pierna izquierda inicia el giro en el aire, aprovechando el impulso para el giro.*

3) *Asegúrate de tener una postura baja de caballo estable al aterrizar, dirigiendo un golpe fuerte con el bastón paralelo al suelo a la altura de las rodillas. Este golpe es mucho más bajo en comparación con el golpe en "El Bastón Poderoso del Rey Mono".*

4) *Esta es una postura derivada del "Giro y Salto Agitando Mangas" (翻花舞袖) del estilo Chan de Tai Chi Cannon Fist y del salto y giro con golpe descendente (尖刀翻身跳劈) del Guandao del estilo Chen de Tai Chi. Lleva los movimientos circulares fluidos de los brazos y las manos, guiando las mangas que ondean con gracia antes del fuerte golpe al aterrizar los pies.*

Posture 25: Green Dragon Twists Its Tail 青龙攪尾

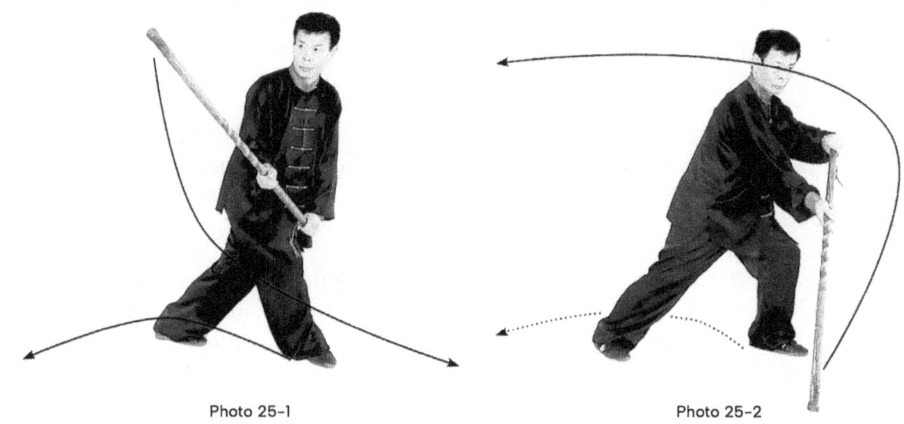

Photo 25-1 Photo 25-2

Movement 1

With the staff held horizontally in front of you, grip it firmly with both hands. Move the staff in a clockwise circular, stirring motion using your wrists, arms, and torso to create a continuous loop covering your front right (southwest). Simultaneously, step back with your left foot, crossing it behind your right leg to your back corner (northwest), forming a stable, angled stance. This motion should be fluid and synchronized with the stirring action. At the end, position the staff high, guarding in front of your right shoulder. Keep your center of gravity low and your stance wide for stability and readiness. The stirring motion can engage an opponent's weapon or limbs, disrupting his balance and creating an opening for your offensive move (Photo 25-1).

Movement 2

Continue the staff stirring motion, bringing the staff down in front of you to a low position while stepping your right foot to the northwest (Photo 25-2).

Movement 3

Take another step back with your left foot, crossing it behind your right leg again, and circle the staff up high in front of your right shoulder. The stirring motion of the staff integrates with stepping back into a crossing stance. This fluid combination of upper body (staff movements) and lower body (footwork) enhances coordination and control. At the end, focus on the tail end of the staff (Photo 25-3).

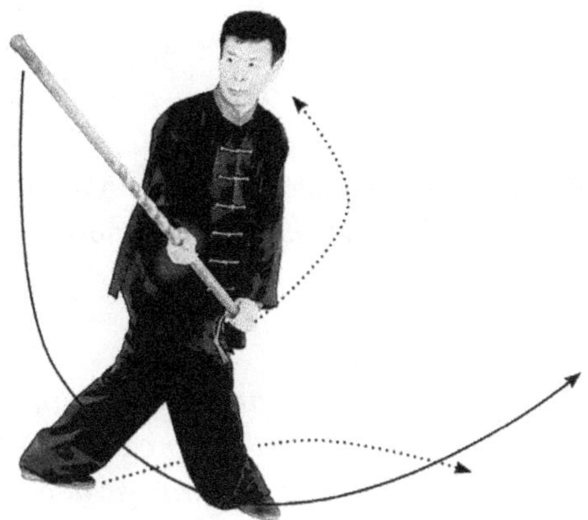

Photo 25-3

Key Points:

1) *Ensure the stirring motion of the staff is seamlessly integrated with the stepping back, maintaining a continuous and coordinated flow.*

2) *Keep your center of gravity low and your stance wide to maintain stability and readiness for subsequent movements.*

3) *Utilize the stirring motion to engage an opponent's weapon or limbs, disrupting their balance and creating openings for counterattacks.*

4) *This posture is derived from traditional Chinese stick martial arts, "Stir Stick and Step Back in Crossing Stance" (搅棍叉步退). It is a technique often used defensively to disrupt an opponent's attack and position you advantageously. "Green Dragon Twists Its Tail" (青龙摆尾), the imagery of a dragon twisting its tail evokes the idea of graceful, fluid circular movements that redirect and neutralize strikes making it difficult for opponents to predict and counter the defense.*

En español

Movimiento 1

Con el bastón sostenido horizontalmente frente a ti, agárralo con firmeza con ambas manos. Mueve el bastón en un movimiento circular en el sentido de las agujas del reloj, usando tus muñecas, brazos y torso para crear un bucle continuo cubriendo tu parte frontal derecha (suroeste). Simultáneamente, da un paso atrás con tu pie izquierdo, cruzando detrás de tu pierna derecha hacia la esquina trasera (noroeste), formando una postura estable y en ángulo. Este movimiento debe ser fluido y sincronizado con la acción de agitar. Al final, coloca el bastón en alto, protegiéndote frente a tu hombro derecho. Mantén tu centro de gravedad bajo y tu postura amplia para lograr estabilidad y estar listo. El movimiento de agitar puede involucrar el arma o las extremidades del oponente, interrumpiendo su equilibrio y creando una apertura para tu movimiento ofensivo (Foto 25-1).

Movimiento 2

Continúa el movimiento de agitar el bastón, dejándolo frente a ti hasta una posición baja mientras das un paso con el pie derecho hacia el noroeste (Foto 25-2).

Movimiento 3

Da otro paso atrás con el pie izquierdo, cruzando nuevamente detrás de tu pierna derecha, y circula el bastón en alto frente a tu hombro derecho. El movimiento de agitar el bastón se integra con el retroceso en una postura cruzada. Esta combinación fluida de la parte superior del cuerpo (movimientos del bastón) y la parte inferior del cuerpo (juego de pies) mejora la coordinación y el control. Al final, enfócate en la punta del bastón (Foto 25-3).

Puntos clave:

1) *Asegúrate de que el movimiento de agitar el bastón se integre sin problemas con el retroceso, manteniendo un flujo continuo y coordinado.*

2) *Mantén tu centro de gravedad bajo y tu postura amplia para mantener estabilidad y estar listo para movimientos posteriores.*

3) *Utiliza el movimiento de agitar para involucrar el arma o las extremidades del oponente, interrumpiendo su equilibrio y creando aperturas para contraataques.*

4) *Esta postura está derivada de las artes marciales tradicionales chinas con bastón, "Agitar el Bastón y Retroceder en Postura Cruzada" (搅棍叉步退). Es una técnica utilizada defensivamente para interrumpir el ataque del oponente y posicionarse ventajosamente. "El Dragón Verde Agita su Cola" (青龙攪尾), evoca la imagen de movimientos circulares gráciles y fluidos que desvían y neutralizan los ataques, haciendo que sea difícil para los oponentes predecir y contrarrestar la defensa.*

Posture 26: Dispel the Clouds to See the Sun 撥雲見日

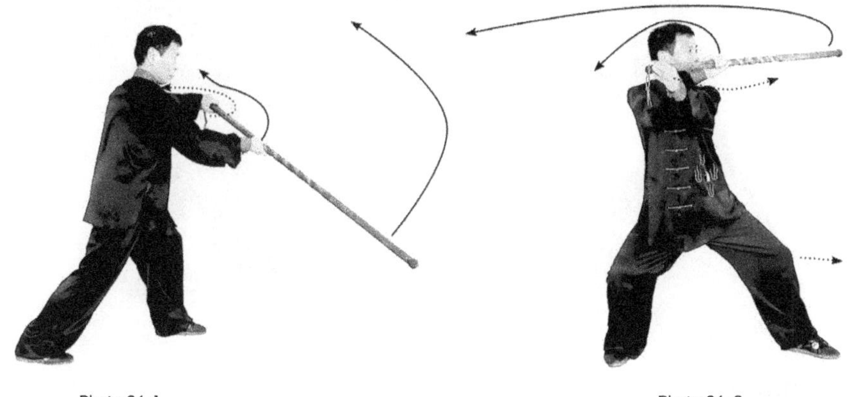

Photo 26-1

Photo 26-2

Movement 1

Step your left foot to the southeast and parry the staff from your right side through a low curve to the front of your left foot as if you are sweeping away obstacles and guarding your left step. To power the low sweep, shift your weight to your left leg momentarily and hold the staff diagonally with your left hand holding the head end higher and your right hand about 20 inches below (Photo 26-1).

Movement 2

Shift weight back to your right leg and turn your torso slightly back from the southeast. At the same time, spiral your right forearm to coil the staff from your front low through your left side (east) to your chin height, with arms twisted. Your right hand is inside with the palm facing out, and your left hand is on the outside with the palm facing in, holding the head end of the staff in front of your right shoulder. Look at the tail end of the staff pointing to your left side (Photo 26-2).

Movement 3

Untwist your arms to make a broad sweeping motion with the staff above your head, from your left side (east) to your right side (west), using both hands to clear away any incoming attacks toward your head. Shift your weight back to your left leg to balance the staff twisting in the opposite direction (Photo 26-3).

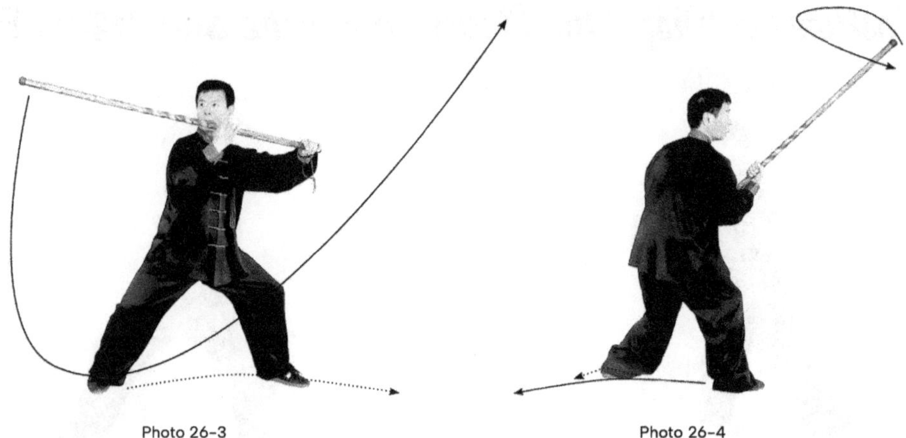

Photo 26-3 Photo 26-4

Movement 4

Without pausing, drop the tail end of the staff from your right side and turn your torso to your left. Swing the staff up from your right side low to high in front of your head. At the same time, step your right foot to the southeast, coordinating your step with the upswing of the staff, as if the staff is protecting the outside of your right leg (Photo 26-4).

Key Points:

1) Coordinate footwork with staff movements to maintain balance and enhance defense. Use torso twists and weight shifts to power and stabilize the staff sweeps.

2) Ensure the staff moves in broad, controlled arcs to effectively block and parry incoming attacks. "Dispel the Clouds to See the Sun" (撥雲見日) is a poetic expression of clearing obstacles (clouds) to reveal clarity (the sun) in defensive action of sweeping away an opponent's strikes.

3) The last move is derived from Chen Tai Chi Sword "Sword Guarding the Knee" (护膝剑), a technique where the practitioner uses the sword shield the knee or step from incoming strikes.

En español

Movimiento 1

Da un paso con el pie izquierdo hacia el sureste y desvía el bastón desde tu lado derecho, a través de una curva baja, hacia el frente de tu pie izquierdo, como si estuvieras barriendo obstáculos y protegiendo tu paso izquierdo. Para darle fuerza al barrido bajo, transfiere momentáneamente tu peso a tu pierna izquierda y sostén el bastón en diagonal, con tu mano izquierda sujetando el extremo superior y tu mano derecha aproximadamente 20 pulgadas por debajo (Foto 26-1).

Movimiento 2

Vuelve a transferir el peso a tu pierna derecha y gira ligeramente el torso hacia atrás desde el sureste. Al mismo tiempo, enrosca tu antebrazo derecho para enrollar el bastón desde la parte baja de tu frente, a través de tu lado izquierdo (este), hasta la altura de tu barbilla, con los brazos retorcidos. Tu mano derecha está por dentro con la palma hacia afuera, y tu mano izquierda está por fuera con la palma hacia adentro, sujetando el extremo superior del bastón frente a tu hombro derecho. Mira hacia la punta inferior del bastón que apunta hacia tu lado izquierdo (Foto 26-2).

Movimiento 3

Desenrosca tus brazos para hacer un amplio movimiento de barrido con el bastón sobre tu cabeza, desde tu lado izquierdo (este) hacia tu lado derecho (oeste), usando ambas manos para despejar cualquier ataque entrante hacia tu cabeza. Transfiere el peso de nuevo a tu pierna izquierda para equilibrar el giro del bastón en la dirección opuesta (Foto 26-3).

Movimiento 4

Sin detenerte, baja el extremo inferior del bastón desde tu lado derecho y gira tu torso hacia la izquierda. Balancea el bastón desde tu lado derecho, de abajo hacia arriba, frente a tu cabeza. Al mismo tiempo, da un paso con tu pie derecho hacia el sureste, coordinando tu paso con el movimiento ascendente del bastón, como si el bastón estuviera protegiendo el exterior de tu pierna derecha (Foto 26-4).

Puntos clave:

1) *Coordina el trabajo de pies con los movimientos del bastón para mantener el equilibrio y mejorar la defensa. Usa los giros del torso y las transferencias de peso para dar fuerza y estabilidad a los barridos del bastón.*

2) *Asegúrate de que el bastón se mueva en arcos amplios y controlados para bloquear y desviar eficazmente los ataques entrantes. "Disipar las nubes para ver el sol" (撥雲見日) es una expresión poética de despejar obstáculos (nubes) para revelar claridad (el sol) en la acción defensiva de barrer los golpes del oponente.*

3) *El último movimiento se deriva del Chen Tai Chi Espada "Espada Protegiendo la Rodilla" (护膝剑), una técnica donde el practicante usa la espada para proteger la rodilla o al paso de los golpes entrantes.*

Posture 27: Tiger Tail Whip 虎尾鞭

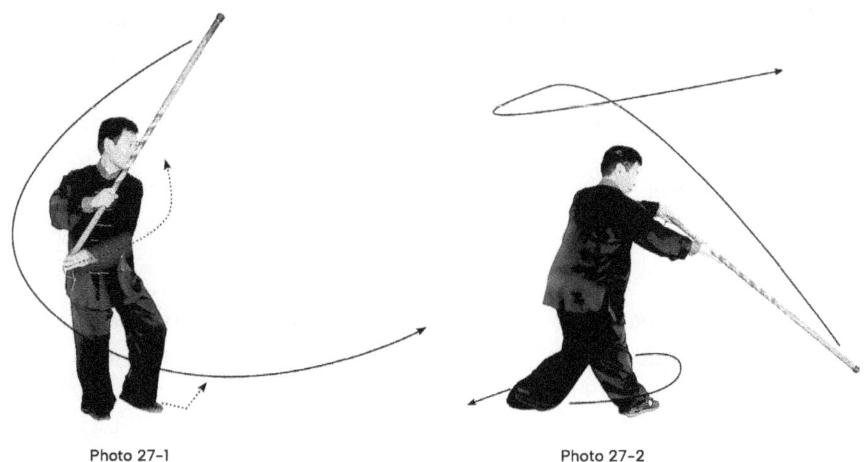

Photo 27-1

Photo 27-2

Movement 1

Step back with your right foot and follow with your left foot halfway back, touching the ground with your toes toward your right foot. At the same time, coil the tail end of the staff in a small clockwise circle in front of your head to deflect any incoming attacks and initiate the next large sweeping motion. Look to your left side (Photo 27-1).

Movement 2

Step out with your left foot, turning your toes outward to the northeast, and strike the tail end of the staff low to your left side, from the southeast to northeast, mimicking the swift and powerful whip of a tiger's tail (Photo 27-2).

Movement 3

Without pausing, quickly swing the staff in an upward curve to your left, and step your right foot in an inward curve, pointing your toes inward roughly to the southeast. Your torso's turning will lead your arm and the staff to draw a clockwise circle above your head, and end with your arms crossed, the right hand on the top with palm facing down, left hand palm facing up under the right elbow. Hold the staff diagonally guard in front of your left shoulder with the tail end pointing roughly to the east (Photo 27-3).

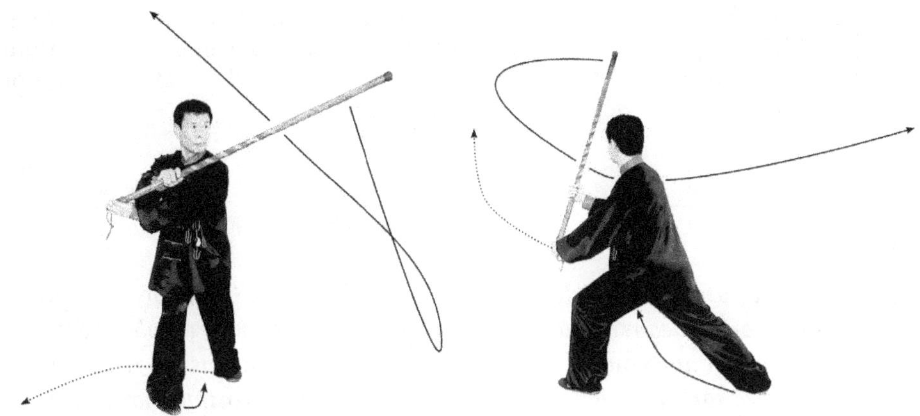

Photo 27-3

Photo 27-4

Movement 4

Continuing from your right foot's cursive step, turn your torso to the left and step your left foot to the northwest. Simultaneously, swing the tail end of the staff from your right front high through a large downward curve low, and bring it to your left side high in front of your left shoulder diagonally with the tail end pointing to the east, momentarily keeping your weight on your left leg (Photo 27-4).

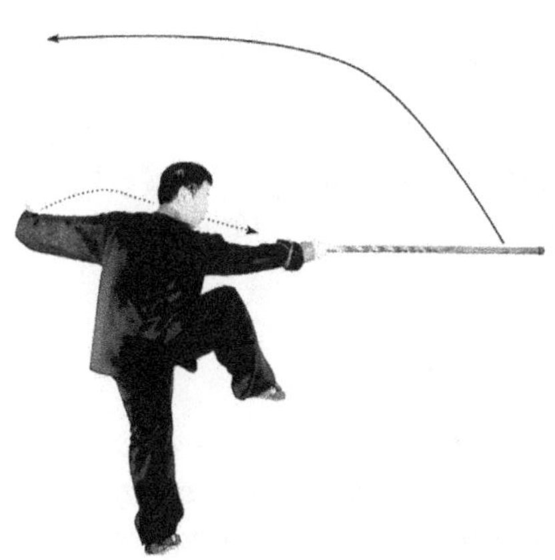

Photo 27-5

Movement 5

After a brief pause, immediately make a U-turn with the tail end of the staff and snap it back to the east. Simultaneously, lift your right knee and stand on your left leg in a left rooster stance, extending your left palm backward to ward off to the northwest corner. Look cautiously to the west (Photo 27-5).

Key Points:

1) Ensure smooth transitions between steps and staff movements, maintaining a continuous flow throughout the sequence.
2) Use the power generated from your legs, torso, and core to enhance the effectiveness of each strike and deflection.

3) Keep a stable stance and precise footwork to support the staff's movements and maintain control during the transitions.

4) "Tiger Tail Whip" (虎尾鞭) is a practice originates from Wudang (武当)martial arts, which emphasize internal strength, smooth movements, and fluid techniques. This practice focuses on agility, precision, and the effective use of the short stick for both defensive and offensive maneuvers.

En español

Movimiento 1

Da un paso hacia atrás con tu pie derecho y sigue con tu pie izquierdo a la mitad, tocando el suelo con los dedos hacia tu pie derecho. Al mismo tiempo, enrolla el extremo inferior del bastón en un pequeño círculo en el sentido de las agujas del reloj frente a tu cabeza para desviar cualquier ataque entrante e iniciar el próximo movimiento de barrido amplio. Mira hacia tu lado izquierdo (Foto 27-1).

Movimiento 2

Da un paso hacia afuera con tu pie izquierdo, girando los dedos hacia afuera en dirección noreste, y golpea el extremo inferior del bastón bajo hacia tu lado izquierdo, de sureste a noreste, imitando el rápido y poderoso movimiento de látigo de la cola de un tigre (Foto 27-2).

Movimiento 3

Sin detenerte, balancea rápidamente el bastón en una curva ascendente hacia tu izquierda, y da un paso con tu pie derecho en una curva hacia adentro, apuntando los dedos del pie hacia adentro aproximadamente al sureste. El giro de tu torso guiará tu brazo y el bastón para dibujar un círculo en el sentido de las agujas del reloj sobre tu cabeza, terminando con los brazos cruzados, la mano derecha arriba con la palma hacia abajo, y la mano izquierda con la palma hacia arriba debajo del codo derecho. Sostén el bastón en diagonal frente a tu hombro izquierdo, con el extremo inferior apuntando aproximadamente hacia el este (Foto 27-3).

Movimiento 4

Continuando desde el paso en curva de tu pie derecho, gira tu torso hacia la izquierda y da un paso con tu pie izquierdo hacia el noroeste. Simultáneamente, balancea el extremo inferior del bastón desde el frente derecho alto, a través de una gran curva descendente baja, y llévalo a tu lado izquierdo alto frente a tu hombro izquierdo en diagonal, con el extremo inferior apuntando al este, manteniendo momentáneamente tu peso en tu pierna izquierda (Foto 27-4).

Movimiento 5

Después de una breve pausa, haz inmediatamente un giro en U con el extremo inferior del bastón y golpearlo de nuevo hacia el este. Simultáneamente, levanta tu rodilla derecha y párate sobre tu pierna izquierda en una postura de gallo izquierdo, extendiendo tu palma izquierda hacia atrás para desviar hacia la esquina noroeste. Mira con precaución hacia el oeste (Foto 27-5).

Puntos clave:

1) *Asegúrate de tener transiciones suaves entre los pasos y los movimientos del bastón, manteniendo un flujo continuo a lo largo de la secuencia.*

2) *Utiliza la fuerza generada desde tus piernas, torso y core para mejorar la efectividad de cada golpe y desviación.*

3) *Mantén una postura estable y un trabajo de pies preciso para apoyar los movimientos del bastón y mantener el control durante las transiciones.*

4) *"El Látigo de la Cola de Tigre" (虎尾鞭) es una práctica originada en las artes marciales de Wudang (武当), que enfatizan la fuerza interna, movimientos suaves y técnicas fluidas. Esta práctica se centra en la agilidad, la precisión y el uso efectivo del bastón corto para maniobras tanto defensivas como ofensivas.*

Refer to the series of illustration photos to practice Section III

Consulta la serie de fotos ilustrativas para practicar la Sección III

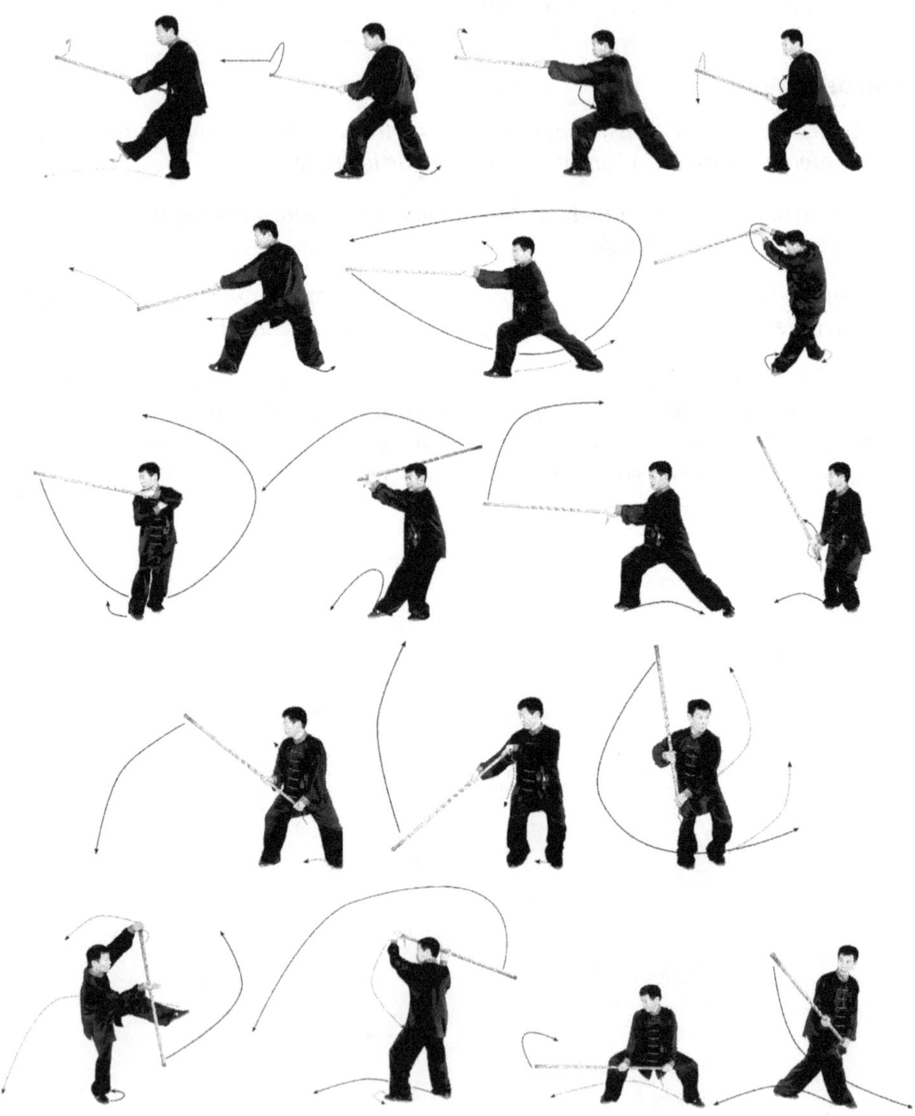

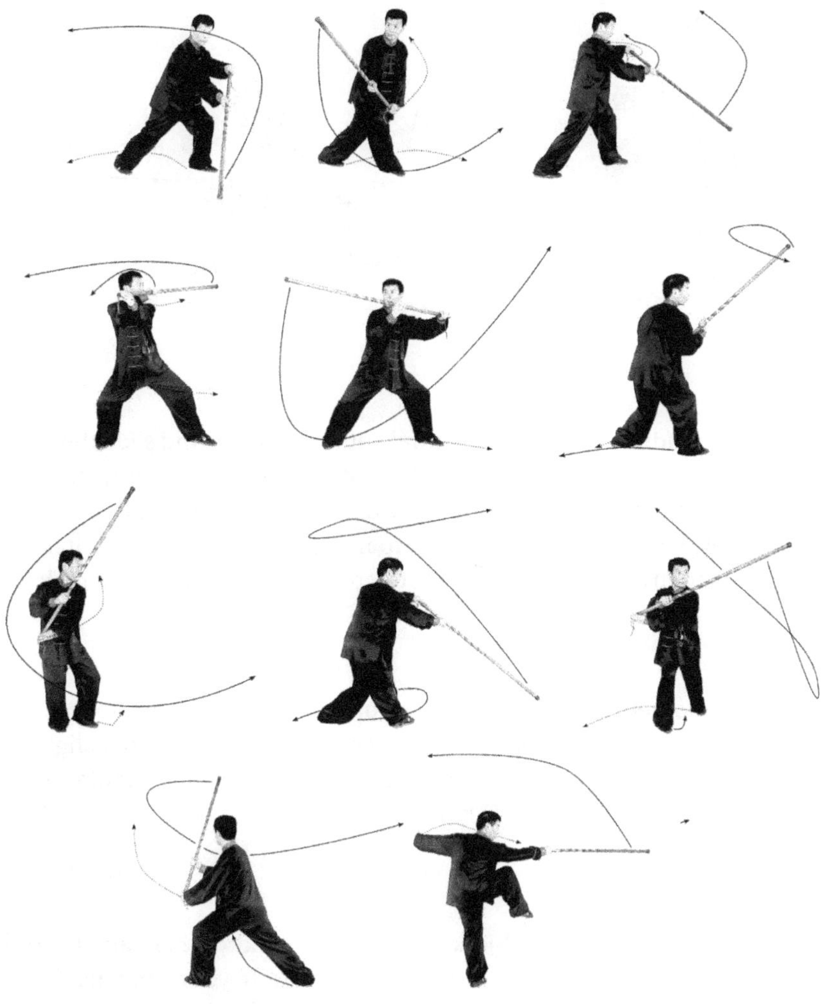

Posture 28: Dragon Battles in the Wild 龙战于野

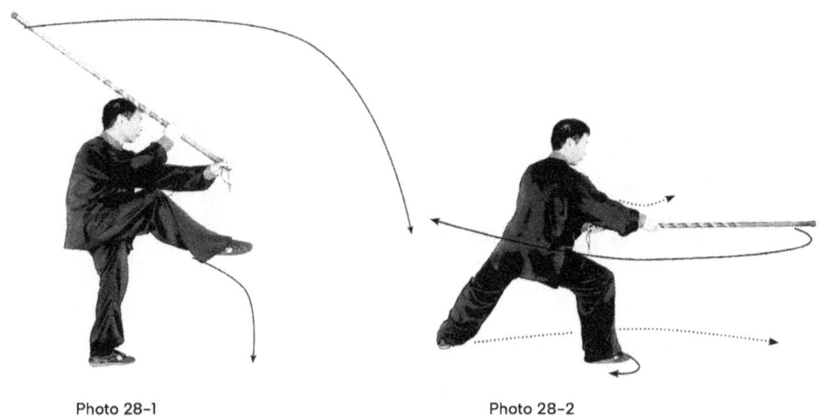

Photo 28-1 Photo 28-2

Movement 1

Move your left hand to grab the staff behind your right hand and slide the right hand forward about 20 inches to better control the staff. At the same time, hop your left foot forward (east) and raise the tail end of the staff above your head (Photo 28-1). Optionally, twirl your right wrist outward to make the staff a vertical circle on your right side momentarily before your left foot hop and left hand join in to grab the staff.

Movement 2

Following the momentum of the left foot hopping, hack the staff to the east with your right foot landing into a right bow stance. Your left leg arcs out slightly at the knee to ward off and support the downward strike. The staff should be at waist height and parallel to the ground (Photo 28-2).

Movement 3

Twist your torso to the right and jerk the staff's tail end horizontally to your right side by pivoting on your right leg, as if to bounce off your opponent's weapon. Simultaneously leap your left foot forward to the east and land into a horse stance. Twist your right toes to facilitate your left foot's landing. Hold the staff firmly in your hands horizontally with your hands against your belly, chest facing south, and look to your left side. Ensure that your left foot's leap is balanced with the staff parrying to your right (Photo 28-3).

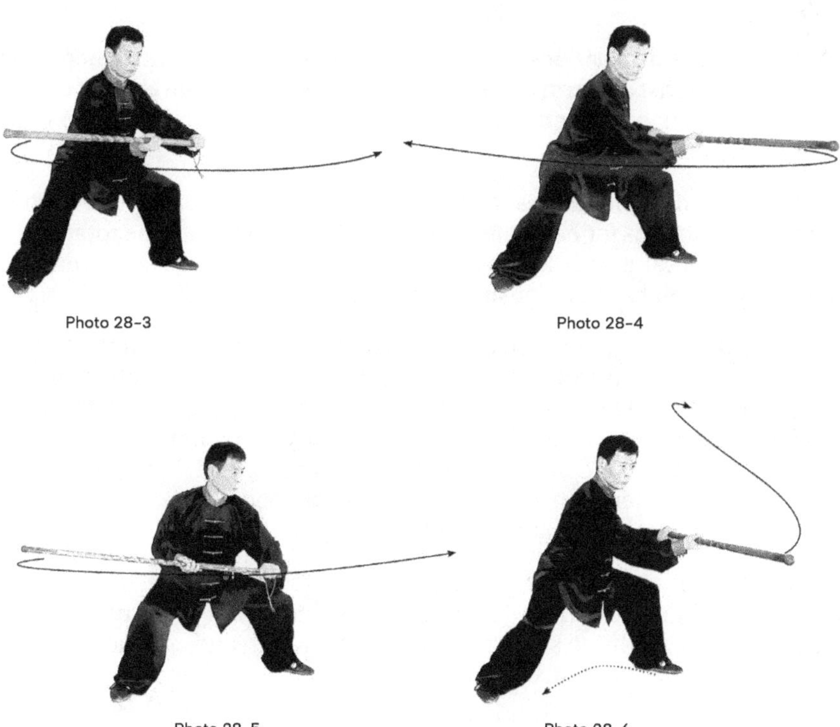

Photo 28-3

Photo 28-4

Photo 28-5

Photo 28-6

Movement 4

Maintain a firm horse stance, twisting your waist to your left to power the staff strike to the left (east). Push your right hand away from your torso, but the staff is primarily powered by your torso's motion. Your waist and spine serve as the central axis around which the body rotates, maintaining balance and stability during the spin, and allowing for smooth and controlled movements (Photo 28-4).

Movement 5

Without pausing, immediately bounce the staff back to your right side with your right hand withdrawing against your belly, and chest facing south (Photo 28-5).

Movement 6

Repeat Movement 4 by twisting your waist to the left and striking the staff toward your left front. The only difference is that the tail of the staff can stop at the southeast corner, a little less than the first strike. This reserves an angle for the next posture to ward off the staff in a clockwise circular move from your left side (Photo 28-6). Optionally, you can make a few more repeats in the spinning strike.

Key Points:

1) Adjusting hand positions and controlling the staff's movement through coordinated wrist and arm actions. Utilizing precise foot movements to maintain balance and enable effective strikes, with the waist and spine as the rotational axis (腰脊为轴).

2) Integrating multiple strikes with fluid transitions, ensuring continuous and controlled motions for both offensive and defensive actions. The rotating motion around a central axis is faster than using arms for repetitive movements that require you pull back and push out the staff again.

3) This posture is a combination of vertical downward strike and linked horizontal strikes. It is derived from the "Northwest Longmen Whip Staff Kung Fu" (西北龙门鞭杆功夫), which is a traditional Chinese martial art from the Longmen region in northwest China. It emphasizes agility and quick foot movements to maintain balance and positioning during combat, and incorporates circular motions for momentum, and utilizes the whole body, especially the waist and spine, to generate power and control the whip staff.

4) "Dragon Battles in the Wild" (龙战于野) refers to dynamic, aggressive, and fluid movements, much like the mythical dragon's elusive and powerful presence. The term suggests a fighting style that is fast, continuous, and adaptable, mimicking a dragon's ability to twist, coil, and strike.

En español

Movimiento 1

Mueve tu mano izquierda para agarrar el bastón detrás de tu mano derecha y desliza la mano derecha hacia adelante unos 50 cm para tener mejor control del bastón. Al mismo tiempo, salta con el pie izquierdo hacia adelante (este) y levanta el extremo trasero del bastón por encima de tu cabeza (Foto 28-1). Opcionalmente, gira la muñeca derecha hacia afuera para hacer un círculo vertical momentáneo con el bastón a tu lado derecho antes de que tu pie izquierdo salte y la mano izquierda se una para agarrar el bastón.

Movimiento 2

Siguiendo el impulso del salto del pie izquierdo, corta con el bastón hacia el este mientras aterrizas con el pie derecho en una postura de arco derecho. Tu pierna izquierda se arquea ligeramente en la rodilla para desviar y apoyar el golpe descendente. El bastón debe estar a la altura de la cintura y paralelo al suelo (Foto 28-2).

Movimiento 3

Gira tu torso hacia la derecha y tira del extremo trasero del bastón horizontalmente hacia tu lado derecho, pivotando sobre tu pierna derecha, como si fueras a desviar el arma de tu oponente. Simultáneamente, salta con el pie izquierdo hacia adelante en dirección al este y aterriza en una postura de jinete. Gira los dedos del pie derecho para facilitar el aterrizaje del pie izquierdo. Sostén el bastón firmemente con ambas manos de manera horizontal, con las manos a la altura de tu abdomen, el pecho mirando hacia el sur, y mira hacia tu lado izquierdo. Asegúrate de que el salto del pie izquierdo esté equilibrado con la defensa del bastón hacia tu derecha (Foto 28-3).

Movimiento 4

Mantén una postura firme de jinete, girando tu cintura hacia la izquierda para impulsar el golpe del bastón hacia la izquierda (este). Empuja tu mano derecha lejos de tu torso, pero el bastón se impulsa principalmente por el movimiento de tu torso. Tu cintura y columna vertebral sirven como el eje central alrededor del cual gira el cuerpo, manteniendo el equilibrio y la estabilidad durante el giro, permitiendo movimientos suaves y controlados (Foto 28-4).

Movimiento 5

Sin pausar, rebota el bastón de inmediato hacia tu lado derecho, retirando tu mano derecha contra tu abdomen, con el pecho mirando hacia el sur (Foto 28-5).

Movimiento 6

Repite el Movimiento 4 girando la cintura hacia la izquierda y golpeando con el bastón hacia el frente izquierdo. La única diferencia es que el extremo trasero del bastón puede detenerse en la esquina sureste, un poco menos que en el primer golpe. Esto reserva un ángulo para la siguiente postura de desvío del bastón en un movimiento circular en el sentido de las agujas del reloj desde tu lado izquierdo (Foto 28-6). Opcionalmente, puedes repetir el golpe giratorio varias veces.

Puntos clave:

1) *Ajusta la posición de las manos y controla el movimiento del bastón a través de acciones coordinadas de las muñecas y brazos. Utiliza movimientos precisos de los pies para mantener el equilibrio y habilitar golpes efectivos, con la cintura y la columna vertebral como el eje de rotación (腰脊为轴).*

2) *Integra múltiples golpes con transiciones fluidas, asegurando movimientos continuos y controlados tanto para acciones ofensivas como defensivas. El movimiento rotatorio alrededor de un eje central es más rápido que usar los brazos para movimientos repetitivos que requieren que retraigas y empujes el bastón nuevamente.*

3) *Esta postura es una combinación de un golpe vertical descendente y golpes horizontales enlazados. Proviene del "Kung Fu del Bastón Látigo de Longmen del Noroeste" (西北龙门鞭杆功夫), que es un arte marcial tradicional chino de la región de Longmen en el noroeste de China. Enfatiza la agilidad y los movimientos rápidos de los pies para mantener el equilibrio y la posición durante el combate,*

incorporando movimientos circulares para generar impulso, y utiliza todo el cuerpo, especialmente la cintura y la columna, para generar poder y controlar el bastón látigo.

4) *"Dragon Battles in the Wild" (龙战于野) se refiere a movimientos dinámicos, agresivos y fluidos, como la presencia elusiva y poderosa del dragón mitológico. El término sugiere un estilo de lucha rápido, continuo y adaptable, que imita la capacidad de un dragón para retorcerse, enroscarse y golpear.*

Posture 29: Windmill Spins 全舞花

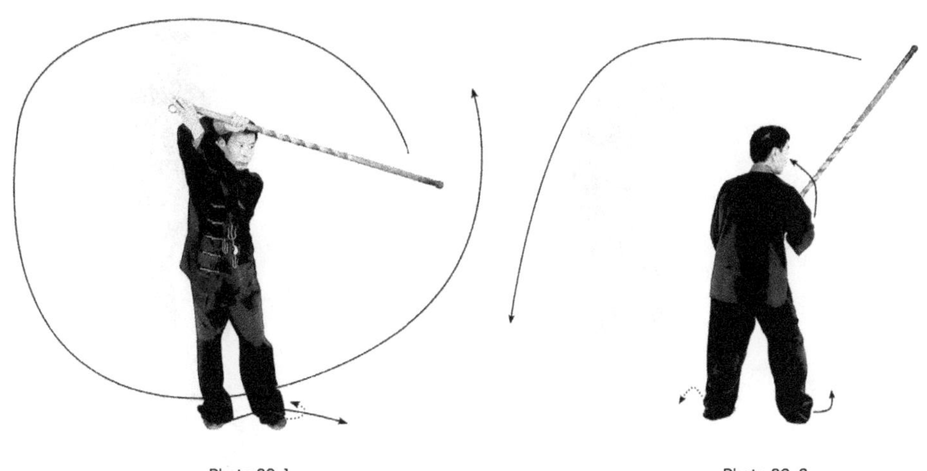

Photo 29-1 Photo 29-2

Movement 1

Swing the staff to your left back corner (northeast), twisting your arms to lift the staff in a clockwise curve up in front of you (east). Your right palm should be rotated to face out and your left palm rotated to face in, with both hands above your head. Simultaneously, shift your weight to your right leg and withdraw your left foot halfway with toes touching the ground. The staff should guard your left side with the tail end slightly lower than the handle end. Look at the tail end (Photo 29-1).

Movement 2

Turn your left foot toes toward northeast and shift your weight to the left foot and roll the staff back in a large clockwise circle to the back of your shoulder. Then drop the tail end down, and continue to scoop it up to the east where it started, finishing a large diagonal circle on the right side of your torso. At the same time, step your right foot to the east with toes pointing the northeast (Photo 29-2).

Movement 3

Continue turning your torso to the left, shift your weight to your right leg, and take the staff with you through a large curve above your head. Drop the tail end low in front of your left leg at knee height, with your hands twisted at the wrists in front of your face to guide the staff protected to the west side. Look at the tail end of the staff at its low position (Photo 29-3).

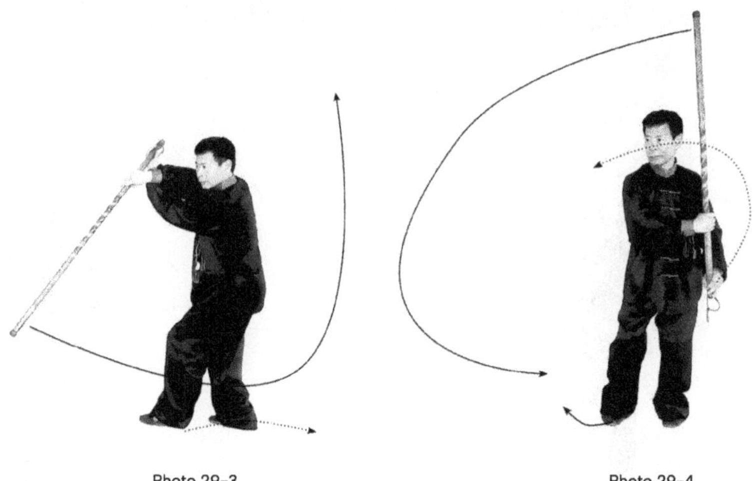

Photo 29-3 Photo 29-4

Movement 4

Without pausing, step back with your left foot toward the east and parry the staff from low outside your left leg to a vertical position high in front of your left shoulder. Your left hand should be near the handle of the staff and your right hand gripping it above. Simultaneously, shift your weight to the left leg. The spinning motion should be controlled with the staff moving close to the left side of your body for protection (Photo 29-4).

Movement 5

Without pausing, turn to your right and step out with your right foot to the west, with toes turning outward to the northwest. Twist your right wrist outward to parry the staff down to your right side (Photo 29-5).

Movement 6

Continue turning your torso to the right and spin the staff on your right side from low in a counterclockwise circle up diagonally vertical in front of your chest. As the staff comes around, step your left foot north in front of your right foot with toes pointing to the northeast to maintain balance. The spinning motion should be controlled with the staff moving close to the right side of your body for protection (Photo 29-6).

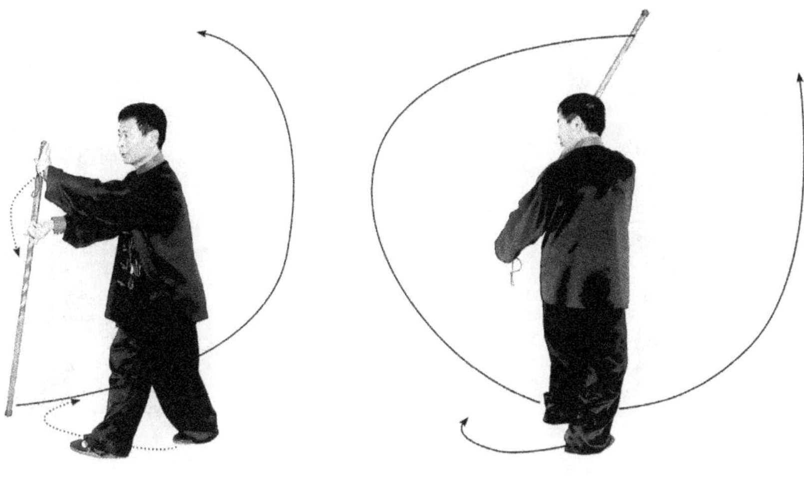

Photo 29-5

Photo 29-6

Movement 7

Step back with your right foot to the west and continue spinning the staff through a low curve outside your left body, ending with it guarding in front of you with the tail pointing to the east. Your forearms should be cross-twisted in front of your right forehead, with the left hand outside and palm facing in. Your weight should be on your right leg, and adjust your left foot to the southeast (Photo 29-7).

Movement 8

Turn your torso to the right and let your left hand off the staff, use your right hand twirl the staff a whole vertical circle on your right side. At the same time, step your right foot back to the east and grip the staff with your left hand in front of the right hand, with the right hand sliding to the staff head end. Hold the staff vertically in front of you guarding the west (Photo 29-8).

Movement 9

Shift your weight to your right leg and draw back the left foot a half step into a "San Ti Shi" stance (三体式). The left foot in front points west slightly inward, the back foot is turned out at an angle, typically around 45 degrees, with a weight distribution of 70% on the back foot and 30% on the front foot (Photo 29-9).

Key Points:

1) Proper hand positioning and arm twisting ensure control and protection throughout the movements. Weight shifts and foot placements are crucial for maintaining balance and fluidity.

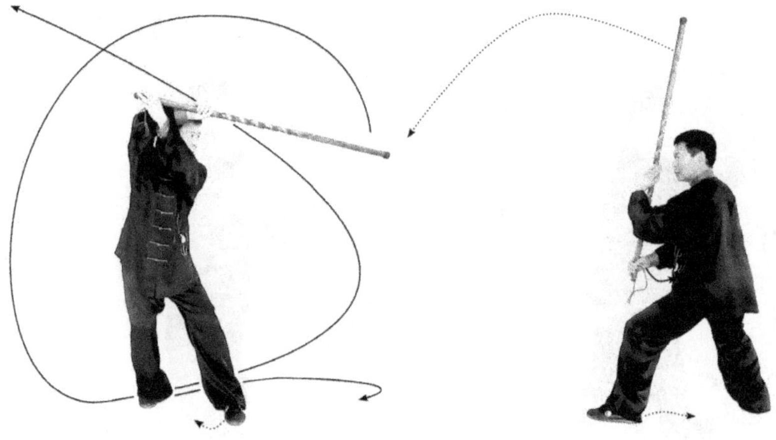

Photo 29-7

Photo 29-8

2) The spinning motion of the staff should be smooth and coordinated with the body's turning. Focus on keeping your torso upright and using your waist and hips to generate the power and momentum for the spin. Keep the staff spinning vertically, moving it from one side of your body to the other in a smooth, continuous motion.

3) Maintaining a stable San Ti Shi stance at the end provides a strong foundation for subsequent actions.

4) This posture is derived from Chen style tai chi spear, specialized in spinning vertical circles left and right wrapping the torso for protection.

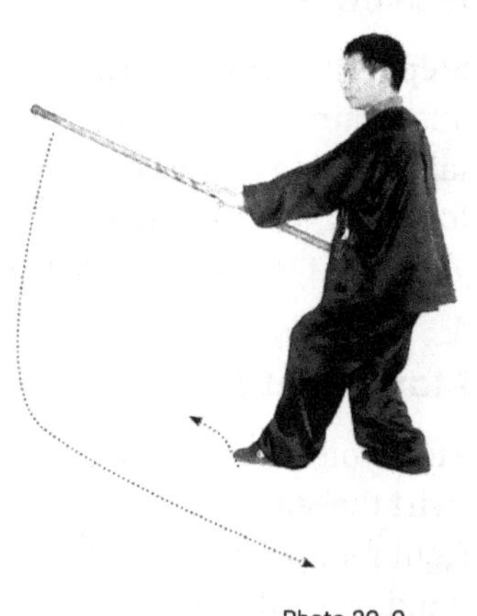

Photo 29-9

En español

Movimiento 1

Balance el bastón hacia la esquina trasera izquierda (noreste), torciendo los brazos para levantar el bastón en una curva en el sentido de las agujas del reloj frente a usted (este). La palma de la mano derecha debe rotar hacia afuera y la palma de la mano izquierda debe rotar hacia adentro, con ambas manos por encima de la cabeza. Simultáneamente, traslade su peso a la pierna derecha y retire el pie izquierdo a la mitad, tocando el suelo con los dedos. El bastón debe proteger su lado izquierdo con el extremo trasero ligeramente más bajo que el extremo del mango. Mire el extremo trasero (Foto 29-1).

Movimiento 2

Gire los dedos del pie izquierdo hacia el noreste y transfiera su peso al pie izquierdo. Rueda el bastón hacia atrás en un gran círculo en el sentido de las agujas del reloj hacia la parte trasera de su hombro. Luego dejó caer el extremo trasero y continuó levantándose hacia el este, donde comenzó, completando un gran círculo diagonal en el lado derecho de su torso. Al mismo tiempo, coloque el pie derecho hacia el este, con los dedos apuntando hacia el noreste (Foto 29-2).

Movimiento 3

Continúe girando el torso hacia la izquierda, transfiera el peso a la pierna derecha y lleve el bastón en una gran curva por encima de su cabeza. Deje caer el extremo trasero a una posición baja frente a su pierna izquierda, a la altura de la rodilla, con las manos torcidas en las muñecas frente a su cara para guiar el bastón protegido hacia el lado oeste. Mire el extremo trasero del bastón en su posición baja (Foto 29-3).

Movimiento 4

Sin detenerse, retroceda con el pie izquierdo hacia el este y desvíe el bastón desde una posición baja fuera de su pierna izquierda hasta una posición vertical alta frente a su hombro izquierdo. Su mano izquierda debe estar cerca del mango del bastón y su mano derecha agarrándolo por encima. Simultáneamente, transfiera su peso a la pierna izquierda. El movimiento giratorio debe controlarse con el bastón moviéndose cerca del lado izquierdo de su cuerpo para protección (Foto 29-4).

Movimiento 5

Sin detenerse, gire hacia la derecha y dé un paso con el pie derecho hacia el oeste, con los dedos girando hacia afuera hacia el noroeste. Gire la muñeca derecha hacia afuera para desviar el bastón hacia abajo en su lado derecho (Foto 29-5).

Movimiento 6

Continúe girando el torso hacia la derecha y haga girar el bastón en su lado derecho desde abajo en un círculo en sentido contrario a las agujas del reloj hacia arriba, en diagonal vertical frente a su pecho. A medida que el bastón gira, coloque el pie izquierdo hacia el norte, frente a su pie derecho, con los dedos apuntando al noreste para mantener el equilibrio. El movimiento giratorio debe controlarse con el bastón moviéndose cerca del lado derecho de su cuerpo para protección (Foto 29-6).

Movimiento 7

Retroceda con el pie derecho hacia el oeste y continúe girando el bastón en una curva baja fuera de su lado izquierdo, terminando con el bastón protegiéndolo frente a usted, con el extremo trasero apuntando hacia el este. Sus antebrazos deben estar cruzados frente a su frente derecha, con la mano izquierda afuera y la palma hacia adentro. Su peso debe estar en la pierna derecha, y ajuste el pie izquierdo hacia el sureste (Foto 29-7).

Movimiento 8

Gire el torso hacia la derecha y suelte la mano izquierda del bastón, usando su mano derecha para girar el bastón en un círculo vertical completo en su lado derecho. Al mismo tiempo, retroceda con el pie derecho hacia el este y agarre el bastón con la mano izquierda frente a la mano derecha, deslizándose hacia el extremo del bastón. Sostenga el bastón verticalmente frente a usted, protegiéndose hacia el oeste (Foto 29-8).

Movimiento 9

Transfiera su peso a la pierna derecha y retire el pie izquierdo medio paso hacia una postura "San Ti Shi" (三体式). El pie izquierdo enfrente apunta ligeramente hacia el oeste, y el pie trasero está girado hacia afuera en un ángulo, típicamente alrededor de 45 grados, con una distribución de peso del 70 % en el pie trasero y del 30 % en el pie delantero (Foto 29-9).

Puntos clave:

1) *La correcta colocación de las manos y la torsión de los brazos aseguran control y protección durante los movimientos. Los cambios de peso y la colocación de los pies son cruciales para mantener el equilibrio y la fluidez.*

2) *El movimiento giratorio del bastón debe ser suave y coordinado con los giros del cuerpo. Enfóquese en mantener el torso erguido y usar la cintura y las caderas para generar la fuerza y el impulso necesarios para el giro. Mantenga el bastón girando verticalmente, moviéndolo de un lado de su cuerpo al otro en un movimiento continuo y suave.*

3) *Mantener una postura estable "San Ti Shi" al final proporciona una base sólida para acciones posteriores.*

4) *Esta postura se deriva de la lanza del estilo Chen de Tai Chi, especializada en giros de círculos verticales a la izquierda y derecha, envolviendo el torso para protección.*

Posture 30: Beating the Grass to Scare Off Snake 拨草惊蛇

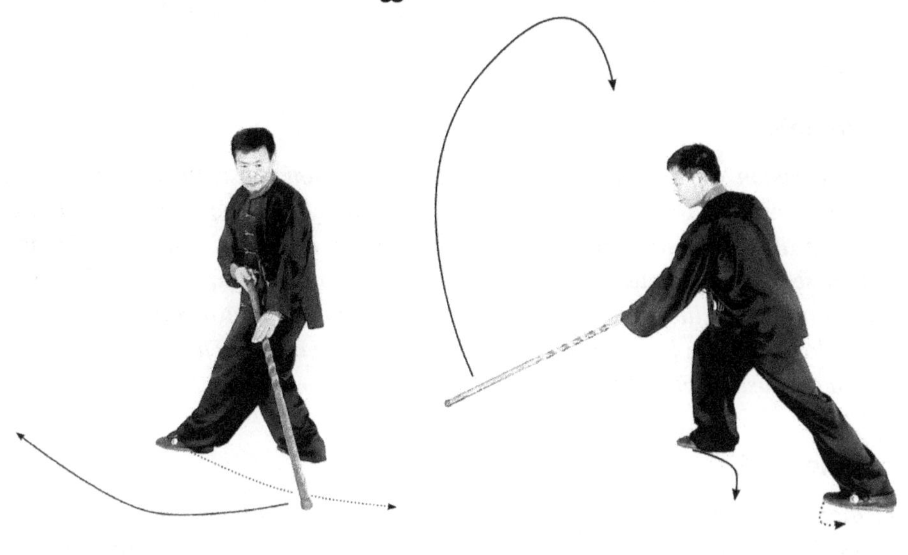

Photo 30-1 Photo 30-2

Movement 1

Parry the staff from the front of you diagonally downward to your left (south), simultaneously moving your left foot to the right (northwest) to deflect an incoming attack to your knee. The left sweeping staff should coordinate with your left leg's movement to create a twisting power in your waist and balance the staff's momentum. Sweep across the front of you as if you are simulating the act of moving grass aside to reveal a hidden snake. Your eyes follow the tail end of the staff (Photo 30-1).

Movement 2

Immediately reverse the motion, sweeping the staff to your right front (northwest) while your left leg moves to your back left (southeast). Your eyes follow the tail end to the right front (Photo 30-2).

Key Points:

1) Ensure the staff and leg movements are synchronized to generate twisting power and maintain balance. Keep your eyes on the tail end of the staff to guide your movements and maintain precision.

2) This posture is derived from spear technique "Parting the Grass to Seek the Snake" (拨草寻蛇), which uses the spear to clear the way, mimicking the action

of moving grass aside to reveal hidden dangers, such as a snake, be mindful of the surroundings and ready to respond to hidden dangers. In Shaolin staff martial arts, there is also a similar posture imitating an old monk sweeping snow (老僧扫雪).

En español

Movimiento 1

Desvía el bastón desde el frente hacia abajo diagonalmente a tu izquierda (sur), moviendo simultáneamente tu pie izquierdo hacia la derecha (noroeste) para desviar un ataque dirigido a tu rodilla. El barrido hacia la izquierda con el bastón debe coordinarse con el movimiento de tu pierna izquierda para generar un poder de torsión en la cintura y equilibrar el impulso del bastón. Barre frente a ti como si estuvieras simulando apartar la hierba para revelar una serpiente oculta. Tus ojos deben seguir la punta del bastón (Foto 30-1).

Movimiento 2

Inmediatamente invierte el movimiento, barriendo el bastón hacia tu frente derecha (noroeste) mientras tu pierna izquierda se mueve hacia atrás a la izquierda (sureste). Tus ojos deben seguir la punta del bastón hacia el frente derecho (Foto 30-2).

Puntos clave:

1) *Asegúrate de que los movimientos del bastón y de las piernas estén sincronizados para generar poder de torsión y mantener el equilibrio. Mantén tus ojos en la punta del bastón para guiar tus movimientos y mantener la precisión.*

2) *Esta postura se deriva de la técnica de lanza "Apartar la hierba para buscar la serpiente" (拨草寻蛇), que utiliza la lanza para despejar el camino, imitando la acción de apartar la hierba para revelar peligros ocultos, como una serpiente. Debes ser consciente de tu entorno y estar listo para responder a peligros ocultos. En las artes marciales con bastón de Shaolin, también existe una postura similar que imita a un viejo monje barriendo la nieve (老僧扫雪).*

Posture 31: Monkey Frolics with Its Staff 猴儿戏棒

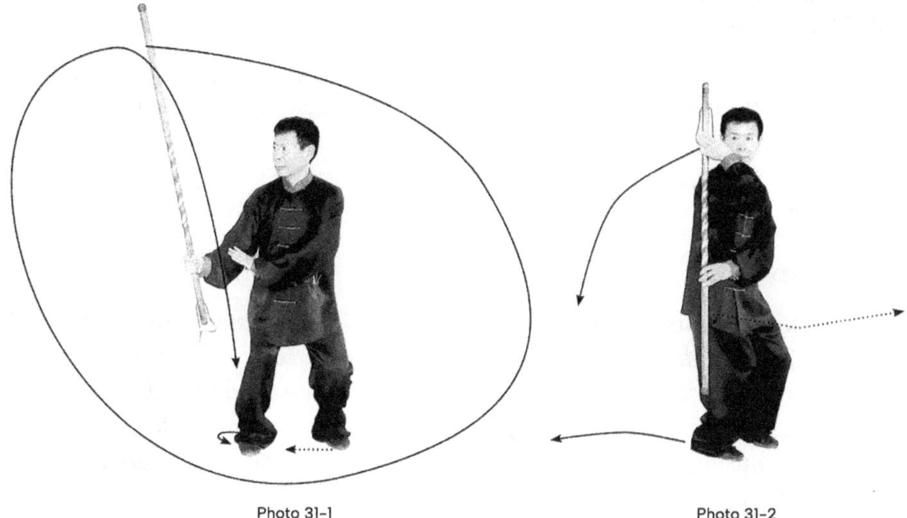

Photo 31-1 Photo 31-2

Movement 1

Lift the tail end of the staff from your low right front (northwest). Turn your torso to the left, parrying the staff across your right side in a counterclockwise curve, with the staff vertical guarding outside your right shoulder. Release your left hand from the staff, guarding in front of your chest with the palm facing right. Simultaneously, withdraw your right foot a half step closer to your left foot, with your chest facing south (Photo 31-1).

Movement 2

Twist your right wrist to lead the staff tail end in a counterclockwise circle from your right side high, through the front, and down low, whipping it out toward your right side (west). Move your left foot closer to your right leg to add momentum to the staff whipping. Then, raise your right hand, bend the right wrist outward and backward, tilting the staff tail end down outside your right shoulder vertically along your right rib side. Your left hand grips the staff underneath your right elbow (Photo 31-2).

Key Points:

1) Coordinate your torso turn and foot movements to add momentum and balance to the staff's parrying and whipping motions.

2) Maintain a strong guard with your left hand and a flexible wrist motion with your right hand to ensure smooth and powerful staff control. "Monkey Frolics with the Staff" (猴儿戏棒) evokes a playful, agile, and skillful handling of the

staff, reflecting the nimble and unpredictable movements of a monkey. It's often associated with martial arts techniques that involve quick, fluid motions, using the staff with dexterity and speed, much like the famed Monkey King in Chinese mythology.

3) This posture is also influenced by Bruce Lee's Nunchaku move (李小龙的两节棍). It is a traditional Okinawan martial arts weapon consisting of two sticks connected by a short chain or rope.

En español

Movimiento 1

Levanta la punta del bastón desde tu frente baja derecha (noroeste). Gira tu torso hacia la izquierda, desviando el bastón a través de tu lado derecho en un arco en sentido antihorario, con el bastón vertical protegiendo el exterior de tu hombro derecho. Suelta tu mano izquierda del bastón, protegiéndote frente a tu pecho con la palma hacia la derecha. Al mismo tiempo, retira tu pie derecho medio paso más cerca de tu pie izquierdo, con el pecho mirando al sur (Foto 31-1).

Movimiento 2

Gira tu muñeca derecha para guiar la punta del bastón en un círculo en sentido antihorario desde tu lado derecho alto, a través del frente, y hacia abajo, lanzándolo hacia tu lado derecho (oeste). Mueve tu pie izquierdo más cerca de tu pierna derecha para añadir impulso al lanzamiento del bastón. Luego, levanta tu mano derecha, dobla la muñeca hacia afuera y hacia atrás, inclinando la punta del bastón hacia abajo, fuera de tu hombro derecho, verticalmente a lo largo de tu costado derecho. Tu mano izquierda agarra el bastón debajo de tu codo derecho (Foto 31-2).

Puntos clave:

1) *Coordina el giro de tu torso y los movimientos de los pies para añadir impulso y equilibrio a los movimientos de desvío y lanzamiento del bastón.*

2) *Mantén una guardia fuerte con tu mano izquierda y un movimiento de muñeca flexible con tu mano derecha para asegurar un control suave y potente del bastón. "El Mono Juega con el Bastón" (猴儿戏棒) evoca un manejo ágil, hábil y juguetón del bastón, reflejando los movimientos rápidos e impredecibles de un mono. A menudo se asocia con técnicas de artes marciales que implican movimientos rápidos y fluidos, utilizando el bastón con destreza y velocidad, al igual que el famoso Rey Mono en la mitología china.*

3) *Esta postura también está influenciada por el movimiento de los Nunchakus de Bruce Lee (李小龙的两节棍). Es un arma tradicional de artes marciales de Okinawa que consiste en dos palos conectados por una cadena o cuerda corta.*

Posture 32: The Flying Dragon 飛龍在天

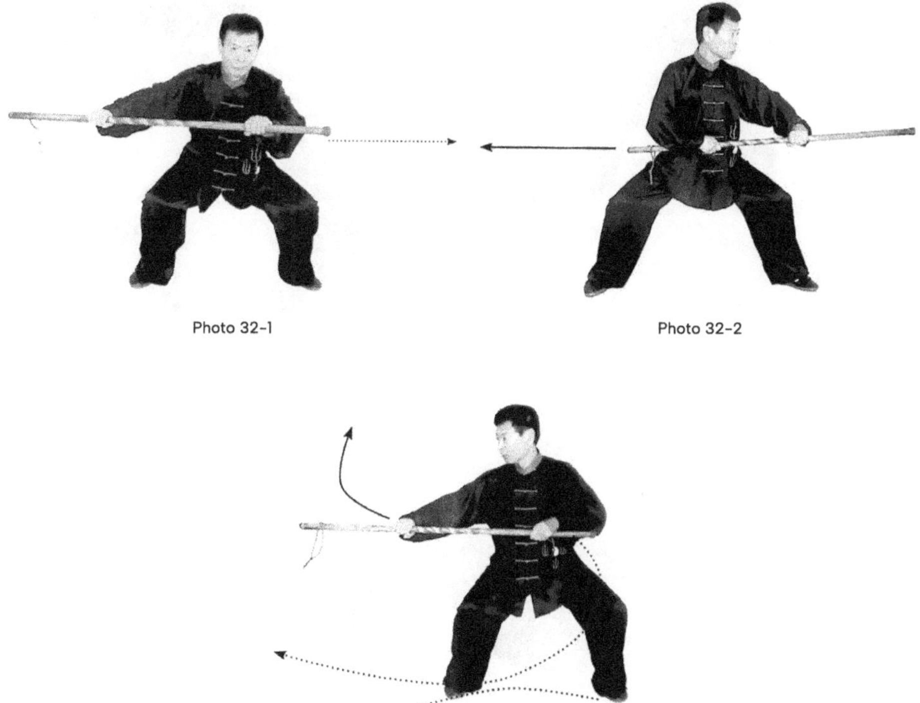

Photo 32-1

Photo 32-2

Photo 32-3

Movement 1

With your left hand holding the staff underneath, let your right hand off the staff, and release the vertical staff from behind your right arm. Your right hand re-grips the staff, and holds it horizontally in front of your chest with both palms facing down. Simultaneously, step your right foot sideways and squat down into a horse stance, facing the south (Photo 32-1).

Movement 2

Hold the staff horizontally and maintain your horse stance firmly to strike the tail end of the staff to your left side (Photo 32-2).

Movement 3

Utilize the rebound from the left side strike to strike the head end of the staff to your right side, still maintaining your horse stance firmly (Photo 32-3).

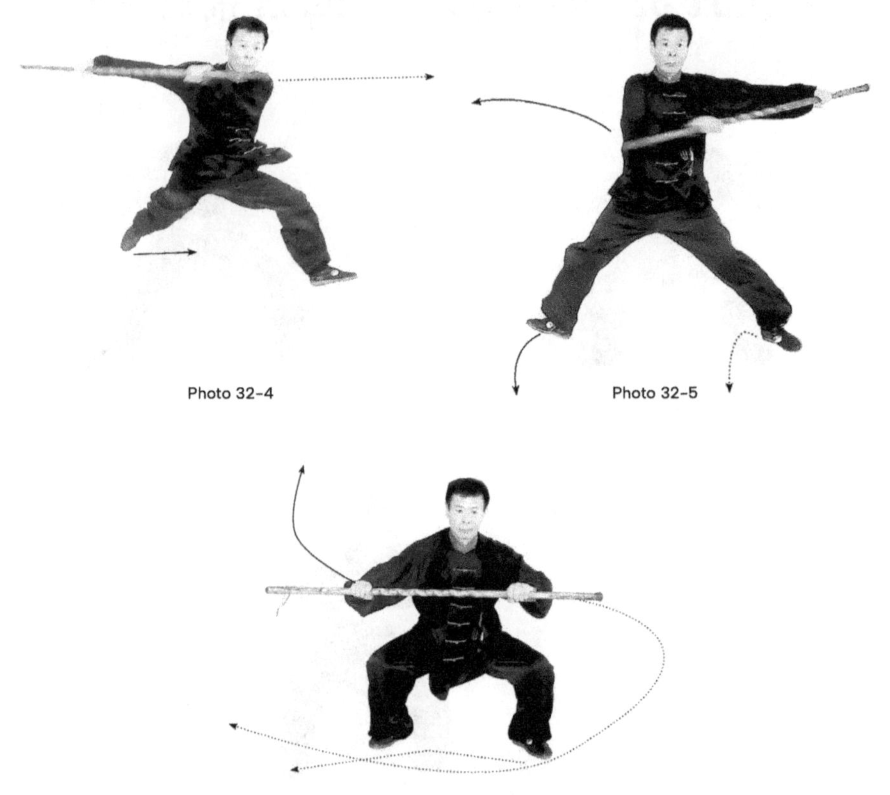

Photo 32-4

Photo 32-5

Photo 32-6

The Optional Jumping Variation

You can perform these three movements by jumping in the air to execute the left and right side strikes. First, as you release the vertical staff from behind your right arm and hold it horizontally in front of your chest, take off and leap in the air. As you rise, swing the staff horizontally to the right before striking to the left, aiming to the opponent's head (Photo 32-4). While still in the air, quickly transition by swinging the staff horizontally to your right side and strike with the head end of the staff (Photo 32-5). Finally, land softly with your feet apart into a horse stance with knees bent to absorb the impact, with the staff still held horizontally in front of your chest (Photo 32-6).

Key Points:

1) Ensure your horse stance is firm and stable throughout the movements, maintaining balance and power in your strikes.

2) Utilize the momentum from the rebound of each strike to seamlessly transition into the next strike, maximizing the effectiveness of your movements.

3) The optional dynamic jumping variation is derived from Chen style tai chi New Frame Cannon Fist (陈氏太极拳新架炮捶腾空搬拦肘). Crouch like a tiger before leaping into the air to execute strikes

4) When you are in the air, you become a flying dragon, mimicking a dragon soaring through the sky, with the power coming from your legs to propel the leap, and attacking with swift and forceful strikes. Maintain control and precision during the aerial movements.

En español

Movimiento 1

Con tu mano izquierda sosteniendo el bastón por debajo, suelta la mano derecha del bastón y libera el bastón vertical desde detrás de tu brazo derecho. Tu mano derecha vuelve a agarrar el bastón, sosteniéndolo horizontalmente frente a tu pecho con ambas palmas hacia abajo. Al mismo tiempo, da un paso lateral con el pie derecho y agáchate en una postura de caballo, mirando hacia el sur (Foto 32-1).

Movimiento 2

Sostén el bastón horizontalmente y mantén firme tu postura de caballo para golpear el extremo inferior del bastón hacia tu lado izquierdo (Foto 32-2).

Movimiento 3

Aprovecha el rebote del golpe hacia el lado izquierdo para golpear el extremo superior del bastón hacia tu lado derecho, manteniendo firme su postura de caballo (Foto 32-3).

La Variación Opcional con Salto

Puedes realizar estos tres movimientos saltando en el aire para ejecutar los golpes hacia los lados izquierdo y derecho. Primero, al liberar el bastón vertical desde detrás de tu brazo derecho y sostenerlo horizontalmente frente a tu pecho, despega y salta al aire. Mientras subes, balancea el bastón horizontalmente hacia la derecha antes de golpear hacia la izquierda, apuntando a la cabeza del oponente (Foto 32-4). Mientras sigues en el aire, haz rápidamente la transición balanceando el bastón horizontalmente hacia tu lado derecho y golpea con el extremo superior del bastón (Foto 32-5). Finalmente, aterriza suavemente con los pies separados en una postura de caballo con las rodillas dobladas para absorber el impacto, con el bastón aún sostenido horizontalmente frente a tu pecho (Foto 32-6).

Puntos Clave:

1) *Asegúrate de que tu postura de caballo sea firme y estable a lo largo de los movimientos, manteniendo el equilibrio y la potencia en tus golpes.*

2) *Utiliza el impulso del rebote de cada golpe para hacer la transición sin problemas hacia el siguiente golpe, maximizando la efectividad de tus movimientos.*

3) *La variación dinámica opcional con salto está derivada del Nuevo Marco de Puño Cañón del estilo Chen de Tai Chi (*陈氏太极拳新架炮捶腾空搬拦肘*). Agáchate como un tigre antes de saltar al aire para ejecutar los golpes.*

4) *Cuando estés en el aire, te conviertes en un dragón volador, imitando a un dragón que surca los cielos, con la fuerza proveniente de tus piernas para impulsar el salto, y atacando con golpes rápidos y contundentes. Mantén el control y la precisión durante los movimientos aéreos.*

Posture 33: Hurricane Strike 汉刀劈扫

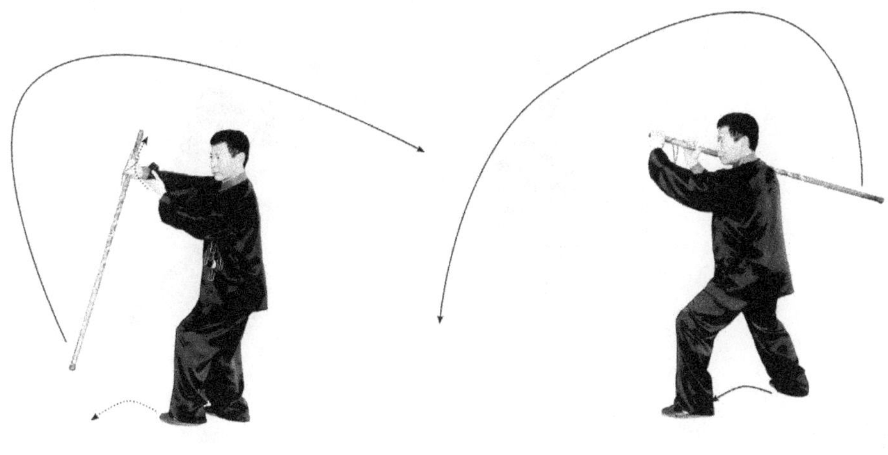

Photo 33-1   Photo 33-2

Movement 1

Turn your torso to the right (west), and move your left foot slightly in front of your right leg with the toes touching the ground. Simultaneously, lift your right hand to parry the staff vertically to your right side, with the tail end of the staff down in front of your torso centerline. This defensive move covers your body as you move to the west with the staff's protection (Photo 33-1).

Movement 2

Swing the staff with your right hand in a diagonal, clockwise circle from the southwest lower corner through an upper curve to the northeast corner behind your right shoulder, as if parrying an incoming weapon attack. Your left hand grips the head end of the staff with your right hand about 12 inches above it, so at the end, the staff is carried horizontally above your right shoulder with both hands. At the same time, step your left foot forward to the west (Photo 33-2).

Movement 3

Chop the staff forcefully from behind your right shoulder to the west, simultaneously stepping your right foot close to your left leg and dropping into a half squat stance. Use your body weight to reinforce the staff's downward chopping motion, keeping the staff at knee height and parallel to the ground. Look at the tail end of the staff. This strike targets an opponent's lower body or weapon (Photo 33-3).

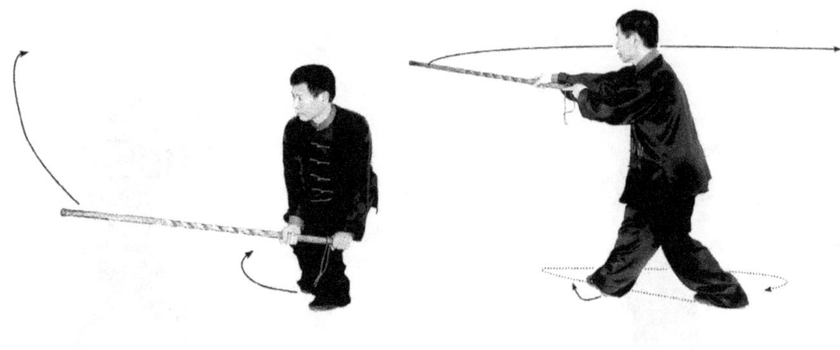

Photo 33-3 Photo 33-4

Movement 4

Turn your torso to the right and step your right foot toward the northwest, with toes turning to the north. Simultaneously, lift the staff to chest height to parry it to your right front (northwest). Look intently at the tail end of the staff (Photo 33-4).

Movement 5

Continue turning to your right and step your left foot toward the northeast, with toes curved inward pointing to the southeast. Sweep the staff to your right, aiming to strike an opponent or his weapon (Photo 33-5).

Movement 6

Without pausing, continue turning to your right and sweep the staff to the west. Draw your right foot heel in to twist your right toes pointing to the southwest to adapt to the torso's spinning momentum. The staff should be horizontal and at a mid-level height for maximum reach and impact (Photo 33-6).

Movement 7

Following the rightward sweep, lift the staff and twist it in a flat, counterclockwise circle above your head. Your forearms should twist and cross, with your left hand on the outside palm facing up inward and right hand inside palm facing out and downward. Simultaneously, step your right foot back to the northeast and squat down into a crouching stance (仆步), pressing the staff below knee height and parallel to the ground. The staff starts from the west and sweeps in a flat circle above your head

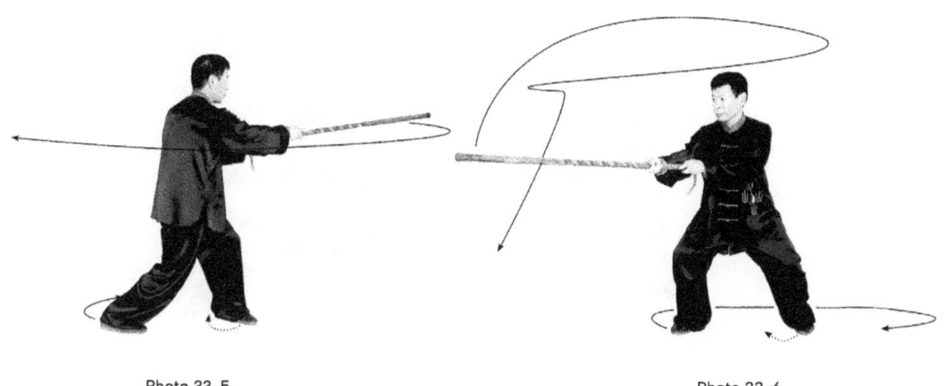

Photo 33-5

Photo 33-6

back to the west. Your right leg is fully bent at the knee, with the thigh parallel to the ground, and the right foot flat on the ground for stability. Your left leg is extended out to the west, with the toes turning slightly upward (northwest) and the heel on the ground for balance and a solid base (Photo 33-7, and Photo 33-7 reverse).

Key Points:

1) Ensure your torso, arms, and legs move in harmony, maintaining balance and stability throughout the sequence. Coordinate the movement of the staff with your body, particularly your waist and shoulders. The crouching stance stretches and strengthens the legs, improving your overall flexibility.

2) Ensure that the movement flows smoothly from one phase to the next without hesitation, particularly when transitioning between offensive and defensive actions. Control the staff's path to maintain balance and accuracy.

3) Maintain awareness of your surroundings and the imaginary opponent. The movement should be executed with the intent to evade, counter, and strike effectively.

4) This posture is derived from the Chinese two-handed long broadsword move "Left Downward Chop and Right Turn Full Circle Slash" (汉刀左下劈右转一圈斩刀). This combination of dynamic and fluid movements showcases the versatility nature of Chinese broadsword techniques, blending offensive and defensive actions seamlessly. You use the staff to sweep a large circle with your torso spin, plus a small circle above your head with your arms' twisting before pressing it down with your low stance. Your arms twisting drives the staff for the small circle riding on the residual energy from your torso's twisting.

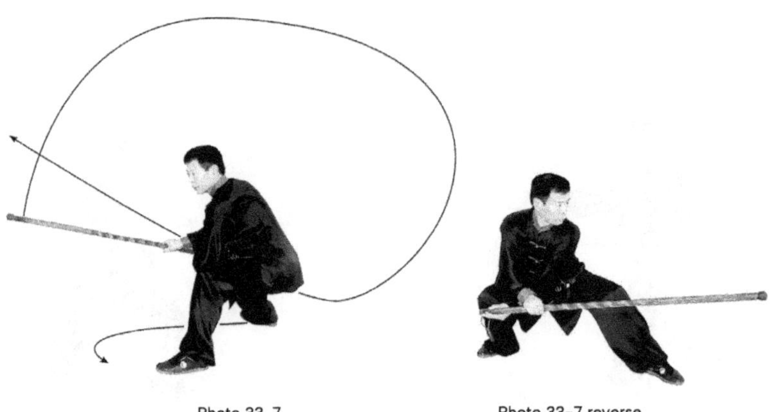

Photo 33-7 Photo 33-7 reverse

En español

Movimiento 1

Gira tu torso hacia la derecha (oeste) y mueve tu pie izquierdo ligeramente frente a tu pierna derecha, con los dedos tocando el suelo. Al mismo tiempo, levanta tu mano derecha para desviar el bastón verticalmente hacia tu lado derecho, con el extremo inferior del bastón hacia abajo, frente a la línea central de tu torso. Este movimiento defensivo cubre tu cuerpo mientras te mueves hacia el oeste con la protección del bastón (Foto 33-1).

Movimiento 2

Balancea el bastón con tu mano derecha en un círculo diagonal, en el sentido de las agujas del reloj, desde la esquina inferior suroeste a través de una curva superior hasta la esquina noreste detrás de tu hombro derecho, como si estuvieras desviando un ataque de arma entrante. Tu mano izquierda agarra el extremo superior del bastón, con tu mano derecha aproximadamente a 30 cm por encima de esta. Al final, el bastón se sostiene horizontalmente sobre tu hombro derecho con ambas manos. Al mismo tiempo, adelanta tu pie izquierdo hacia el oeste (Foto 33-2).

Movimiento 3

Corta el bastón con fuerza desde detrás de tu hombro derecho hacia el oeste, mientras acercas tu pie derecho al izquierdo y bajas a una postura de medio cuclillas. Usa el peso de tu cuerpo para reforzar el movimiento descendente del bastón, manteniéndolo a la altura de la rodilla y paralelo al suelo. Mira el extremo inferior del bastón. Este golpe apunta a la parte baja del cuerpo o al arma de un oponente (Foto 33-3).

Movimiento 4

Gira tu torso hacia la derecha y adelanta tu pie derecho hacia el noroeste, con los dedos apuntando hacia el norte. Simultáneamente, levanta el bastón a la altura del pecho para desviarlo hacia tu frente derecha (noroeste). Fija tu mirada en el extremo inferior del bastón (Foto 33-4).

Movimiento 5

Continúa girando hacia la derecha y adelanta tu pie izquierdo hacia el noreste, con los dedos apuntando hacia el sureste. Barre el bastón hacia tu derecha, apuntando a golpear a un oponente o su arma (Foto 33-5).

Movimiento 6

Sin pausa, sigue girando hacia la derecha y barre el bastón hacia el oeste. Acerca el talón de tu pie derecho para girar tus dedos hacia el suroeste, adaptándose al impulso de giro de tu torso. El bastón debe estar horizontal y a una altura media para lograr el máximo alcance e impacto (Foto 33-6).

Movimiento 7

Tras el barrido hacia la derecha, levanta el bastón y gíralo en un círculo plano en sentido antihorario sobre tu cabeza. Tus antebrazos deben torcerse y cruzarse, con la mano izquierda en el exterior, palma hacia arriba, y la mano derecha en el interior, palma hacia abajo. Al mismo tiempo, da un paso atrás con tu pie derecho hacia el noreste y baja a una postura de cuclillas (仆步), presionando el bastón debajo de la altura de las rodillas y paralelo al suelo. El bastón comienza desde el oeste y barre en un círculo plano sobre tu cabeza de regreso al oeste. Tu pierna derecha está completamente doblada por la rodilla, con el muslo paralelo al suelo y el pie derecho plano en el suelo para mayor estabilidad. Tu pierna izquierda está extendida hacia el oeste, con los dedos apuntando ligeramente hacia arriba (noroeste) y el talón en el suelo para equilibrio y una base sólida (Foto 33-7 y Foto 33-7 reverso).

Puntos Clave:

1) *Asegúrate de que tu torso, brazos y piernas se mueven en armonía, manteniendo el equilibrio y la estabilidad a lo largo de la secuencia. Coordina el movimiento del bastón con tu cuerpo, en particular con la cintura y los hombros. La postura de cuclillas estira y fortalece las piernas, mejorando tu flexibilidad general.*

2) *Asegúrate de que el movimiento fluya sin interrupciones de una fase a la siguiente, especialmente durante la transición entre acciones ofensivas y defensivas. Controla la trayectoria del bastón para mantener el equilibrio y la precisión.*

3) *Mantén la conciencia de tu entorno y del oponente imaginario. El movimiento debe ejecutarse con la intención de evadir, contrarrestar y golpear de manera efectiva.*

4) *Esta postura está derivada del movimiento del sable largo de dos manos chino "Corte hacia abajo a la izquierda y Giro completo a la derecha con corte circular" (汉刀左下劈右转一圈斩刀). Esta combinación de movimientos dinámicos y fluidos muestra la naturaleza versátil de las técnicas de sable chino, fusionando acciones ofensivas y defensivas sin esfuerzo. Usas el bastón para barrer un gran círculo con el giro de tu torso, más un pequeño círculo sobre tu cabeza con el giro de tus brazos antes de presionarlo hacia abajo con tu postura baja. El giro de tus brazos impulsa el bastón en el pequeño círculo, aprovechando la energía residual del giro de tu torso.*

Posture 34: Three Rings Encircling the Moon 三环套月

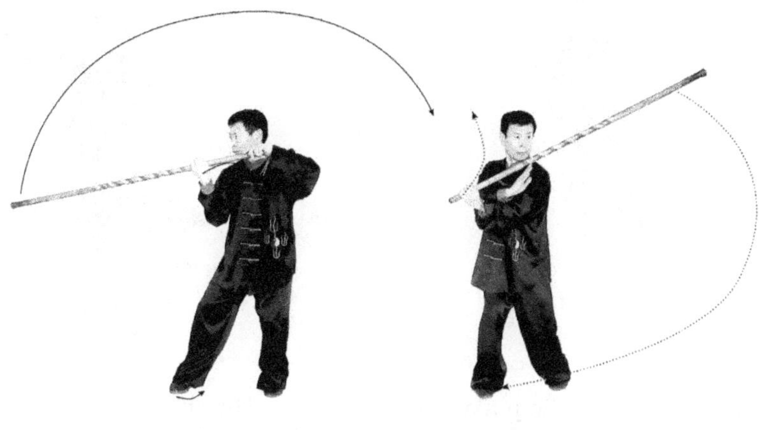

Photo 34-1 Photo 34-2

Movement 1

Rise from the crouching stance, parrying the tail end of the staff from the front left (southwest) in a large clockwise diagonal vertical circle on your right side. The movement arcs through the northeast back corner and returns to the southwest. At the same time, step your right foot toward the west. The circle spins on your right side with the right hand leading, while the left hand controls the head end of the staff. This forms the first ring. As the motion concludes, your chest and both feet should be facing south with eyes on the tail end of the staff (Photo 34-1).

Movement 2

Twist the staff into a counterclockwise circle in front of you, starting from the west and moving toward the east. As the staff moves, release your right hand, allowing your left hand to control the movement. The staff should be held diagonally, guarding your chest with the tail end pointing east. Your gaze should focus on your left front (Photo 34-2).

Movement 3

Continue spinning the staff by rotating your left wrist, allowing the staff to drop vertically in front of you, completing the second circle. As this happens, move your right hand to the outside of your left forearm to take over the staff's handle in front of your right forehead, with the palm facing in. Bend your right wrist so that the

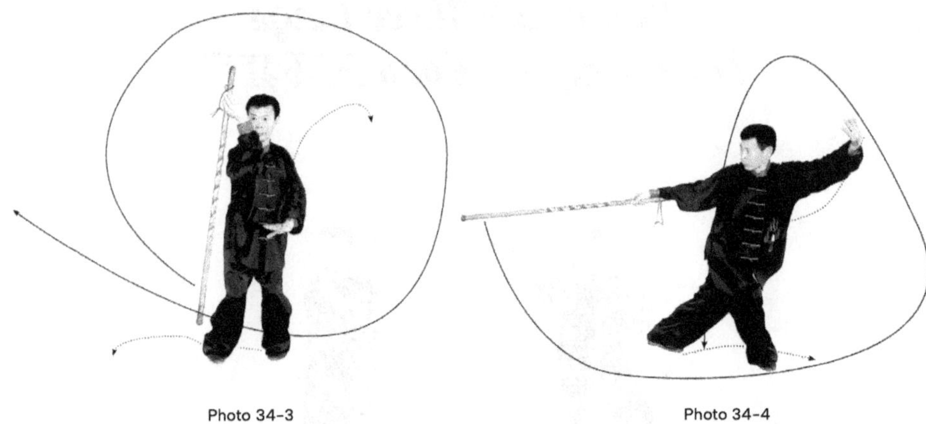

Photo 34-3 Photo 34-4

thumb side is down and the pinky finger is on top. The staff should be vertical in front of your right forehead and shoulder, creating a defensive barrier. At the same time, let your left hand drop smoothly in front of your abdomen, with the palm facing down, providing balance and stability for the movement (Photo 34-3).

Movement 4

Twist the staff with your right hand, continuing the counterclockwise spinning motion vertically in front of your body (facing south). This forms the third circle. Simultaneously, step your left foot behind your right leg, whipping the staff's tail end low across your front to the right (west). Use your left hand to ward off with an open palm facing out toward the east, balancing the force of the staff's westward swing. Focus your eyes on the tail end of the staff (Photo 34-4).

Key Points:

1) Move smoothly between clockwise and counterclockwise spins. The three vertical circles should flow seamlessly: the first circle is led primarily by your right hand, the second by your left, and the third again by your right.

2) Coordinate your torso and staff movements to maintain balance and fluidity. Engage your core muscles to support the spinning motion and maintain stability.

3) Optionally, for a more advanced technique, you can upgrade the transition between the second and third circles by tossing the staff from your left hand and catching it in your right.

En español

Movimiento 1

Levántate desde la postura agachada, parando el extremo trasero del bastón desde el frente izquierdo (suroeste) en un gran círculo diagonal vertical en el sentido de las agujas del reloj a tu lado derecho. El movimiento pasa por la esquina trasera noreste y regresa al suroeste. Al mismo tiempo, da un paso con el pie derecho hacia el oeste. El círculo gira a tu lado derecho con la mano derecha liderando, mientras que la mano izquierda controla el extremo del bastón. Esto forma el primer círculo. Al finalizar el movimiento, tu pecho y ambos pies deben estar mirando hacia el sur, con los ojos en el extremo trasero del bastón (Foto 34-1).

Movimiento 2

Gira el bastón en un círculo en sentido contrario a las agujas del reloj frente a ti, comenzando desde el oeste y moviéndote hacia el este. Mientras el bastón se mueve, suelta tu mano derecha, permitiendo que la mano izquierda controle el movimiento. El bastón debe estar en posición diagonal, protegiendo tu pecho con el extremo trasero apuntando hacia el este. Tu mirada debe enfocarse en el frente izquierdo (Foto 34-2).

Movimiento 3

Continúa girando el bastón al rotar tu muñeca izquierda, permitiendo que el bastón caiga verticalmente frente a ti, completando el segundo círculo. Mientras esto sucede, mueve tu mano derecha hacia el exterior de tu antebrazo izquierdo para tomar el mango del bastón frente a tu frente derecho, con la palma mirando hacia adentro. Dobla tu muñeca derecha de manera que el lado del pulgar quede hacia abajo y el dedo meñique en la parte superior. El bastón debe estar en posición vertical frente a tu frente y hombro derecho, creando una barrera defensiva. Al mismo tiempo, deja que tu mano izquierda caiga suavemente frente a tu abdomen, con la palma hacia abajo, proporcionando equilibrio y estabilidad al movimiento (Foto 34-3).

Movimiento 4

Gira el bastón con tu mano derecha, continuando el movimiento de giro en sentido antihorario de manera vertical frente a tu cuerpo (mirando hacia el sur). Esto forma el tercer círculo. Simultáneamente, da un paso con tu pie izquierdo detrás de tu pierna derecha, haciendo que el extremo inferior del bastón gire bajo y cruce frente a ti hacia la derecha (oeste). Usa tu mano izquierda para desviar con la palma abierta hacia el este, equilibrando la fuerza del movimiento del bastón hacia el oeste. Enfoca tu mirada en el extremo del bastón (Foto 34-4).

Puntos Clave:

1) *Muévete suavemente entre los giros en el sentido de las agujas del reloj y en sentido contrario. Los tres círculos verticales deben fluir sin interrupciones: el primer círculo es liderado principalmente por tu mano derecha, el segundo por tu mano izquierda, y el tercero nuevamente por tu mano derecha.*

2) *Coordina los movimientos de tu torso con el giro del bastón para mantener el equilibrio y la fluidez. Activa tus músculos centrales para apoyar el movimiento giratorio y mantener la estabilidad.*

3) *Opcionalmente, para una técnica más avanzada, puedes mejorar la transición entre el segundo y el tercer círculo lanzando el bastón desde tu mano izquierda y atrapándolo con tu mano derecha.*

Posture 35: Phoenix Returns to Its Nest 鳳兮歸巢

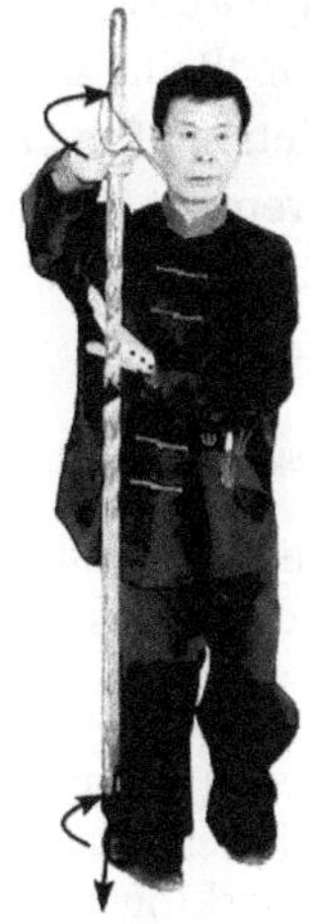
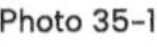

Photo 35-1

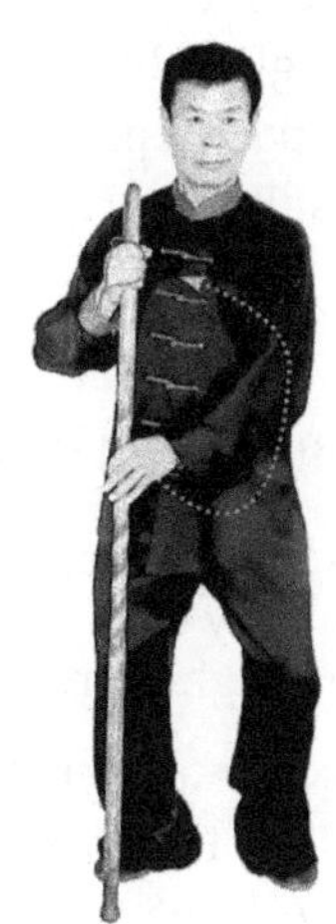

Photo 35-2

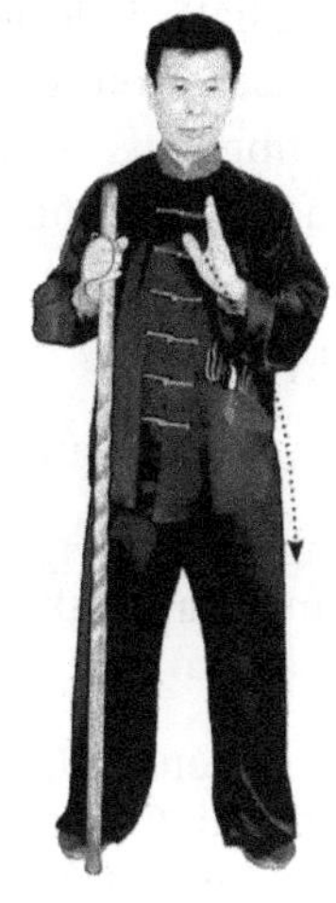

Photo 35-3

Movement 1

Swing the staff in a controlled clockwise vertical circle in front of your right side, as if parrying an incoming attack. This action symbolizes the Phoenix gathering its wings before settling. Hold the staff vertically in front of your right shoulder, with your right palm twisting outward in a reversed grip—your pinky finger on top and thumb below. Simultaneously, draw your left foot back to meet your right foot, moving into a more contracted stance. As you do this, bring your left hand to the front of your right chest, transitioning from the expansive posture of the previous movement to a more closed, protective form (Photo 35-1). This shift marks the beginning of the Phoenix's symbolic return to its nest, gathering inward from the previously wide, open stance.

Movement 2

With your left hand, take control of the staff and lower the tail end down in front of your right foot, and move your right foot back a little bit to line up with your left foot, like guiding the Phoenix toward its resting place. As you drop the staff, release your right hand, re-gripping the staff with your palm facing left and thumb on top, bringing it vertically in front of your right shoulder. This switch of hand grips is subtle but significant, symbolizing the Phoenix preparing to settle after a graceful flight (Photo 35-2).

Movement 3

Release your left hand from the staff and move it in a smooth, flowing motion through a clockwise half-circle on your left side. As your arm arcs through a downward curve, guide it back to your chest into a single palm prayer pose, symbolizing the Phoenix finally resting in its nest. The prayer pose represents the completion of the Phoenix's journey, a moment of serenity and stillness after dynamic movement (Photo 35-3).

Key Points:

1) The synchronization of your left foot and right hand is essential.
2) Changing your right hand grip from reversed to normal requires your left hand to temporarily take over the stability of the staff. This delicate transition echoes the graceful shift of energy from flight to rest.
3) "The Phoenix Returns to Its Nest" (鳳兮歸巢) is a powerful idiom rooted in traditional Chinese culture. The Phoenix, a symbol of beauty, grace, and auspiciousness, is said to return to its origins or roots, marking the end of a journey with a sense of fulfillment, completion, and renewal. This sequence represents not just physical movement but a journey toward inner peace and grounding. As the Phoenix returns to its nest, the practitioner also draws inward, gathering energy and concluding the form with calmness, grace, and control. Let each movement carry this essence of completion, as though your energy, like the Phoenix, is returning to a state of rest and harmony.

En español

Movimiento 1

Balancea el bastón en un círculo vertical controlado en el sentido de las agujas del reloj frente a tu lado derecho, como si estuvieras desviando un ataque entrante. Esta acción simboliza al Fénix reuniendo sus alas antes de posarse. Sostén el bastón verticalmente frente a tu hombro derecho, con la palma de tu mano derecha girando hacia afuera en un agarre invertido, con el meñique arriba y el pulgar abajo. Simultáneamente, retrocede tu pie izquierdo hasta juntarlo con tu pie derecho, moviéndote a una postura más contraída. Mientras lo haces, lleva tu mano izquierda al frente de tu pecho derecho, transitando desde la postura amplia y expansiva del movimiento anterior hacia una postura más cerrada y protectora (Foto 35-1). Este cambio marca el comienzo del retorno simbólico del Fénix a su nido, reuniéndose desde la postura previamente amplia y abierta.

Movimiento 2

Con tu mano izquierda, toma el control del bastón y baja el extremo trasero frente a tu pie derecho, moviendo tu pie derecho un poco hacia atrás para alinearlo con el pie izquierdo, como guiando al Fénix hacia su lugar de descanso. Al bajar el bastón, suelta tu mano derecha y vuelve a agarrar el bastón con la palma hacia la izquierda y el pulgar arriba, llevándolo verticalmente frente a tu hombro derecho. Este cambio de agarre de manos es sutil pero significativo, simbolizando al Fénix preparándose para asentarse después de un vuelo elegante (Foto 35-2).

Movimiento 3

Suelta tu mano izquierda del bastón y muévela en un movimiento suave y fluido en un semicírculo en el sentido de las agujas del reloj a tu lado izquierdo. Mientras tu brazo dibuja una curva descendente, guíalo de regreso a tu pecho en una pose de oración con una sola palma, simbolizando que el Fénix finalmente descansa en su nido. La pose de oración representa la culminación del viaje del Fénix, un momento de serenidad y quietud tras el movimiento dinámico (Foto 35-3).

Puntos Clave:

1) *La sincronización entre tu pie izquierdo y mano derecha es esencial.*
2) *Cambiar el agarre de la mano derecha de una posición invertida a una normal requiere que tu mano izquierda controle momentáneamente la estabilidad del bastón. Esta transición delicada refleja el cambio sutil de energía entre el vuelo y el descanso.*
3) *"El Fénix Regresa a Su Nido" (鳳兮歸巢) es un poderoso modismo arraigado en la cultura tradicional china. El Fénix, símbolo de belleza, gracia y auspiciosidad, regresa a sus orígenes o raíces, marcando el final de un viaje con una sensación de realización, cumplimiento y renovación. Esta secuencia no solo representa movimiento físico, sino también un viaje hacia la paz interior y el arraigo. A medida que el Fénix regresa a su nido, el practicante también se recoge internamente, reuniendo energía y concluyendo la forma con calma, gracia y control. Permite que cada movimiento lleve esta esencia de culminación, como si tu energía, al igual que el Fénix, regresara a un estado de descanso y armonía.*

Posture 36: The Closing Form 收式

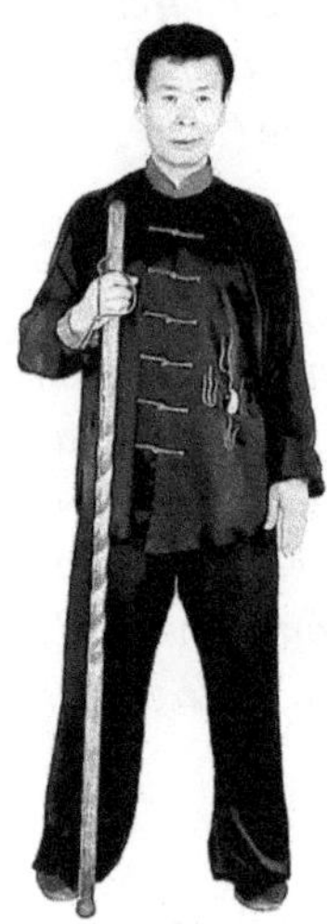

Photo 36-1

Movement

Drop down your left palm slowly in front of your chest to lead your Qi, the inner energy sink from the upper chest to Dantian, the belly. Then rest the left palm outside your left hip, and take a moment to feel your Qi flow takes toxins down through your feet into the ground (Photo 36-1).

Key Points:

Taking a moment to stand in a meditative mode is very useful to detoxify your body and restore health. Toxins can originate from various sources, including external factors like polluted air, contaminated food, and pathogens, as well as internal factors like poor diet, stress, and emotional imbalances. In Traditional Chinese Medicine, the concept of toxin encompasses a broader range of harmful substances and energies than the Western understanding.

En español

Movimiento

Baja lentamente la palma de tu mano izquierda frente a tu pecho para guiar el Qi, permitiendo que la energía interna descienda desde la parte superior del pecho hacia el Dantian, el abdomen. Luego, descansa la palma izquierda fuera de tu cadera izquierda y tómate un momento para sentir cómo el flujo de Qi lleva las toxinas hacia abajo a través de tus pies, eliminándolas en la tierra (Foto 36-1).

Puntos Clave:

Tomarse un momento para estar en modo meditativo es muy útil para desintoxicar el cuerpo y restaurar la salud. Las toxinas pueden originarse de diversas fuentes, incluyendo factores externos como el aire contaminado, alimentos contaminados y patógenos, así como factores internos como una mala alimentación, el estrés y los desequilibrios emocionales. En la Medicina Tradicional China, el concepto de toxina abarca una gama más amplia de sustancias y energías dañinas que la comprensión occidental.

Refer to the series of illustration photos to practice Section IV

Consulta la serie de fotos ilustrativas para practicar la Sección IV

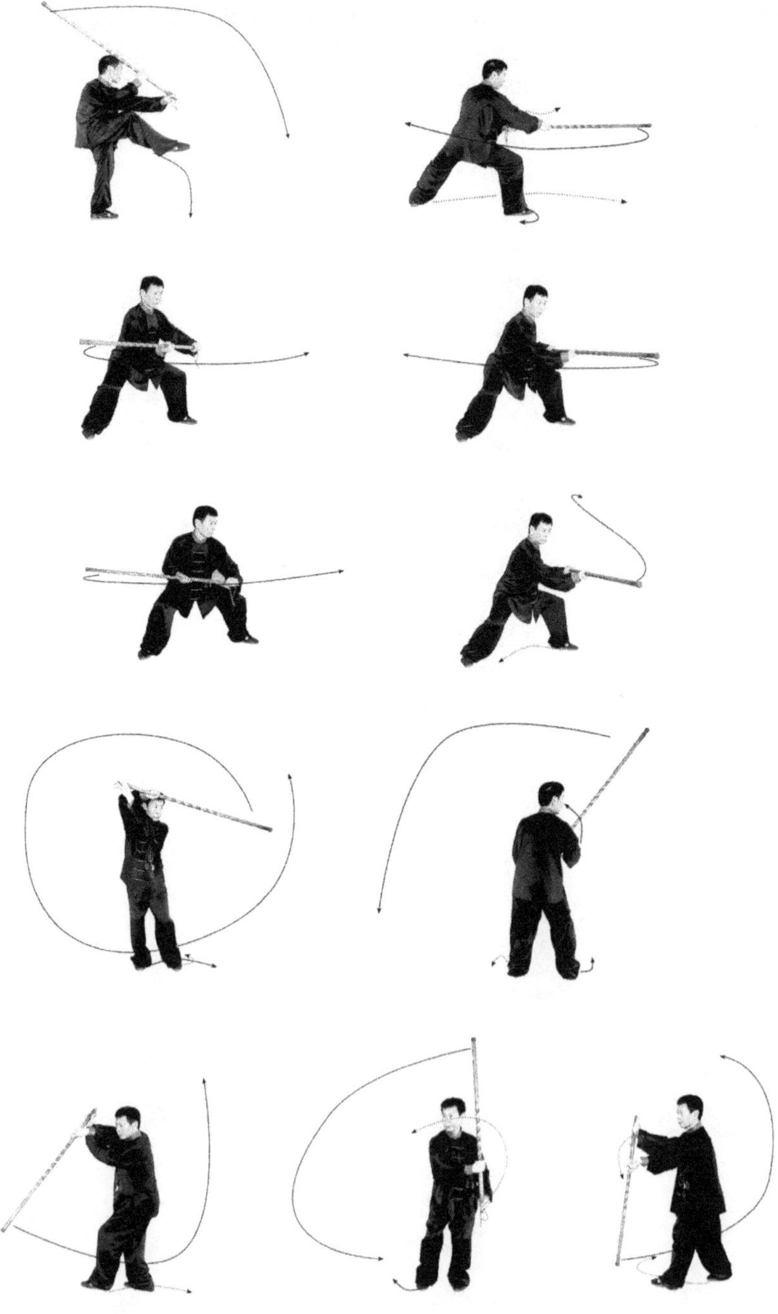

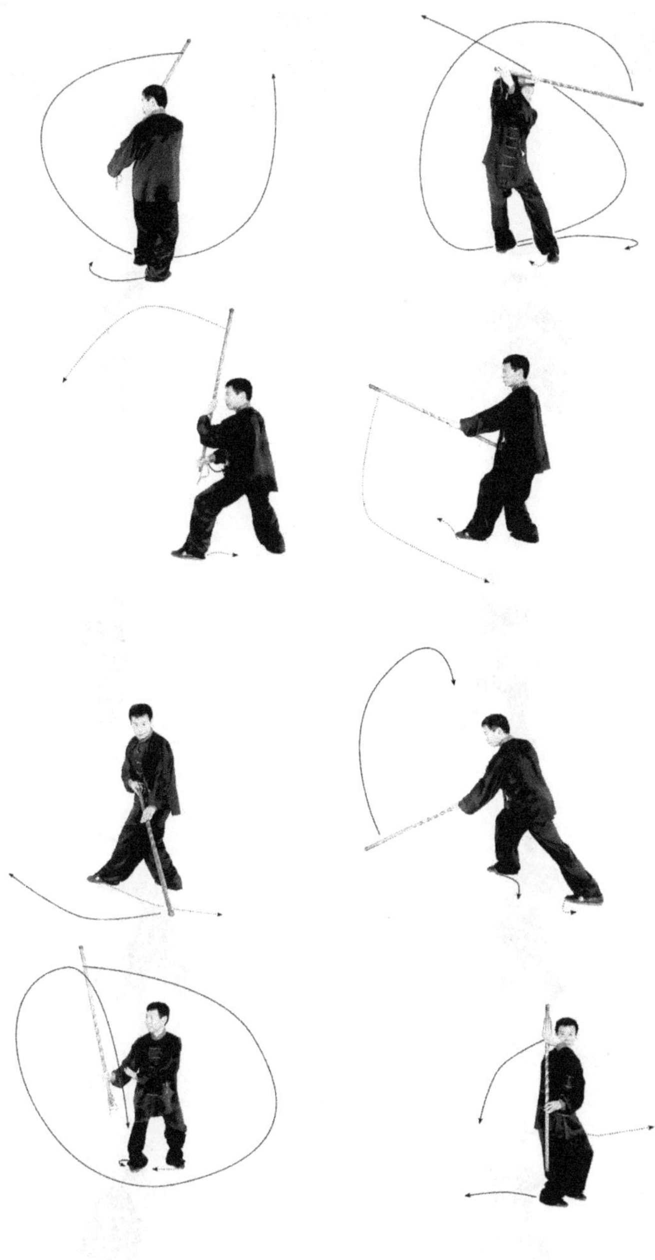

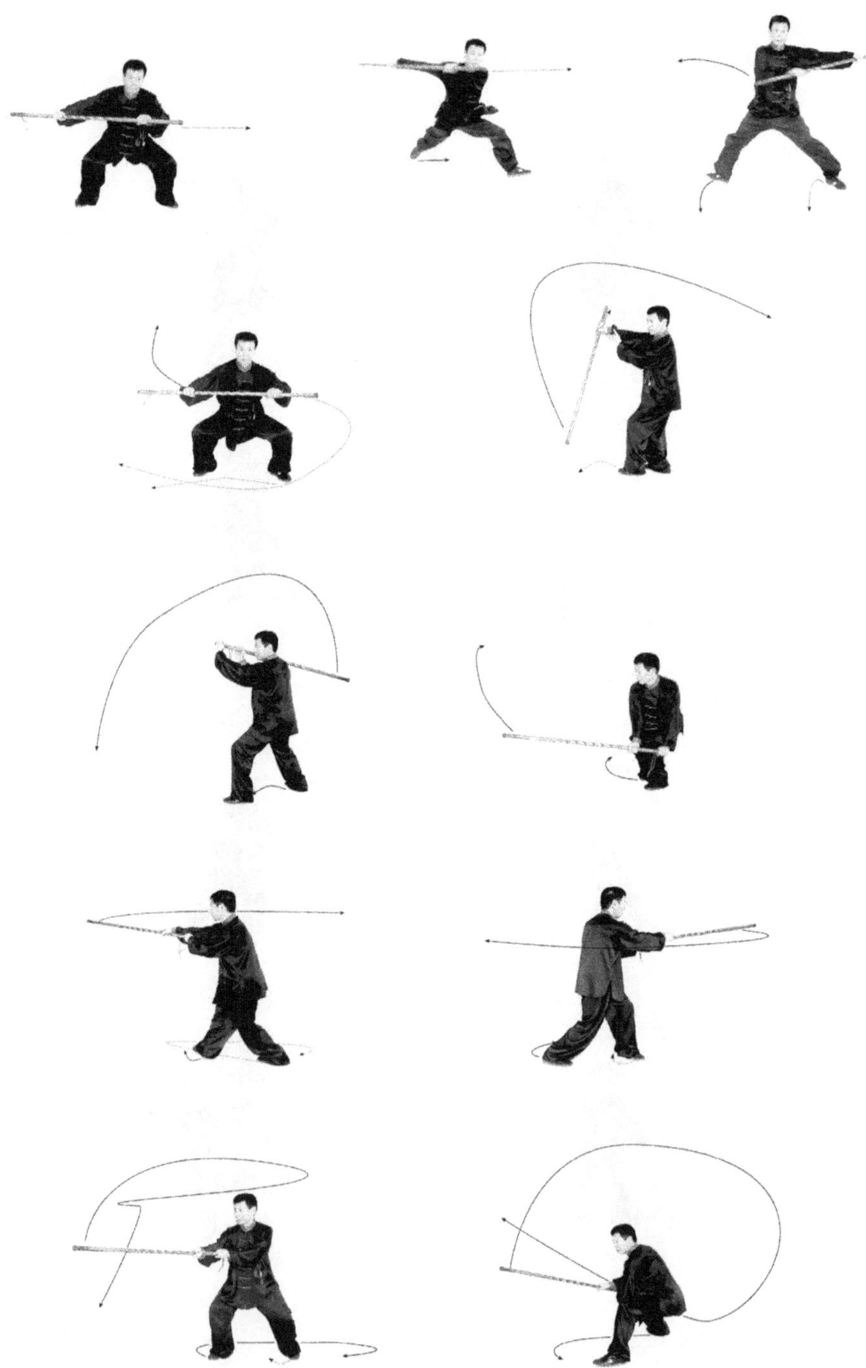

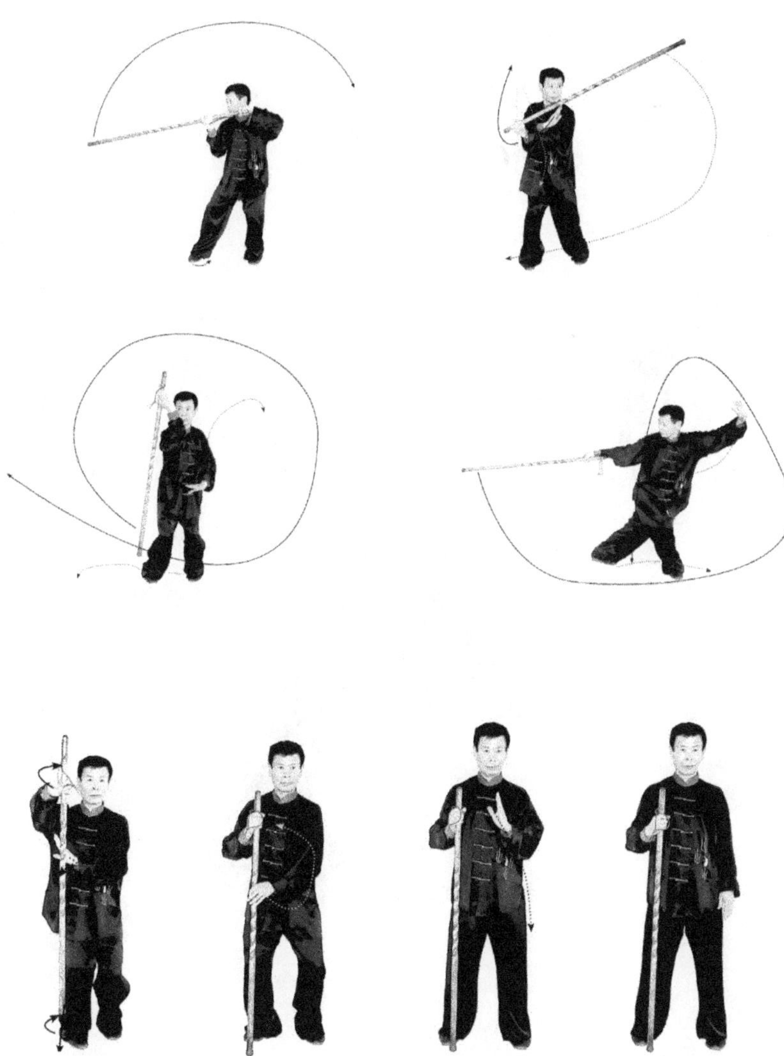

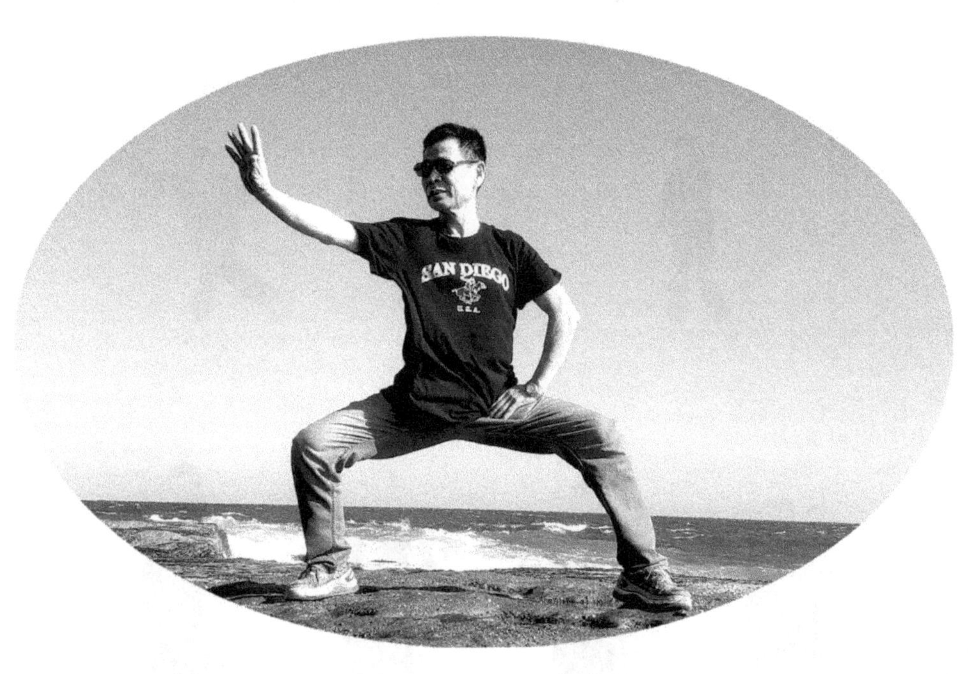
SAN DIEGO

About the Author

Jesse Tsao PhD, born in Penglai, Shandong Province, China (中国蓬莱), is an internationally recognized Tai Chi master, Qigong therapist, alternative medicine expert, and wellness consultant. He is the founder of Tai Chi Healthways, an organization dedicated to promoting health and well-being through Tai Chi and Qigong.

With over fifty years of practice, Dr. Tsao began his Tai Chi journey at the age of seven in his hometown. His lifelong dedication includes ten years of intensive study under Grandmaster Li Deyin 李德印,北京中国人民大学 in Beijing, and he has been a gold medalist in the Beijing Collegiate Wushu Competition in 1980. Dr. Tsao holds the prestigious title of 12th-generation direct- lineage holder of Chen family Tai Chi, solidifying his expertise in one of the most respected traditional Chinese martial arts systems.

Dr. Tsao first brought his Tai Chi expertise to the United States in 1987, when he conducted a Tai Chi workshop in Tucson, Arizona. His passion for the practice eventually led him to leave his initial career as an economist in 1995, focusing fully on Tai Chi research and teaching. From 1996 to 2015, he served as the chief Tai Chi master for Arizona State employee worksite wellness programs, where he helped countless individuals benefit from his teachings. His unique creation, Tai Chi Bang: Eight Immortal Flute, became so popular that it was offered as an accredited course by the Open College Network in the United Kingdom's Somerset Skill & Learning. His book, Practical Tai Chi Training: A 9-Stage Method for Mastery, was an Amazon Best Seller in 2021.

Specializing in self-healing, preventive therapies, stress management, and mind-body wellness, Dr. Tsao combines traditional Tai Chi wisdom with modern wellness practices. His training is a rare blend of traditional, intense, hands-on martial arts experience and formal academic education. He earned his PhD in Traditional Chinese Martial Arts Education from Shanghai University of Sport in 2013. His knowledge has been further shaped by countless international workshops, seminars, and collaborations with Grandmasters like Chen Xiaowang 陳小旺, Zhu Tiancai 朱天才, and Su Zhifang 蘇自芳. Dr. Tsao's lineage teacher, Grandmaster Chen Zhenglei 陳正雷, is one of the top ten martial artists in China, who passed on to him the traditional Chen family Tai Chi forms.

Beyond his direct training, Dr. Tsao has sought out lessons from many renowned masters in the world of Tai Chi and Wushu, expanding his knowledge and skill set through personal meetings with experts such as Abraham Liu, Dan Lee, and Jet Li's coach Wu Bin. His influence and mastery extend worldwide through his annual international teaching tours since 2005.

Dr. Tsao's contributions to Tai Chi have been acknowledged globally. He was recognized as an Ambassador for Peace and awarded the Hellenic Wushu Federation Honor Award in Greece in 2018. After a twenty-one-year tenure as a health education consultant and Tai Chi master for CIGNA Healthcare in Arizona, Dr. Tsao relocated to San Diego, where he has continued to train Tai Chi instructors through his rigorous certification program. He has produced over 108 instructional DVDs on Tai Chi, Qigong, and health-related practices, and his publications have been translated into Spanish and Hungarian.

Through Tai Chi Healthways, Dr. Tsao continues to inspire students worldwide with his deep knowledge and passion for holistic wellness. His journey symbolizes the perfect fusion of traditional Chinese martial arts and modern health practices.

To learn more, visit taichihealthways.com.

Sobre la autora

Jesse Tsao, PhD, nacido en Penglai, provincia de Shandong, China (中国蓬莱), es un maestro de Tai Chi internacionalmente reconocido, terapeuta de Qigong, experto en medicina alternativa y consultor de bienestar. Es el fundador de Tai Chi Healthways, una organización dedicada a promover la salud y el bienestar a través del Tai Chi y el Qigong.

Con más de cincuenta años de práctica, el Dr. Tsao comenzó su viaje en el Tai Chi a la edad de siete años en su ciudad natal. Su dedicación de por vida incluye diez años de estudio intensivo bajo la tutela del Gran Maestro Li Deyin en Beijing, y fue medallista de oro en la Competencia Universitaria de Wushu de Beijing en 1980. El Dr. Tsao ostenta el prestigioso título de heredero de la 12ª generación en la línea directa del Tai Chi de la familia Chen, lo que consolida su experiencia en uno de los sistemas de artes marciales tradicionales chinas más respetados.

El Dr. Tsao llevó por primera vez su experiencia en Tai Chi a los Estados Unidos en 1987, cuando impartió un taller de Tai Chi en Tucson, Arizona. Su pasión por la práctica lo llevó a dejar su carrera inicial como economista en 1995, dedicándose completamente a la investigación y enseñanza del Tai Chi. Desde 1996 hasta 2015, fue el maestro principal de Tai Chi para los programas de bienestar en el lugar de trabajo de los empleados del Estado de Arizona, donde ayudó a innumerables personas a beneficiarse de sus enseñanzas. Su creación única, Tai Chi Bang: Eight Immortal Flute, tuvo tanto éxito que fue ofrecida como un curso acreditado por la Open College Network en Somerset Skill & Learning, en el Reino Unido. Su libro, Practical Tai Chi Training: A 9-Stage Method for Mastery, fue un éxito de ventas en Amazon en 2021.

Especializado en auto-sanación, terapias preventivas, manejo del estrés y bienestar cuerpo-mente, el Dr. Tsao combina la sabiduría tradicional del Tai Chi con prácticas de bienestar modernas. Su formación es una rara combinación de entrenamiento tradicional intensivo y experiencia académica formal. Obtuvo su doctorado en Educación de Artes Marciales Tradicionales Chinas en la Universidad de Deportes de Shanghái en 2013. Su conocimiento ha sido moldeado aún más por innumerables talleres y seminarios internacionales, y colaboraciones con Grandes Maestros como Chen Xiaowang, Zhu Tiancai y Su Zhifang. Su maestro en la línea de sucesión, el Gran Maestro Chen Zhenglei, es uno de los diez mejores artistas marciales de China, quien le transmitió el Tai Chi de la familia Chen y todas sus formas con armas.

Además de su formación directa, el Dr. Tsao ha buscado lecciones de muchos maestros reconocidos en el mundo del Tai Chi y el Wushu, expandiendo su conocimiento y habilidades a través de encuentros personales con expertos como Abraham Liu, Dan Lee y el entrenador de Jet Li, Wu Bin. Su influencia y maestría se han extendido a nivel mundial a través de sus giras de enseñanza internacionales anuales desde 2005.

Las contribuciones del Dr. Tsao al Tai Chi han sido reconocidas a nivel global. Fue reconocido como Embajador de la Paz y galardonado con el Premio de Honor de la Federación Helénica de Wushu en Grecia en 2018. Después de una carrera de veintiún años como consultor de educación para la salud y maestro de Tai Chi en CIGNA Healthcare, en Arizona, el Dr. Tsao se trasladó a San Diego, donde ha seguido entrenando a instructores de Tai Chi a través de su riguroso programa de certificación. Ha producido más de 100 DVDs instructivos sobre Tai Chi, Qigong y prácticas relacionadas con la salud, y sus publicaciones han sido traducidas al español y al húngaro.

A través de Tai Chi Healthways, el Dr. Tsao continúa inspirando a estudiantes de todo el mundo con su profundo conocimiento y pasión por el bienestar holístico. Su viaje simboliza la fusión perfecta entre las artes marciales tradicionales chinas y las prácticas modernas de salud.

Para más información, visite taichihealthways.com.

www.ingramcontent.com/pod-product-compliance
Lightning Source LLC
Chambersburg PA
CBHW020658270326
41928CB00005B/186
9781736196175